粪菌移植
治疗儿童菌群失调
相关性疾病

顾　问　黄志华

主　编　黄　瑛

副主编　王玉环

人民卫生出版社
·北京·

图书在版编目（CIP）数据

粪菌移植治疗儿童菌群失调相关性疾病 / 黄瑛主编
. —北京：人民卫生出版社，2022.4
ISBN 978-7-117-32884-5

Ⅰ.①粪…　Ⅱ.①黄…　Ⅲ.①小儿疾病 —肠道菌群失
调 —移植术（医学）　Ⅳ.①R725.705

中国版本图书馆 CIP 数据核字（2022）第 030116 号

人卫智网	www.ipmph.com	医学教育、学术、考试、健康， 购书智慧智能综合服务平台
人卫官网	www.pmph.com	人卫官方资讯发布平台

粪菌移植治疗儿童菌群失调相关性疾病
Fenjunyizhi Zhiliao Ertong Junqunshitiao Xiangguanxing Jibing

主　　编：黄　瑛
出版发行：人民卫生出版社（中继线 010-59780011）
地　　址：北京市朝阳区潘家园南里 19 号
邮　　编：100021
E - mail：pmph @ pmph.com
购书热线：010-59787592　010-59787584　010-65264830
印　　刷：北京顶佳世纪印刷有限公司
经　　销：新华书店
开　　本：710×1000　1/16　印张：15
字　　数：261 千字
版　　次：2022 年 4 月第 1 版
印　　次：2022 年 6 月第 1 次印刷
标准书号：ISBN 978-7-117-32884-5
定　　价：79.00 元

打击盗版举报电话：**010-59787491**　E-mail：**WQ @ pmph.com**
质量问题联系电话：**010-59787234**　E-mail：**zhiliang @ pmph.com**

编委名单（按姓氏笔画排序）

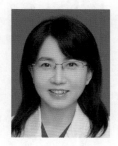
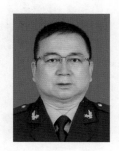
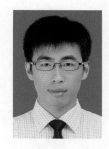
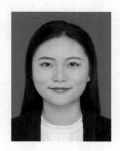
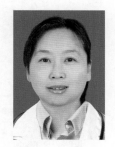
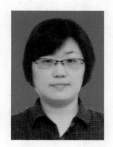
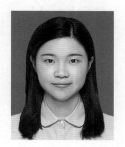
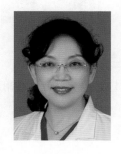
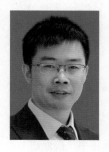

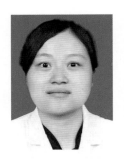
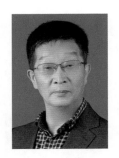
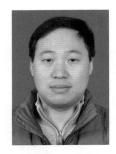
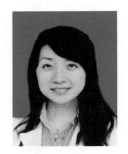
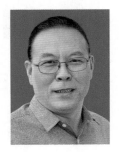
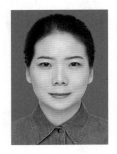
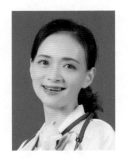
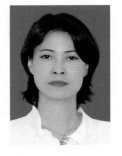
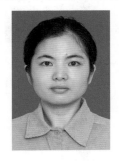

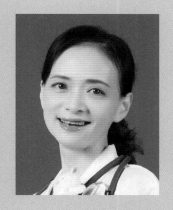

　　黄　瑛　主任医师,教授,博士研究生导师,复旦大学附属儿科医院消化科主任、内镜室主任。中国医师协会儿科医师分会儿童消化内镜学组组长。中国医师协会儿科医师分会胃肠营养肝病学组副组长,中华医学会消化病学分会炎症性肠病学组儿科协作组组长,中华医学会儿科学分会第十六届、第十七届委员会消化学组副组长,上海市医学会儿科专科分会第十一届委员会副主任委员,上海市医学会儿科专科分会消化学组组长。

　　主要从事儿童消化系统疾病、消化内镜诊治、营养支持等工作。曾获复旦大学"三八红旗手"、上海市医务职工科技创新"星光计划"创新之星等称号。被评为闵行领军人才、复旦大学"十大优秀医生"、第二届上海市最美女医师、2017年上海市巾帼建功标兵,荣获2020年第四届"国之名医·优秀风范"、2021年"上海医务工匠"荣誉称号。

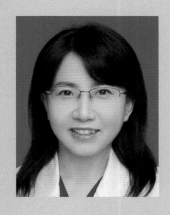

王玉环 医学博士,复旦大学附属儿科医院消化科副主任医师。中华医学会儿科学分会消化学组委员,中华医学会消化病学分会炎症性肠病学组儿科俱乐部秘书,上海市医学会儿科专科分会消化学组副组长,上海市医学会消化内镜专科分会儿科学组委员。

擅长儿童消化系统疾病的诊治、营养支持治疗及儿童内镜操作及微创治疗。曾赴英国圣赫利尔医院、英国牛津大学儿童医院、以色列 Shaare Zedek 医疗中心等访问学习。

序

我由衷地祝贺复旦大学附属儿科医院黄瑛教授主编的《粪菌移植治疗儿童菌群失调相关性疾病》专著出版,这是一部将微生态学的基本理论方法和技术手段应用于医疗实践和科学研究的著作,它的问世必将推动我国儿童微生态事业的发展,促进我国儿童粪菌移植规范化开展和管理。我相信,它像一颗有生命力的种子一样生根、开花和结果!

本书总结起来具有以下特色:一是全面系统地介绍了微生态的基本理论;二是介绍了国内外粪菌移植的进展;三是紧紧围绕临床问题进行重点撰写,实用性强,体现出先进性、科学性和实用性。

本书的编者都是具有丰富微生态理论和实践经验的儿科领域的专家,在编写过程中,由主编顶层设计、系统把握、精心组织,克服了时间紧、任务重等种种困难,努力完成了这本特色专著。

医学微生态学是 21 世纪前景广阔的基础应用学科之一,人体微生态的研究和微生态制剂的开发、将微生态的基本理论方法和技术应用于科学研究和医疗实践,必将为人类健康带来福音。粪菌移植作为一种特殊生物药物治疗胃肠道疾病,在我国可以追溯到 3000 年前。对人体微生态研究的不断深入,引发了微生物组技术研究和开展粪菌移植的热潮,并席卷全球。应用粪菌移植除了治疗肠道内微生态失衡的相关疾病外,也开创了对肠道外疾病的干预。由于粪菌移植处于初期发展阶段,作为一项新的医疗技术,涉及诸多医学和法律问题,比如粪菌移植的知情同意问题、适应证、粪菌移植的管理、捐赠者粪菌的选择、粪菌液的处理技术及其管理、移植途径、移植后的近远期效果及毒副作用,以及捐赠者和受者个人信息的管理等医学伦理学问题,均可以参考本书,可供从事小儿消化系统疾病及儿科临床医疗保健教学和科研工作的各级儿科医务工作者参考。我国微生态事业的发展,尤其是儿童微生态事业的开拓,是在我国著名微生态学家康白教授、周殿元教授、段恕诚教授、杨景云教授、熊德鑫教授和李兰娟院士的关怀和指导下逐步发展和壮大起来的,随着 1999 年中华预防医学会微生态分会儿科学组的成立,至 2022 年已经整整 23 年,这期间在段恕诚教授、刘作义教授、郑跃杰教授的指导下先后出版了《儿童肠道菌群——基础与临床》《实用儿童微生态学》《儿童微生态学临床应用》专著。这些微生态学专著的出版是我国老一辈微生态学家的心血滋润和厚爱,也是中国儿童微生态事业取得光辉成就的见证!

黄志华

华中科技大学同济医学院附属同济医院儿科系

主任医师、教授、博士研究生导师

2022 年 4 月

　　随着对肠道微生物群研究的日益深入,肠道微生物群的变化与感染性疾病、肠道慢性炎症性疾病、过敏性疾病、自身免疫性疾病和部分代谢性疾病等的关系不断得到揭示,促进了微生态疗法的发展。通过补充微生态制剂或粪菌移植等方式纠正微生态紊乱在菌群失调相关疾病的防治中展示了良好的前景。而儿童期,尤其婴幼儿期是正常微生物群建立的关键时期,维持儿童微生态平衡对其健康具有深远意义,越来越多的儿科医师开始关注这一新兴领域。

　　虽然粪菌移植受到了全世界的高度关注,且已经应用于相关疾病的临床防治,但总体而言这一诊疗技术还处于起步阶段,在儿科领域的研究更留有诸多空白。新的诊疗技术在临床推广之前势必经历一段漫长的探索过程。本书试图通过梳理粪菌移植治疗的理论依据,总结整理目前粪菌移植在儿童菌群失调相关性疾病中应用的临床证据,以期为粪菌移植在儿科临床的应用起积极作用。

　　微生态学是一门交叉学科。本书第一篇系统阐述了肠道微生物群相关理论知识,每章内容略有交叉但各有侧重,互为印证并相互补充。第二篇用了较大篇幅详尽介绍了粪菌移植的方法和相关伦理,为医疗质量安全及医疗技术有序、规范地展开提供了理论依据。借鉴现有的粪菌移植技术操作规范,有意识地发展儿童特色的诊疗技术,应成为儿科医师在临床工作时要考虑的问题。第三篇以儿童菌群失调相关性疾病为主线,介绍了粪菌移植的应用证据,期望用最新的知识指导儿童相关疾病的诊治。

　　编者们遵循理论与实践相结合的原则,以严谨务实的态度努力完成了本书的撰写工作,力求实用性强、条理清晰及内容新颖丰富,希望能给儿科医师及相关科室提供有价值的指导和帮助,激发更多的人对粪菌移植的学习兴趣,为研究助力。鉴于微生态领域已成为全球研究热点,知识的更替日新月异,相关技术也飞速发展,本书出版之际,恳切希望广大读者在阅读过程中不吝赐教,欢迎发送邮件至邮箱 renweifuer@pmph.com,或扫描封底二维码,关注"人卫儿科学",对我们的工作予以批评指正,以期再版修订时进一步完善,更好地为大家服务。

黄　瑛

2022 年 4 月

目　录

第三篇　粪菌移植治疗儿童疾病的现状

第一篇　肠道微生物群

第一章　概　述

　　人体表和外界相通的腔道中寄居着不同种类和数量的微生物,通称人体微生物群(human microbiota),也曾被称为正常菌群(normal flora)。这群微生物包括了原核细胞型的细菌、古细菌,真核细胞型的真菌,非细胞结构的病毒(包括噬菌体)等,这些微生物对宿主的健康至关重要,是人体不可或缺的共生体。微生物群可以划分为病毒群、细菌群、古细菌群和真核细胞型微生物群。微生物组(microbiome)是特定时间特定生境中微生物群所包含的基因序列(含同源序列)的总和。两者不完全对应,微生物组的范围更广,特别是动物和植物微生物组。微生物组与其宿主基因组有重叠部分——主要是宿主基因组包含的与微生物同源的基因序列,特别是与病毒基因序列的同源部分。相应地,微生物组也可以分为病毒组、细菌组、古细菌组、真核细胞型微生物组。微生物组对于推动自然界过程的变化近年来受到广泛关注,涉及人体、动物、植物、水体、土壤、大气、农业和水产养殖、环境保护和新能源等诸多方面。人体微生物组中所含的基因数量是人细胞基因组的100余倍,蕴含大量的遗传信息,因此也有人将人体微生物组喻为人体后天获得的"第二个基因组"。

第一节　人体肠道微生物群的组成和分类

　　人体微生物群的概念是从人体正常菌群的认知演变而来的。一方面,人体无论是处在健康或亚健康及疾病状态下,微生物都特定地存在于人体的一些部位,但多样性和丰度存在差异。因此,用中性词"微生物群或者微生物组"取代"正常菌群"更合理。另一方面,在过去的研究中,科研工作者们对人体微生物群的研究仅停留在对细菌群的作用研究,故而现阶段更多的研究结果都是细菌群(组)与宿主之间相互作用的结果。

人体微生物群在黏膜器官分布最多,消化道是人体最大的"微生物库",人结肠中所含的微生物约占人体全部微生物的70%。从种属水平上分析,肠道微生物群个体差异显著,但在门的水平上一般保守。人肠道微生物群中丰度最高的是拟杆菌门(Bacteroidetes)和厚壁菌门(Firmicutes),其次是变形菌门(Proteobacter)和放线菌门(Actinobacteria)。但其组成和丰度受宿主基因型、进化过程、饮食、地域及人为干预等因素的影响而会发生动态变化。

一、肠道细菌群

人在出生时胃肠道是无菌的,但很快因进食而摄入细菌。食物经由小肠时,大多数成分在水解酶的作用下被分解为小分子物质,并通过小肠黏膜被吸收。小肠可以被分为3段:十二指肠、空肠、回肠。小肠上皮内的杯状细胞能够分泌黏液,覆盖于整个小肠上皮层,厚达250μm。通过形成绒毛,小肠表面积达300m²,这一特征使得食物在小肠中能得到更好地消化和吸收。胃中的食糜通过幽门括约肌进入小肠之后,会立即与肠液(由上皮细胞的分泌物混合而成)、胰液和胆汁混合。相对于大肠来说,食物在小肠中的滞留时间较短,加之小肠中含有胆盐及帕内特细胞(又称潘氏细胞)分泌的抗菌肽,使得微生物在其中的生存比较困难。但是,微生物在小肠末端的生存条件相对较好。正常成人的食管中具有从咽部和食物而来的微生物。胃中的酸度使得微生物数量每克内容物小于$10^3 \sim 10^5$个。胃中的酸度可以有效预防致病菌感染,如霍乱弧菌。如果服用抑制胃酸的药物,则可能导致胃中的菌群大量繁殖。而肠道内容物pH变为中性,正常微生物群逐渐增多。正常成人的十二指肠中每克内容物有$10^3 \sim 10^6$个微生物,在空肠和回肠每克内容物增加到$10^5 \sim 10^8$个。在肠道上部的优势菌群是乳杆菌和肠球菌,但在空肠和回肠较少,在粪便中可检测。在乙状结肠和直肠中,每克内容物约有10^{11}个细菌。肠道中的厌氧菌数量是兼性厌氧菌的1 000倍。发生腹泻时,细菌的数量会下降,而肠梗阻的时候则会上升。

对胃和小肠微生物群的研究远远少于对口腔、大肠或者粪便中的微生物群。健康个体中的小肠微生物群相关数据更是稀少。2008年,Wilson等的研究发现,在十二指肠和空肠的基底层及黏膜上定植着少量的几种微生物,包括耐酸的链球菌和乳杆菌。回肠末端肠基底层中的细菌主要是链球菌、肠球菌和大肠菌群,而在黏膜中,存在严格厌氧菌(*Bacteroides spp.*,*Clostridium spp.*,

Bifidobacterium spp.)。

为了利用分子手段对小肠微生物群进行更深入的研究,Booijink 等通过回肠造口术对患者的回肠内容物进行了研究。结果发现,相对大肠来说,小肠内细菌的多样性程度更低,且细菌种类的波动更大。其中对 4 位患者的小肠样本内得到的微生物群进行系统进化分析,发现 9 天之内平均的群体相似度仅为 44%,且在样品中没有古细菌被检出。尽管每位患者的微生物群体是不相同的,但是他们存在一个共同的"核心微生物群",包括梭菌属、肠球菌、草酸杆菌属,以及链球菌和韦荣球菌属的细菌。

大肠包括盲肠、阑尾、结肠(上升段、横向段、下降段和乙状结肠)、直肠和肛管。成人大肠长约 1.5m,直径为 6.5cm,表面积达 1 200cm²。正常状态下,结肠的表面同样被黏液完全覆盖。1997 年的研究指出,盲肠的黏液层约为 30μm,但到直肠能增加到至少 90μm 的厚度。结肠黏膜与小肠黏膜的形态显著不同,不存在永久的折叠和绒毛。结肠具有隐窝,含有分泌型的上皮细胞——包括大量的分泌黏液的杯状细胞和释放防御素的潘氏细胞,但是不能分泌消化酶。

结肠上皮的主要功能是重吸收水和无机盐离子。食糜在进入大肠 3~10 小时后,水被结肠重吸收,而成为固态粪便然后被排出。人体内,结肠中所含的微生物是最多的,每克结肠内容物中的微生物可达 10^{12} 个。总的微生物重达 1.5kg,并且占大肠体积的 30%。

据 Whitman WB 等学者估计,结肠中所含的微生物约占人体全部微生物的 70%。2016 年初,Ron Sender 等在"标准体格"的成年男性中估算出人体结肠中微生物细胞含量约为 3.9×10^{13} 个(人体自身的细胞约为 3×10^{13} 个),而其他器官中仅有 10^{12} 个左右。

存在于粪便和肠道黏膜的微生物群是有差异的。但是由于难以获得健康人结肠镜检查的样品,而粪便则容易得到。因此,目前大多数关于肠道微生物群的数据都来源于粪便样品。值得关注的是,绝大部分的结果来自基于微生物基因的分析而非传统的培养方法,所能代表的仅是在样本中能够检测到某种分类的细菌的基因存在,而非真正检测到细菌的存在。

正常成人结肠中,96%~99% 的微生物是厌氧菌。从门的水平上,主要由五个菌门组成,其特征如下。

1. **厚壁菌门(Firmicutes)** 占肠道微生物群总量的 50%~60%,属于低 G+C 含量的革兰氏阳性厌氧菌。厚壁菌门在肠道中主要包括梭菌目(Clostridiales)和乳杆菌目(Lactobacillales)。梭菌目下,包含有梭菌属(*Clostridium*)、真杆菌属

（*Eubacterium*）、瘤胃菌属（*Ruminococcus*）、罗氏菌属（*Roseburia*）、*Dorea*、*Blautia* 和 *Faecalibacterium* 菌属。而乳杆菌目中,链球菌属（*Streptococcus*）、乳球菌属（*Lactococcus*）和乳杆菌属（*Lactobacillus*）是目前检测到的主要微生物。

2. **拟杆菌门**（Bacteroidetes）　占肠道微生物群总量的 10%~48%,属于革兰氏阴性的严格厌氧菌。具有发酵碳水化合物（糖类）,参与多糖、胆汁酸和类固醇代谢,维持肠道正常生理等诸多功能,部分菌株具有致病性。拟杆菌门肠道中能够检测到的主要有拟杆菌目（*Bacteroidales*）中的拟杆菌属（*Bacteroides*）,普雷沃菌属（*Prevotella*）,卟啉单胞菌属（*Porphyromonas*）,*Parabacteroides* 和 *Alistipes* 菌属。

3. **变形菌门**（Proteobacteria）　在正常肠道中比例往往低于 1%,且多数为致病菌。变形菌门中的细菌对宿主健康有较大影响,其中肠杆菌目（Enterobacteriales）中的埃希菌属（*Escherichia*）和梭杆菌目（Fusobacteriales）中的梭杆菌属（*Fusobacterium*）是最主要的细菌,且对于宿主肠道炎症、代谢、肿瘤的发生和发展均有影响。

4. **放线菌门**（Actinobacteria）　属于革兰氏阳性的严格厌氧菌,其中双歧杆菌目（Bifidobacteriales）的双歧杆菌属（*Bifidobacterium*）在人体肠道内较为常见,是对人体健康起着重要作用的有益菌。它能够酸化肠道内环境,抑制腐败菌和病原菌的生长;产生维生素和氨基酸,提供人体必需的营养;刺激免疫应答;抵抗炎症反应,减少结肠癌的发生;保护肠屏障,减少内毒素进入血液。被作为益生菌在多种微生态产品当中有所应用。

5. **疣微菌门**（Verrucomicrobia）　是一门被划出不久的细菌,包括少数几个被识别的种类,主要被发现于水生和土壤环境,或者人类粪便中。近年来,属于疣微菌目（Verrucomicrobiales）中的 *Akkermansia* 菌属尤为引人关注,*Akkermansia* 菌属被认为可以参与调节宿主代谢,在糖尿病、肥胖等疾病中,*Akkermansia* 菌属的丰度降低,被认为和代谢性疾病的发生成负相关。

二、肠道病毒群

人类病毒群（组）是人类微生物组（群）中的病毒组分,包括感染宿主细胞的病毒,人体基因组中的病毒基因原件,以及感染寄居在人体上的某些微生物中的病毒。由于能够辨别不同病毒基因序列之间差异的生物信息学方法直到近几年才出现,病毒组的研究目前尚处于起步阶段。人体中大部分病毒是不能够被鉴定出来的,能被鉴定出来的病毒大多数是感染细菌的病毒——噬菌体。噬菌体能够将自身基因整合到细菌宿主中,进而导致细菌致病性增加,抗生素耐药性传播及可能的代谢活性改变,间接影响人体健康。由于测序及分析方法的限制,真核病毒群,尤其是以 RNA 为遗传物质的真核病毒在研究中常常被忽视。

与细菌群(组)相比,病毒组(群)在人体健康中的作用研究较少,而根据现有研究来看,病毒组在机体内稳态与疾病中也同样发挥着重要作用,且这种作用极具两面性。一方面,对机体致病性病毒持续被发现,1980—2005 年发现的 87 种病原体中,有 67% 为病毒。另一方面,机体的一部分病毒是在生命早期来源于父母,这部分病毒作为个体遗传的一种标志性成分,不能使人体致病;或是作为正常微生物群(组)的组成,参与宿主免疫系统的建成,诱导低水平的免疫耐受等过程。

据估计,地球上有 10^{31} 个病毒颗粒,而每克人类粪便中含有 $10^8\sim10^9$ 个病毒样颗粒,其中 90% 的病毒为肠道噬菌体,包括微小噬菌体科(Microviridae),短尾噬菌体科(Podoviridae),肌尾噬菌体科(Myoviridae),长尾噬菌体科(Siphoviridae)。人体肠道病毒组的组成相对稳定,在一项长达 2.5 年的研究中,测序发现 80% 的重叠群(contigs)在此期间是一直存在的。但也有部分病毒是高度进化的,比如微小噬菌体科的病毒。但在不同个体间,病毒组的组成差异较大。虽然人体肠道的细菌主要为拟杆菌门(Bacteroidetes)、厚壁菌门(Firmicutes)和变形菌门(Proteobacteria),但是个体间含有的菌株种类差异较大,这直接导致了噬菌体在人群中的多样性。另外,有些病毒自身进化较快,在不同个体间这种进化的进度不同,这也在一定程度上加剧了个体间病毒组的差异。

婴儿出生后,通过与环境的接触,细菌会很快定植到肠道内。病毒也几乎同时开始出现在肠道。除 DNA 病毒之外,婴儿早期的粪便中也能够检出真核 RNA 病毒,其中,最为常见的有肠病毒(Enterovirus),双埃可病毒(Parechovirus),烟草花叶病毒(Tombamovirus)和札幌病毒(Sapovirus)。婴儿微生物组的动态变化较大,与细菌的组成变化相对应,病毒(含噬菌体)的含量与组成也在不断地发生着改变。

三、肠道微生物群与宿主的相互作用

肠道微生物群与人体的相互作用可以概括如下:

(一)共进化

通过微生物群与人体之间的基因交流而影响彼此的进化轨迹。2016 年美国得克萨斯大学奥斯汀分校 Andrew Moeller 等揭示了现代人和猿类并非简单地从环境中得到其肠道细菌,这些细菌在人科动物体内与宿主共同演化了数百万年并共同进化。

（二）共发育

人体微生物群参与人体发育、生长和衰老的过程。比如微生物群能够影响幼年时免疫系统的发育及成熟;微生物群的一些代谢产物能影响大脑和神经系统的发育和功能;微生物群影响胃肠道的发育和血管系统的重构。

（三）共代谢

人类与其体内共生的微生物共同组成一个"超级生物体"。人体的代谢是由宿主自身基因组调节的各种代谢途径及微生物基因组调节的代谢过程共同组成,这种宿主与微生物之间的共代谢过程最终调节着宿主的整体代谢。肠道微生物群是人体内最复杂和种群数量最高的共生微生物生态系统,无论是健康或者疾病状态下的人体生理代谢特性都不可避免地受肠道菌群结构变化的影响。

对于一个个体的肠道微生物群来说,它的生态功能体现在对宿主代谢功能的影响上。通过了解宿主代谢的变化也有助于了解肠道微生物群的作用。肠道微生物群是人体不可分割的组成部分之一,它通过肝肠循环直接参与人体的生理代谢过程,宿主和菌群之间进行着活跃的代谢交换及"共代谢"过程。因此,人体的代谢实际上是由人体内自身的基因组和与其共生的微生物组共同作用的结果。

（四）互调控

人体微生物组含有超过 500 万个基因,大量基因是用来编码生物合成相关的酶类物质,极大地增强了宿主自身的生化和代谢能力。以肠道微生物组影响宿主代谢为例,宿主肠道不能消化的多糖类物质,会被肠道微生物代谢分解,由糖异生过程产生身体必需的维生素。然而,肠道微生物群对宿主的作用实际上远远超过了仅仅发生生化反应的范畴,实际上,微生物群参与营养物质的消化和吸收,维持肠上皮屏障的完整性,促进并维护免疫系统的正常发育和活动等,通过这些功能调节机体的肠道功能、行为、运动和内分泌等多种生理活动,反过来,人体生理活动的改变,也会影响微生物组的结构和功能,两者互相调控、互相平衡,共同维持宿主健康。

第二节　肠道微生物群组成的影响因素

在宿主健康的状态下,只要宿主所处的环境压力与饮食保持恒定的话,宿主体内的正常微生物群就会处于生态平衡状态。然而宿主的正常微生物群是一个动态的、开放的系统，敏感而复杂，多种影响因素都会决定及改变肠道微生物群特征。

宿主的遗传特性、功能性或精神上的变化，以及外界环境中的物理、化学或生物性改变，都通过直接的（如通过进入消化道生态系统营养物的改变）或间接的（如宿主的生理变化）影响正常微生物群的构成，如抗生素的应用使正常微生物屏障遭到破坏，或宿主免疫力下降或器官组织受损，都可能导致外籍微生物发生定位转移，或诱发菌群失调，使正常菌群转化成条件致病菌。

以下将从宿主和外界环境等多方面介绍肠道微生物群组成的影响因素。

一、生理及环境因素

（一）生理因素

肠道微生物群的构成随着年龄的变化而变化。这种年龄引起的肠道微生物群差异最早在母亲的孕期中就有所体现。研究显示，足月生产的胎儿相比于早产儿，肠道当中的有益菌更多，多样性更高。在分娩过程中，胎儿与母体产道的接触，微生物开始定植在宿主体内。甚至有的研究认为，在子宫内也检测到微生物基因的存在，提示在出生之前，胎儿就有可能与微生物有接触。婴儿出生后肠道首先定植兼性厌氧菌，兼性厌氧菌的生长繁殖会消耗肠道中的氧气，造成厌氧环境，随后厌氧菌逐渐定植并占据主要地位。婴儿期双歧杆菌的定植对于婴儿发育具有重要作用。目前认为，2岁以后随着婴儿的食物由乳制品为主过渡到以固体食物为主，肠道菌群逐渐趋于成人。当机体逐渐步入衰老，肠道中有益菌减少，有害菌增多。因此，肠道微生态的年龄可以作为人实际年龄的补充。

（二）环境压力

饥饿、情绪波动、生活压力等因素均会通过某种方式影响正常微生物群的平衡。通过对宇航员肠内菌群的研究发现，当其情绪不稳定或愤怒时，肠内菌群都会出现较大波动。此外，日常工作紧张、长时间旅行、便秘等因素也可以影响肠内菌群。

（三）食物变化

食物是一个非常重要的影响肠内微生态平衡的因素。在婴儿期，不同的喂养方式，婴儿的肠道微生物组成有所差异。母乳喂养的婴儿肠道菌群多样性要高于配方奶喂养的婴儿，而肠道菌群的种类、多样性及丰度都会对婴儿的生长发育产生影响。母乳中不仅有种类丰富的微生物，还含有天然益生元成分，能够进一步促进有益菌的生长。母乳喂养的婴儿,肠道中的菌群构成更有利于其生长发育。

肉食性饮食可使肠内腐败菌增加,导致便秘,使粪便气味难闻。而富含食物纤维的食品可以在一定程度上抑制有害菌的生长,有利于维持肠内微生态平衡。

二、影响宿主免疫力的因素

(一)全身系统性疾病

当患有慢性消耗性疾病,如肝硬化、结核病、糖尿病、肿瘤等时,机体抵抗力普遍下降,易发生内源性感染。

此外,由于肝病患者胆汁分泌异常,可引起下消化道微生物上行至上消化道定植、繁殖,出现吸收不良综合征和脂肪泻等临床表现,即可引发细菌过生长综合征。当胃酸减少或无酸时,也可使胃内或近端小肠的微生物含量增加,引起微生态失衡。

(二)烧伤

烧伤患者是高度易感的,因为许多正常防御功能,如皮肤、黏膜、正常菌群及白细胞的活动均被破坏,使铜绿假单胞菌、金黄色葡萄球菌、大肠埃希菌等机会致病菌趁机大量生长繁殖,并引发疾病。

(三)放射治疗

人接受一定剂量放射线后,吞噬细胞的功能与数量均下降,淋巴屏障功能减弱,血清的非特异性杀菌作用消失或减少,免疫应答能力明显遭到破坏。而微生物对放射性的抵抗力明显大于其宿主,照射后耐药性提高,毒性增强,从而导致正常微生物群与其宿主的微生态平衡被破坏,微生物侵入组织和血液,引起各种炎症。

(四)激素的应用

皮质醇激素如可的松和泼尼松往往被慢性患者所长期使用。但是长期应用会抑制宿主免疫系统,导致一系列的不良反应发生,如机会致病性微生物的感染、胃及十二指肠溃疡、骨质疏松等问题。类固醇激素也会为真菌提供营养,长期应用可造成严重的白念珠菌感染及肠壁损害,导致各种症状如慢性疲劳、胃胀气、便秘、低血糖和月经不调等的发生。

(五)抗肿瘤药物的应用

大部分抗癌药物均能干扰癌细胞内核酸、蛋白质的合成或直接破坏细胞内DNA,使癌细胞生长停滞。但目前此类药物的选择性还不强,对骨髓等生长旺盛的正常组织也有不同程度的抑制作用,会不可避免地损害宿主防御功能,进而对肠道微生物群的组成有所影响。

三、外科手术

从胎儿娩出母体开始,手术就会影响到人肠道微生物的组成。有研究显示,以剖宫产方式娩出的婴儿,由于接触母体及环境中的微生物要晚于顺产的婴儿,因此其肠道菌群的组成与经阴道分娩婴儿有显著差异。经阴道分娩婴儿在娩出母体时,就与产道中的微生物有接触,因此微生物可以更早地进入其肠道中。而目前研究认为,越早接触到微生物,微生物则就会越早定植在婴儿体内,对于婴儿的发育来讲具有积极的意义。

肠道微生物定植后,任何外科手术都会不可避免地破坏宿主正常的生理结构,从而影响正常微生物群栖息的生境,因而引起微生态失调。比如小肠污染综合征、盲袢综合征、结肠切除术及胃切除术等,都对肠道微生态系有着明显的破坏,导致发生脂肪泻、大细胞性贫血、碳水化合物吸收不良、水与电解质代谢障碍和低蛋白血症等一系列现象。例如,手术切除部分胃,从口腔进入的微生物在胃部停留的时间更短,会有更多的微生物进入小肠,并在小肠中过度生长繁殖,从而引起肠道功能异常,发生如胃酸缺乏、肠腔内发生不正常的生化反应和严重的营养不良,以及出现小肠细菌过度生长(small intestinal bacterial overgrowth,SIBO)综合征。另外,如果患者接受了下消化道手术,其肠道微生物的变化将更为明显,肠杆菌、肠球菌等需氧菌的数量增加,而双歧杆菌、类杆菌等厌氧菌的数量明显减少,从而使患者下消化道的生物拮抗能力减弱,造成术后感染率的上升,这也属于医源性感染的一种。这种感染最常见的病原包括金黄色葡萄球菌、大肠埃希菌、肺炎克雷伯菌和铜绿假单胞菌,这些病原容易产生耐药性,治疗存在一定的难度。

四、抗生素的应用

抗生素的出现在人类历史上具有划时代的意义。1928 年,英国科学家Flemming 偶然地发现了青霉素。自 1941 年开始,青霉素被正式应用于临床的治疗中。自此,感染性疾病的治疗就进入了抗生素时代,抗生素有效地控制了许多细菌感染性疾病的发生,使其发生率和死亡率均有了明显的下降,由此越来越多的抗生素被发现并应用于临床。然而,随着抗生素的大量应用,也影响了宿主微生态的平衡,这是一个最重要也最常见的因素。现在的研究认为,几乎所有的口服抗生素都会影响肠内菌群的平衡及生态状态。因此,抗生素对肠道微生物群影响的强弱取决于药物的抗菌谱和到达肠道内药物的浓度。

早在1950年,我国的魏曦教授和他的助手康白医生就曾遇到过这样一个病例:一名18岁的青年人,因鼠咬热而住院治疗,经实验室诊断发现病原菌为鼠型链丝杆菌。由于该患者对青霉素与链霉素均敏感,因此经抗生素治疗后,病情曾一度好转,但又很快恶化并死亡。究其原因发现,抗生素的应用虽然杀灭了病原菌,但却在应用的同时也造成了患者的菌群失调,导致出现二重感染的肺炎克雷伯菌,并引发败血症而最终导致该患者死亡。当时,魏曦教授就指出:"在光辉的抗生素降临之后,我们必须注意其给人类带来的阴影——扰乱正常微生物群和引起菌群失调"。

抗生素的应用对肠道微生物群的影响主要包括以下两方面:

(一)引起菌群失调,破坏微生态平衡

当患者接受抗菌药物治疗,尤其是长期服用广谱抗生素时,必然使人体微生态系中的大部分敏感菌株(包括致病菌)受到抑制而遭"淘汰",一些适合细菌生长、原本有正常细菌群落栖息的微生境可能成为空白,此时来自医护人员、住院已久的患者、医院环境中或患者自身的耐药的条件致病菌(包括真菌)或过路致病菌株乘虚而入,过度繁殖后,迅速成为新的优势菌,取代敏感菌的地位,甚至向机体其他部位转移,扰乱微生态平衡,引起菌群失调和定位转移,甚至诱发血行、深部组织及内脏的感染。由此可见,抗生素的大量使用和滥用促进了耐药菌的产生和在宿主体内定植,造成医院感染日趋严重。

围产期和婴儿期使用抗生素,会显著影响微生物在婴儿体内的定植,敏感菌被破坏,耐药菌得以定植和繁殖,对于婴儿肠道正常微生物群的形成不利。因此在围产期和婴儿期,要合理使用抗生素,保护婴儿肠道微生物群,促进其生长发育。

还有一个典型的例子是当采用广谱抗生素治疗时,导致敏感的有益菌下降,而有害菌艰难梭菌暴发性增殖,最终引起假膜性肠炎,再由该菌产生的毒素使得结肠黏膜表面被破坏,发生溃疡、便血及严重的体重降低等,治疗困难。

另一个类似的例子是由于大量应用广谱抗生素,导致致病菌金黄色葡萄球菌的数量增加,引发肠炎。

(二)筛选出耐药菌,导致耐药菌的播散

在抗生素的作用下,经过突变和选择,可以抑制敏感菌,而耐药菌大量繁殖,导致机体的正常微生物群组成大多为耐药性微生物,使得机体的微生物群对抗生素耐药性增加。如在Knothe的研究中,患者每天服用25mg的四环素,就可以观察到细菌耐药性的显著增加。在肠道菌中,耐药性的传递是非常普遍的。耐药基因可以存在菌株的质粒或转座子等可转移元件当中,以大约 10^{-6} 的频率传递耐药性。

细菌获得耐药基因产生耐药性的同时,还可通过这些可转移元件获得毒力因子、黏附因子等,从而增强其致病能力,不易被人体正常微生物群所拮抗,易发生定位转移。例如,变形杆菌和表皮葡萄球菌可获得黏附于塑料表面的能力,前者可造成尿路感染,后者可使插入静脉导管的患者发生败血症。

在肠道菌中,大肠埃希菌与铜绿假单胞菌最容易成为耐药基因的储存体,传递作用最强。大肠埃希菌可将耐药基因传递给金黄色葡萄球菌、枯草芽孢杆菌、肺炎克雷伯菌、流感嗜血杆菌、根瘤杆菌、假单胞菌属、变形杆菌、不动杆菌、伤寒沙门菌、痢疾志贺菌、奈瑟菌中。

值得注意的是,由于在临床、畜牧业、水产养殖业、农业等领域存在广泛和滥用抗生素的情况,使人和动物肠道中的大肠菌群变成了耐药菌产生、传播和扩散的疫源地。含有大量耐药菌的粪便排入自然界后,在水和土壤的微生态系中继续传播耐药性,导致更多的耐药菌产生和扩散,破坏了整个自然界的微生态平衡。一些古老的传染病如霍乱和结核因其病原菌获得耐药性而死灰复燃,一些条件致病菌因产生耐药性或毒力增强,导致新发传染病暴发流行,如大肠埃希菌 O157 : H7 食物中毒。因此,滥用抗生素的恶果是破坏人类整个生存环境,如果不加以控制,人类将面临更多的条件致病菌和真菌所致的感染性疾病。

（刘　畅）

参考文献

［1］郭晓奎. 人体微生物组. 北京: 人民卫生出版社, 2017: 2-262.

［2］康白, 李华军. 微生态学现代理论与应用——康白教授的微生态观. 上海: 上海科学技术出版社, 2013: 81-193.

［3］李兰娟. 医学微生态学. 北京: 人民卫生出版社, 2012: 15-92.

［4］ADLERBERTH I, WOLD AE. Establishment of the gut microbiota in Western infants. Acta Paediatr, 2009, 98 (2): 229-238.

［5］GILBERT JA, BLASER MJ, CAPORASO JG. Current understanding of the human microbiome. Nat Med, 2018, 24 (4): 392-400.

［6］JEFFERY IB, O'TOOLE PW. Diet-microbiota interactions and their implications for healthy living. Nutrients, 2013, 5 (1): 234-252.

［7］　LUCKEY TD. Bicentennial overview of intestinal microecology. Am J Clin Nutr, 1977, 30 (11): 1753-1761.

［8］　STEWART CJ, AJAMI NJ, O'BRIEN JL, et al. Temporal development of the gut microbiome in early childhood from the TEDDY study. Nature, 2018, 562 (7728): 583-588.

［9］　VIRGIN HW. The virome in mammalian physiology and disease. Cell, 2014, 157 (1): 142-150.

［10］　WILLIAMS JE, CARROTHERS JM, LACKEY KA. Human Milk Microbial Community Structure Is Relatively Stable and Related to Variations in Macronutrient and Micronutrient Intakes in Healthy Lactating Women. J Nutr, 2017, 147 (9): 1739-1748.

［11］　WILLYARD C. Could baby's first bacteria take root before birth？　Nature, 2018, 553 (7688): 264-266.

第二章 肠道菌群与肠道黏膜屏障

胃肠道不仅是消化食物、传输和吸收营养物质的场所,也对机体具有非常重要的屏障功能。肠道黏膜屏障是指肠道能防止肠腔内有害物质如细菌和毒素等进入体内其他组织器官和血液循环的结构和功能的总和。肠道屏障功能不仅在防御外源性和内源性感染方面发挥重要作用,而且在维持肠道免疫稳定和平衡方面也有重要的作用。肠道屏障功能障碍直接的结果是导致肠道细菌及内毒素移位,引起各种感染和过强的免疫反应,参与了许多危重疾病如脓毒症(sepsis)、多器官功能障碍综合征(multiple organ dysfunction syndrome,MODS)、重型胰腺炎、严重肝病、严重创伤、烧伤等的发生和发展;间接的结果是肠道微生物诱发肠道免疫反应异常,参与了肠道疾病如炎症性肠病、坏死性小肠结肠炎等,以及一些全身性疾病如糖尿病、肥胖、过敏性疾病的发生。

第一节 肠道黏膜屏障的组成

正常人体肠道黏膜屏障是由物理屏障、化学屏障、生物屏障、免疫屏障和肠 - 肝轴 5 部分构成的。有学者认为肠蠕动也属于肠黏膜屏障功能调节范畴。

一、物理屏障

又称机械屏障,包括肠道上皮细胞及细胞间的紧密连接和黏液层。完整的肠道黏膜上皮细胞及细胞间的紧密连接能阻止细菌及大分子物质的侵入。肠道上皮细胞及细胞间紧密连接的完整性的维持依赖于肠道局部的血液灌注、供氧及营养。肠道黏膜本身具有的高代谢特性,很容易遭受缺血缺氧性损伤,造成肠黏膜上皮细胞的脱落与坏死。肠道黏液形成的黏弹性胶层可以保护肠黏膜免受机械和化学损伤,其杯状细胞分泌的黏蛋白为高分子量的糖蛋白,覆盖于肠上皮细胞表面,为专性厌氧菌的生长及黏附提供了适宜的环境,也能阻止潜在致病菌及其毒素的定植和移位。此外,肠道的正常蠕动能够排除潜在致病菌,减少其在肠道中的停留。

(一)肠上皮细胞及细胞间紧密连接

肠上皮为单层柱状上皮细胞,由吸收细胞、杯状细胞及帕内特细胞(Paneth cell)等组成。吸收细胞侧面和质膜在近肠腔侧与相邻的细胞连接形成紧密连接(tight junction,TJ),主要包括以下两类:

(1)绒毛上皮间紧密连接,孔径较小,结构层次复杂,只允许水分子和小分子水溶性物质有选择性通过。

(2)腺管细胞间紧密连接,孔径较大而层次较简单,可容许较大的分子通过。TJ 蛋白在维持肠道黏膜屏障的完整性和功能上有至关重要的作用,包括跨膜蛋白和细胞质蛋白,如 ZO 家族。跨膜蛋白主要有 Occludin 蛋白和 Claudin 蛋白。Occludin 蛋白的细胞外结构域,在调节细胞间的通透性中具有重要作用。Claudin 蛋白作为细胞间紧密连接通道(paracellular tight junction channels,PTJC)具有电通道的作用。ZO 家族蛋白具有连接跨膜蛋白和细胞骨架及封闭作用。TJ 的开放和关闭具有可控性,受肠腔内容物成分和细胞因子、黏附素的调控。

(二)黏液层

杯状细胞分泌的黏液在黏膜表面形成疏水的黏液凝胶层,主要成分是一类大分子糖蛋白。回肠、结肠黏蛋白的主要成分是 MUC2 型黏蛋白,黏蛋白胶的网状结构使化学性刺激剂、消化的食物、毒素和细菌等攻击性大分子物质很难通过,保护肠上皮细胞免受酸和肠腔内容物的损害;黏蛋白的羧基末端有微生物黏附的结合位点,可与肠上皮细胞上的结合位点竞争,以阻止病原体与肠上皮细胞结合,使之处于黏液层,并随着肠蠕动将之清除。

二、化学屏障

机体肠道分泌的胃酸、胆汁、胰蛋白酶、溶菌酶和肠液等,以及肠道菌群产生的大量的短链脂肪酸(short chain fatty acids,SCFA)如乙酸、丙酸和丁酸、乳酸等,可以抑制条件致病菌和过路菌的生长,在维持肠道黏膜屏障方面发挥着重要的作用。胃酸、胆汁和肠液一方面可以抑制摄入的外源性病原体,另一方面还能够抑制结肠细菌向胃和小肠的移位,限制该部位细菌过度生长;胆汁中的胆盐还能与肠道中的内毒素结合,形成不被吸收的复合物,阻止内毒素的移位。乙酸、乳酸等有机酸降低肠道 pH,促进升高的肠道渗透性的正常化,减少细菌毒素的吸收,从而减少内毒素血症。

SCFA 主要包括甲酸、乙酸、丙酸、丁酸、戊酸和延胡索酸等,又称挥发性脂肪酸。肠道中的 SCFA 有 90% 被肠黏膜吸收利用,被吸收的 SCFA 可为结肠黏膜提供主要的能量来源,其中丁酸是肠上皮细胞特别重要的能量来源,在细胞分化和生长中起着特别重要的作用。SCFA 还能维护上皮细胞的完整性和杯状细胞的分泌功能,维持黏膜屏障功能。此外,SCFA 作为信号分子,在免疫系统的发育和调节、维持肠道稳态中具有重要作用,包括:①调节肠上皮细胞能量代谢,维持其黏膜免疫;②增加结肠 Tregs 细胞数量,通过表观遗传调节增强 Tregs 细胞在大肠的免疫调节作用;③酪酸作为组蛋白去乙酰化酶(histone deacetylases,HDACs)的抑制剂,抑制肠道干细胞增殖;④增强对感染的保护作用;⑤激活肠上皮 G 蛋白偶联受体(G protein-coupled receptors,GPCRs),产生 IL-18;⑥塑造小神经胶质(细胞)的表型和功能;⑦通过抑制 HDACs,灭活核转录因子 -κB(nuclear transcription factor-κB,NF-κB),抑制外周血单个核细胞(peripheral blood mononuclear cell,PBMC)和中性粒细胞分泌促炎症因子和一氧化氮。

三、生物屏障

又称生态屏障,是由肠道中正常原籍菌群构成的,其中主要是厌氧性细菌,这些厌氧菌具有对抗肠道中潜在致病菌或外源性致病菌定植和繁殖的能力,称为生物拮抗(biological antagonism)作用。健康成人的肠道栖息着约 10^{14} 个细菌,占人体总微生物量的 78.67%,是人体细胞总数的 10 倍,其总重量约 1kg,而每 1g 大便的细菌数量达 5×10^9~5×10^{10} 个,即人粪便湿重的 40% 以上是细菌细胞。已知的肠道细菌多达 1 000~1 150 余种,包括厌氧菌、需氧菌、兼性厌氧菌、真菌等,其中以双歧杆菌和乳杆菌等专性厌氧菌占绝对优势,其次是以大肠埃希菌和链球菌为主的兼性厌氧菌,为前者的 1/100~1/10,而具有机会致病性的需氧菌,如变形杆菌、单胞菌等极少。黏膜表层主要是大肠埃希菌和肠球菌,中层是类杆菌为主的兼性厌氧菌,深层则是以双歧杆菌等为主的厌氧菌,它们与黏膜上皮表面特异性受体相结合或插入细胞间,形成相当固定的菌膜结构,构成生物屏障,可有效抵抗外籍菌和过路菌对机体的侵袭;同时,肠道内双歧杆菌、乳杆菌等还通过争夺营养,产生酸性代谢产物(乙酸、乳酸)降低肠道局部 pH,促进肠蠕动,加速细菌毒素等有害物质的排出;产生具有广谱抗菌作用的物质,如亲脂分子细菌素、过氧化氢等,对肠内大肠埃希菌、铜绿假单胞菌、沙门菌、链球菌等致病菌起抑菌或杀菌作用。

四、免疫屏障

肠道不仅是消化、吸收和营养物质交换的重要场所,也是人体最大的免疫器官。肠道黏膜免疫系统由肠上皮细胞、大量弥散性分布在肠黏膜上皮内和黏膜固有层(lamina propria,LP)的免疫细胞和免疫分子,以及诸如派尔集合淋巴结(Peyer's patchs,PPs)和肠系膜淋巴结(mesenteric lymph node,MLN)等肠道相关淋巴组织(gut-associated lymphoid tissues,GALT)组成,肠道黏膜免疫系统构成了肠道的免疫屏障,是针对突破物理和化学屏障后的第二道防线。

肠上皮细胞中的帕内特细胞能够分泌天然性的抗微生物肽(antimicrobial peptides,AMPs),是肠道免疫屏障功能的重要成分之一。AMPs 包括血管生成因子 -4(angiogenin-4)、防御素和 Cathelicidies,这些成分形成了对所有单细胞微生物共有的先天的防御机制,并在所有的上皮表面产生,以阻止微生物的侵入。防御素和 Cathelicidies 属于一组能够耐受蛋白酶的阳离子小分子蛋白,两者均能够与带负电荷的微生物细胞膜结合,通过形成类似穿孔的结构,诱导膜完整性的破坏,进而对细菌、真菌和有包膜病毒具有广谱直接杀伤活性。防御素家族蛋白包括 α- 防御素、β- 防御素和 θ- 防御素。

sIgA 是黏膜免疫的主要效应分子,其作用是保护肠道免受微生物和其他外来物质的感染,是肠道黏膜的重要防线。血清中的 IgA 大部分是 IgA1 单体,而黏膜 IgA 以 IgA2 为主,且多数为二聚体,它由两个基本的四链免疫球蛋白亚单位构成,含 4 条 α 链和 4 条 L 多肽链。IgA$^+$B 细胞激活后经淋巴管进入体循环,最后回归固有层和远处黏膜效应部位,在 Th2 调节下发育为成熟浆细胞并分泌 IgA,再分泌入黏膜表面及黏液中。sIgA 抗体在抗感染中的免疫屏障 / 免疫排斥作用已被证实,IgA 抗体通过其低聚糖侧链与外源凝集素样细菌菌毛结合,防止细菌与肠上皮细胞多糖受体结合,干扰它们的动力及穿透上皮能力;与抗原特异性结合调节免疫反应;同时,sIgA 抗体能中和细菌毒素,从而起到保护黏膜作用。即使上皮屏障被微生物破坏,局部浆细胞分泌的 sIgA 抗体仍然可以通过包被在完整的微生物表面或形成可溶性免疫复合物来与之结合,并穿过上皮清除微生物及其产物。糖皮质激素和胃肠外营养等均能干扰 sIgA 合成,使之减少,导致肠道免疫功能下降,引发肠道感染,甚至细菌易位而发生败血症。

五、肠-肝轴

肠-肝轴(gut-liver axis)是肠道免疫的一种特殊机制。由于胃肠道和肝脏之间存在着密切的解剖和功能联系,经过胃肠道消化吸收的各种营养和有毒物质在进入体循环前必须经门静脉系统进入肝脏,在肝脏中进行代谢和解毒。肝脏中巨噬细胞又称库普弗(Kupffer)细胞,是体内固定型巨噬细胞中最大的细胞群体,占全身单核吞噬细胞系统的80%~90%,库普弗细胞具有活跃的变形和吞噬功能,能清除来自肠道门静脉系统中的细菌及内毒素等微粒物质,构成了机体对逃逸胃肠黏膜免疫监视的抗原和毒素的进一步的重要防线。

第二节　肠道菌群对肠道黏膜屏障的作用

一、构建生物屏障

正常人体肠道中寄居着1 000多种约10^{14}个细菌,依据其对宿主的关系,可以分为有益菌群、有害菌群和中间菌群,其中有益菌群绝大多数为专性厌氧性细菌,其总数量在正常肠道菌群中占有绝对的优势,这些专性厌氧菌一方面能够限制在数量上占少数的潜在致病菌的过度生长,维持肠道各种菌群之间的平衡;另一方面正常的肠道菌群组合,能够对抗外源性致病菌的定植和入侵。生物拮抗是维持正常肠道菌群内部自稳的主要机制,也是肠道菌群保护宿主免于感染的重要的生理功能之一,这在动物实验中已经得到证实,比如普通小鼠感染肠炎沙门菌的半数致死量为10^5个,而预先灌服链霉素,破坏肠道菌群后,其半数致死量显著降低,仅为10个。生物拮抗及防御感染的机制包括占位性效应、营养竞争、产生有机酸和抑菌物质等。

(一)占位性效应

肠道正常菌群与肠黏膜紧密结合构成"肠道生物屏障",通过占据上皮细胞的空间,参与致病菌之间生存与繁殖的时空竞争、定居部位竞争及营养竞争,以限制致病菌群的生存繁殖。同时肠道菌群形成致密的菌膜,构成微生物屏障,抑制外来细菌对肠道的黏附、定植和入侵。研究表明,肠道正常微生物通过与致病菌竞争肠上皮微绒毛上的脂质和蛋白质上的相同复合糖受体阻止致病菌定植,减轻肠上皮细胞损伤。同时正常菌群与肠黏膜上皮细胞紧密结合,促进上皮细胞分泌黏液,使其在黏膜和微生物之间形成保护层,防止细菌移位。

（二）营养竞争

肠道正常菌群大多数是专性厌氧菌,其数量是兼性厌氧或需氧细菌的100~1 000倍。在肠腔厌氧条件下,其生长速度超过兼性厌氧或需氧菌,在营养物质有限情况下,专性厌氧菌优势生长,即可以通过争夺营养,抑制兼性厌氧或需氧的潜在致病菌的生长与繁殖。

（三）产生有机酸

肠道正常菌群,特别是双歧杆菌和乳杆菌,通常属于产乳酸菌,能够发酵糖和纤维素,产生乙酸、丙酸、丁酸、乳酸等有机酸,降低肠道的 pH,抑制外籍菌的生长与繁殖。体外研究表明双歧杆菌产生的短链脂肪酸,如乙酸、丙酸具有抗菌活性,对假单胞菌属、金黄色葡萄球菌有抗菌作用,从而抑制了肠道中有害菌和致病菌的生长。肠道正常菌群产生的有机酸还可通过直接或间接的途径促进胃肠道的蠕动,使外籍菌尚未在黏膜表面黏附、定植前就被排除。

（四）产生抑菌物质

肠道正常菌群能产生细菌素、防御素、过氧化氢、抗菌肽等多种抑菌物质,对肠道内的潜在致病菌起抑制或杀灭作用。细菌素作为一种抗菌肽,包括由嗜酸乳杆菌产生的细菌素 lactacin B,由乳酸球菌产生的 Nisin,植物乳杆菌产生的植物乳杆菌素等,细菌素的抗菌谱窄,绝大部分细菌素是通过膜渗透或者是影响某些酶来杀死相关的微生物的。双歧杆菌、乳杆菌产生的过氧化氢能激活机体产生过氧化氢酶,抑制志贺菌、沙门菌和杀灭革兰氏阴性菌。肠道中大肠埃希菌产生的大肠菌素和酸性产物能抑制志贺菌、金黄色葡萄球菌、白假丝酵母菌等。肠道有益菌还能产生一些抗菌肽物质如乳酸素、乳酸链球菌肽等,发挥其抗菌作用。肠上皮细胞分泌的 β- 防御素是一组能够耐受蛋白酶的分子,对细菌、真菌和有包膜病毒具有广谱直接杀伤活性。研究证实,肠道菌群能够诱导肠上皮细胞产生防御素。

二、维持和保护物理及化学屏障

（一）促进肠上皮细胞的发育与成熟

动物模型研究显示,无菌环境下喂养的小鼠隐窝细胞生长率下降,且隐窝所含细胞数比结肠内具有正常菌群的小鼠明显减少,而喂饲单一丝状分枝菌后,隐窝细胞分化增快,肠绒毛处肠上皮细胞 / 杯状细胞的比值增加。进一步的实验表明,肠道菌群中的双歧杆菌、乳杆菌等及其代谢产物（主要是短链脂肪酸）通过对肠上皮细胞的营养而产生促进增殖的作用,可以促进肠上皮细胞 DNA

的合成,从而促进肠上皮细胞的增殖。肠道正常菌群对肠上皮细胞的分化有影响,这种影响与细菌的数量呈明显的依赖关系,即细菌必须达到相当的数量($>10^7$CFU)才能对肠上皮细胞分化产生影响。还有研究发现,乳杆菌 LGG 能够产生一种可溶性蛋白,促进肠上皮细胞生长,维护肠黏膜屏障功能。

（二）促进肠黏膜修复,维护物理屏障的完整性

肠道有益菌可通过增强肠上皮细胞紧密连接来加强肠上皮细胞的功能。有报道显示,嗜酸乳杆菌能增加紧密连接蛋白表达,从而保持肠道上皮细胞的紧密连接功能,保持黏膜完整性,降低细菌移位速率。Zyrek 等用极化的单层 T_{84} 上皮细胞做模型,监测致病性大肠埃希菌 E2348/69 菌株（EPEC）感染的影响,并研究益生菌的黏膜修复作用,结果显示当益生菌 EcN 与 EPEC 共培养,或 EPEC 感染后再加入 EcN 时,被破坏了的上皮细胞层屏障作用和屏障完整性都得到恢复。证实 EcN 可改变紧密连接蛋白（zonula occludens-2,ZO-2）的表达量及分布,并影响到 300 多个基因的表达。另外研究对严重烧伤后大鼠补充外源性双歧杆菌,与不应用双歧杆菌烧伤组的超微结构比较,具有肠黏膜细胞及细胞间连接损伤轻,修复快等表现。另外,双歧杆菌还可通过激活巨噬细胞合成并分泌 bFGF,TGF 和 EGF 等刺激成纤维细胞、上皮细胞向损伤部位移动,通过激活氨基酸运输、蛋白质合成等途径,使损伤肠黏膜得以再生、修复。

（三）促进黏蛋白的合成与分泌

许多研究发现,肠道有益菌,如某些乳杆菌能增加黏蛋白 MUC3 mRNA 的转录和翻译,促进 MUC3 的分泌,从而增强肠道的化学屏障功能。双歧杆菌、乳杆菌不仅不降解黏蛋白,其代谢产物,如短链脂肪酸、醋酸盐等还可通过受体调节机制促进肠道黏蛋白的分泌。因此,肠道双歧杆菌对维护肠黏液层屏障功能的稳定有重要意义。

三、产生短链脂肪酸

短链脂肪酸（short chain fatty acids,SCFA）主要由肠道厌氧菌将食物中未被消化的碳水化合物和少量蛋白发酵而产生的。盲肠、结肠是细菌酵解的主要部位,分解产生中间代谢产物丙酮酸,再继续分解为终末产物乙酸、丙酸、丁酸等。SCFA 的增加有赖于结肠内厌氧菌对底物的酵解作用。肠道中 SCFA 的浓度取决于菌群的组成、肠道转运时间、宿主 - 菌群对 SCFA 代谢的运转和食物中纤维的含量。参与酵解的厌氧菌有双歧杆菌属、乳杆菌属、拟杆菌属和梭杆菌属。研究表明,酰化淀粉作为抗性淀粉能有效提高肠腔内 SCFA 含量。食物中添加果寡糖促进了双歧杆菌的增殖,也使肠腔中的 SCFA 浓度明显提高,从而增加肠黏膜隐窝深度及细胞密度。

　　SCFA 是 HDACs 的抑制剂。染色质中的组蛋白被乙酰化或者去乙酰化对于基因表达有极其重要的关系。组蛋白被乙酰化时,染色质的结构更加开放,基因转录所需要的各种因子和酶都容易接近 DNA,因而转录易于发生,基因得到表达。与此相反,组蛋白被去乙酰化时,基因表达被抑制。在乙酰化或者去乙酰化的过程中,组蛋白去乙酰化酶的活性是决定因素。而 SCFAs 中的酪酸是 HDACs 非常强的抑制剂,所以酪酸对于某些基因的表达起着决定性的作用。SCFA 驱动的 HDACs 抑制促进向免疫耐受、抗炎症细胞表型方向发展,这对维持免疫稳定是至关重要的,这种作用的方式支持菌群能够作为表观遗传调节因子的作用。通过 SCFA 对 HDACs 的抑制达到抗炎症的作用,涉及 PBMC、中性粒细胞、巨噬细胞和树突状细胞等。通过 SCFA 对 HDACs 的抑制,还可以影响外周血 T 淋巴细胞,特别是 Tregs 细胞,已经证实抑制 HDACs 能够增加 Tregs 细胞的数量,抑制过度的免疫反应。此外,SCFAs 作为 GPCRs 包括 GPR43 和 GPR109A 的配体,SCFA-GPR43 的相互作用对中性粒细胞产生趋化因子和扩大 Tregs 细胞的抑制作用是必需的。小神经胶质细胞是中枢神经系统的巨噬细胞,其成熟和功能依赖于肠道菌群,小神经胶质细胞的稳定维持也需要 SCFA-GPR43 的作用。

四、激活和维持肠道免疫屏障

(一)固有免疫

　　肠道上皮细胞产生和分泌的血管生成因子 -4(angiogenin-4)和防御素是肠道黏膜固有免疫的重要组成部分。动物实验发现,常规小鼠在断乳时,其肠隐窝上皮中的帕内特细胞表达血管生成因子 -4 的 mRNA 明显增高,而无菌小鼠的表达无明显变化。提示在新生儿早期肠道菌群能够刺激帕内特细胞产生血管生成因子 -4。防御素的表达与产生也与新生儿期肠道菌群的建立密切相关。

　　肠道微生物相关分子模式(microbe-associated molecular pattern,MAMPs)是肠道微生物表达的、反映微生物进化水平的分子,包括脂多糖、多糖 A、磷壁酸和肽多糖等。MAMPs 可被树突状细胞、M 细胞和肠上皮细胞(intestinal epithelial cell,IEC)表面的模式识别受体(pattern recognition receptors,PRRs)识别,PRRs 包括 Toll 样受体(Toll-like receptors,TLRs)、甲酰化肽受体(formylated peptide receptors,FPRs)和核苷酸结合寡聚化结构域样受体(nucleotide binding oligomerization domain，NODs）。PRRs 作为感受器，根据识别的分子不同，产生不同的效应，包括保护性反应、炎症反应或触发凋亡，因此 PRRs 在启动固有免疫和适应性免疫、维持肠道内环境稳定、维持黏膜免疫耐受的完整性方面具有重要的作用。肠道大部分微生物具有相同的 MAMPs 分子，这些分子在人类长期的进化过程中，被宿主先天性免疫系统识别为无害，当作"老朋友"对待，被PRRs 识别以后不引起强烈的免疫反应，而仅产生基础信号，使宿主对肠道菌群处于耐受状态或维持低水平的"生理性炎症"。这一方面维持机体免疫系统处于适度的"激活或警觉"状态，如增加树突状细胞（dendritic cell，DCs）表面共刺激分子（CD80、CD83、CD86 等）的表达，促进 DCs 成熟和分泌细胞因子；另一方面调节或抑制机体过度的炎症反应，如诱导产生调节性 T 细胞和调节性细胞因子，如 IL-10 和 TGF-β 等，从而产生对机体的保护性免疫反应。因此肠道菌群在维持肠道黏膜免疫系统的稳定性方面发挥着重要的作用。动物模型提示，肠道共生菌和由它们产生的各种配体在肠黏膜保护和修复过程中起决定性作用，共生菌分泌的脂多糖、脂磷壁酸等，以及代谢产生的丁酸为 TLR 的配体，与正常肠道表面的 TLR 相互作用，产生基础信号。这些信号使得肠上皮细胞耐受损伤的能力增强，获得肠道表面的动态平衡，同时也使肠道表面具有更强的修复能力，保持了肠道的健康和微生态的平衡。NOD/CARD 受体（nucleotide oligomerization domain/caspase recruitment domain receptor，NLR）是另一类细胞内重要的 PRRs，目前已经确定有 20 余种 NLRs，其中最有特征的 NLRs 是 NOD1（CARD4）和 NOD2。这两种受体均能够识别肽聚糖片段。与 TLRs 一样，NOD 在启动固有免疫和适应性免疫、维持黏膜免疫耐受的完整性方面具有重要的作用，并且两者的作用是相互独立的。同样有动物实验显示，NOD 缺乏小鼠肠上皮细胞分泌促炎因子和细胞凋亡增加、肠道通透性增高，阻止致病菌定植的能力降低，加重 DSS 诱导的结肠炎病变，而补充肠道菌群能够增加 NOD2 的表达。

（二）适应性免疫

无菌动物和悉生动物研究已经证实，肠道正常菌群的建立能够促进出生后肠道黏膜免疫系统包括肠道相关淋巴组织的发育成熟，并且刺激肠道分泌 sIgA。PPs 和其他次级滤泡是适应性免疫应答的主要作用部位。研究发现在无菌环境中出生和饲养的动物其 PPs 发育差，sIgA 产生细胞和固有层 CD4$^+$T 的细胞数明显减少，对正常饮食抗原免疫耐受的能力缺失。除黏膜免疫系统以外，无菌小鼠的脾和淋巴结缺乏生发中心，T 细胞和 B 细胞的形成区域发育较差。

所有这些异常在接种普通小鼠或人的粪便菌群后,几周内可以恢复正常,但对正常饮食抗原免疫耐受的能力仍无法恢复。这表明正常菌群和肠上皮细胞之间的接触在初始的先天性免疫和新生儿早期阶段的适应性免疫具有极其重要的作用。的确,"侵袭"的肠道细菌通过"感染"肠上皮细胞和 M 细胞,在肠道相关淋巴组织的发育中起着极其重要的作用。有研究表明,当第一次接触肠道菌群时,有相当多的菌群穿过黏膜且可从肠系膜淋巴结中或脾脏中培养出这些菌群。随着适应性免疫反应的激活,其免疫活性可自限性地升高从而维持正常微生物菌群局限于肠腔内。生发中心的反应在"感染"后 14 天达高峰之后开始减弱。因此,肠道相关淋巴组织在早期不成熟阶段,可以容许两种显著对立的结果:①适度、恰当地针对病毒和细菌病原体的炎症反应调控免疫防御机制的发育;②促进对饮食抗原的耐受这一复杂的免疫机制的发生发育。在婴儿期的肠道菌群不断地进行构建和演替过程中,除适应肠腔环境发生耐受外,还有助于以上两种免疫功能的发育。

sIgA 是黏膜免疫的主要效应分子,有研究证实与普通小鼠比较,无菌小鼠的肠道中产生 sIgA 的细胞数减少了 10 倍,并且其血清中测不出 IgA,这些小鼠肠道重新定植菌群 3 周内,sIgA 分泌细胞数恢复正常。

肠道菌群在调节 Th1、Th2、Th17 和 Tregs 细胞间平衡中发挥着重要的调节作用。Th1 细胞主要分泌 IL-2 和 IFN-γ,促进 T 细胞的增殖和巨噬细胞的活化,主要参与细胞免疫反应,过度反应可导致迟发型超敏反应、炎症性肠病和自身免疫性疾病的发生。Th2 细胞能分泌 IL-4、IL-5、IL-6、IL-10 和 IL-13,这些因子具有抗炎特性,能够诱导 B 细胞产生大量的同种型抗体及其亚类,包括 IgG1、IgG2b、IgA 和 IgE,过度反应可导致过敏反应。Th17 细胞可以分泌 IL-17、IL-21、IL-22、IL-6、TNF-α 等多种细胞因子,在自身免疫性、过敏性和细菌免疫性疾病中起关键作用。Tregs 是一类具有免疫调节作用的 T 细胞群体,通过产生包括 IL-10 和 TGF-β 在内的抗炎症细胞因子,抑制免疫性炎症过程。4 类 T 细胞之间存在微妙的调节和互相平衡,在体内共同维持免疫稳定,如果 Th1 和 Th17 细胞功能过强,导致自身免疫疾病;而 Th2 细胞功能过强,则导致过敏性疾病的发生。目前认为,围产期和儿童早期在建立和维持正常的 Th1/Th2 平衡中起到至关重要的作用,出生以前 Th2 占优势,Th1 应答受到部分抑制,使胎儿在子宫内不发生排斥反应。出生以后新生儿必须迅速通过发展 Th1 型免疫应答,以恢复 Th1/Th2 平衡。多个研究显示,在特应性婴儿没有发生这一转变,造成平衡仍然向 Th2 偏离,更容易产生 IgE 应答,引起过敏性疾病。Th2 向 Th1 转变依赖于多种因素,但菌群刺激有显著的作用。无菌小鼠的研究证实,肠道正常菌群中的脆弱类杆菌不仅能够促进脾脏和胸腺这些外周淋巴组织的细胞和生理成熟,而且还能够纠正全身性淋巴细胞缺乏,增强分泌 IFN-γ 的 Th1 反应,使 Th1/Th2 达到平衡。进一步研究证实这个过程是由脆弱类杆菌外膜上的多糖 A(polysaccharide A,PSA)完成的,缺乏 PSA 的类杆菌,则不能诱导 T 细胞的分化,而纯化的 PSA 则有和野生型脆弱类杆菌相同的作用。PSA 被树突状细胞(dendritic cell,DC)摄取、加工以后,与 MHC II 类分子一起形成 MHC- 抗原复合物被 T 细胞表面的抗原特异性受体[T 细胞抗原受体(T-cell antigen receptor,TCR)]识别,激活 T 细胞免疫应答。PSA 刺激 DC 的 TLR2,产生 IL-12,IL-12 与 T 细胞 IL-12 受体结合,活化 Th1 转录子 Stat-4,进一步生成 IFN-γ。此后的研究还发现,脆弱类杆菌 PSA 能够诱导肠黏膜固有层及血液循环 CD4$^+$T 细胞分化为可分泌 IL-10 的 Tregs 细胞,发挥抑制促炎 Th17 反应的作用,在精细调节 Th17 和 Tregs 细胞平衡中具有重要的作用。PSA 作为免疫调节分子,为研究正常菌群与人体免疫系统的共生作用提供了一个很好的模型和分子基础。分节丝状菌(segmented filamentous bacteria,SFB)是另外一种受到越来越多关注的肠道共生菌。研究显示,SFB 能够介导小肠中 Th17 细胞的发育和诱导 PPs 中 Th1 和 Tregs 细胞,从而对肠道黏膜免疫发挥广泛的调节作用。研究还发现 SFB 小鼠与无菌小鼠相比,回肠和盲肠黏膜固有层淋巴细胞数量和 sIgA 细胞数量明显上升,与此同时,血清和肠道分泌物 sIgA 的效价也随之增加。此外研究也发现,肠道菌群和宿主免疫系统存在双向调节作用,一方面 SFB 的定植促进了宿主免疫系统的成熟,另一方面免疫系统的状态反过来控制了 SFB 的分布与数量。

（郑跃杰）

参考文献

[1] 黄志华, 郑跃杰, 武庆斌. 实用儿童微生态学. 北京: 人民卫生出版社, 2014: 1-40.

[2] 郑跃杰. 婴幼儿肠道菌群与益生菌研究进展. 北京: 人民卫生出版社, 2018: 9-24.

[3] CHANG PV, HAO L, OFFERMANNS S, et al. The microbial metabolite butyrate regulates intestinal macrophage function via histone deacetylase inhibition. Proc Natl Acad Sci, 2014, 111 (6): 2247–2252.

[4] CLEMENTE JC, URSELL LK, PARFREY LW, et al. The impact of the gut microbiota on human health: an integrative view. Cell, 2012, 148 (6): 1258-1270.

［5］ KAISAR MMM, PELGROM LR, VAN DER HAM AJ, et al. Butyrate Conditions Human Dendritic Cells to Prime Type 1 Regulatory T Cells via both Histone Deacetylase Inhibition and G Protein-Coupled Receptor 109A Signaling. Front Immunol, 2017, 8: 1429.

［6］ MACPHERSON AJ, HARRIS NL. Interactions between commensal intestinal bacteria and the immune system. Nat Rev Immunol, 2004, 4 (6): 478-485.

［7］ MAZMANIAN SK, LIU CH, TZIANABOS AO, et al. An immunomodulatory molecule of symbiotic bacteria directs maturation of host immune system. Cell, 2005, 122 (1): 107-118.

［8］ OKUMURA R, TAKEDA K. Maintenance of intestinal homeostasis by mucosal barriers. Inflamm Regen, 2018, 38: 5.

［9］ ROOKS MG, GARRETTWS. Gut microbiota, metabolites and host immunity. Nat Rev Immunol, 2016, 16 (6): 341-352.

［10］ SOMMER F, BÄCKHED F. The gut microbiota-masters of host development and physiology. Nat Rev Microbiol, 2013, 11 (4): 227-238.

［11］ SURANA NK, KASPER DL. The yin yang of bacterial polysaccharides: lessons learned from B. fragilis PSA. Immunol Rev, 2012, 245 (1): 13-26.

［12］ TROY EB, KASPER DL. Beneficial effects of Bacteroides fragilis polysaccharides on the immune system. Front Biosci (Landmark Ed), 2010, 15: 25-34.

［13］ WANG J, JI H, WANG S, et al. Probiotic Lactobacillus plantarum Promotes Intestinal Barrier Function by Strengthening the Epithelium and Modulating Gut Microbiota. Front Microbiol, 2018, 9: 1953.

［14］ YU LC, WANG JT, WEI SC, et al. Host-microbial interactions and regulation of intestinal epithelial barrier function: From physiology to pathology. World J Gastrointest Pathophysiol, 2012, 3 (1): 27-43.

第三章　肠道菌群与肠黏膜免疫系统

　　肠道菌群是与宿主共生的最大的生态系统,在维持肠道内微生态动态平衡和内环境稳定方面发挥着非常重要的作用,同时肠道菌群也为机体免疫系统发育和功能成熟提供了重要信号。随着近年来对微生物群落分析技术突飞猛进的发展和越来越广泛的应用,更多的学者认识到肠道微生物群落及其代谢产物不仅是维持机体免疫稳态所必需的,而且也与机体多种免疫介导的疾病和失调的发生密切相关。二代乃至三代基因测序技术的应用不仅为剖析肠道菌群来源、复杂环境中肠道菌落变化以及肠道微生物组的调控,与宿主免疫、基因模式表达能力提供了可靠方法,同时也为进一步揭示肠道微生物群落的构成、功能评估宿主健康和疾病发生风险提供基础。肠道微生物群落所产生的大量代谢产物能够进入宿主细胞,与其相互作用影响宿主的免疫反应和疾病的发生发展方向。总之,肠道微生物群落与免疫系统共同参与的复杂信号交流影响着机体的健康,并受诸多因素影响。肠道微生物群落及其代谢产物、细胞和分子组分已构成人体生理代谢的重要组成部分,对机体的免疫功能产生重要影响。目前的研究也越来越关注到肠道微生物群落及其代谢产物与肠黏膜免疫的相互作用在人类健康和疾病中的作用。

第一节　肠黏膜免疫系统

　　黏膜免疫是目前研究的热点,尤其是肠道黏膜免疫越来越受到研究者的关注,主要源于近年来的一些文献报道,焦点在于探讨了肠道菌群、肠道黏膜组织结构及黏膜疫苗对黏膜免疫的作用和影响,尤其是肠道菌群在免疫进程中的促进作用。黏膜免疫无论在作用方式和功能上均有别于细胞免疫和体液免疫,具有其独特性和优势。黏膜免疫系统是指广泛分布于呼吸道、胃肠道、泌尿生殖道黏膜下及一些外分泌腺体处的淋巴组织,是执行局部特异性免疫功能的主要场所。胃肠道是机体接触外界抗原物质最广泛的部位,也是人体内最大、最复杂的微生物储存库,肠黏膜免疫系统在人体免疫系统中占据重要地位。肠黏膜既是机体抗感染的第一道防线,也是机体感染的主要部位之一。了解肠道免疫系统结构在黏膜免疫控制中是极为重要的一个环节。肠道黏膜免疫系统主要由肠相关淋巴组织构成,通过固有免疫及适应性免疫,既可快速识别和清除外来病原菌,同时也对大量外源食物抗原和肠道正常菌群形成耐受。相关研究表明,肠道黏膜免疫失衡不仅与肠道相关免疫疾病相关,而且对肠道外的免疫相关性疾病也会产生重要影响。近年来,随着研究的深入,肠黏膜免疫系统的功能及其与相关疾病的致病机制也逐渐明确。

一、肠黏膜免疫系统的构成

黏膜免疫系统主要由两部分构成:黏膜免疫相关淋巴组织(mucosal immuno-associated lymphoid tissue,MALT)和弥散性淋巴组织。MALT 就消化道而言主要包括肠道相关性淋巴组织(gut-associated lymphoid tissue,GALT),是免疫应答的诱导部位;弥散分布的淋巴组织主要指在肠道黏膜上皮及固有层内散在的淋巴细胞,为肠黏膜免疫系统的效应部位。

(一)肠黏膜相关性淋巴组织

肠黏膜相关性淋巴组织主要由派尔集合淋巴结(PPs)、肠系膜淋巴结及分散在黏膜固有层和肠上皮中的大量淋巴细胞组成。PPs 分布于肠壁黏膜或黏膜下,由多个淋巴滤泡聚集成高度器官化的黏膜相关淋巴组织,含有大量的免疫细胞,其中 B 细胞主要分布在淋巴滤泡,受抗原刺激形成生发中心,内含大量增殖淋巴母细胞。T 细胞主要位于滤泡间区,包括 CD4$^+$ 和 CD8$^+$ T 细胞。PPs 与其他淋巴结不同,没有传入淋巴管,抗原提取主要由覆盖在滤泡表面的滤泡相关上皮承担,其在肠黏膜免疫反应中的作用尚不十分清楚。M 细胞是一类特殊的上皮细胞,覆盖于 PPs 表面,有丰富的吞饮小泡和线粒体,溶酶体少,游离面的微绒毛短小无规则,有利于肠道抗原的摄取和转运。M 细胞表面存在特殊受体,具有吸收选择性,能将某些特征性抗原和微生物转运至黏膜淋巴滤泡,是启动分泌免疫反应的第一步,但其是否为专职抗原递呈细胞,学术上仍存在争议。肠系膜淋巴结是机体内最大的淋巴结,与 PPs 通过淋巴管道相连,经胸导管外通血液,是黏膜与外周免疫系统的中转站。肠系膜淋巴结同时也作为黏膜免疫诱导部位产生 IgA 抗体。Joern Pezoldt 等发现肠系膜淋巴结基质细胞在诱导免疫耐受中发挥着关键作用。

（二）弥散性淋巴组织

弥散性淋巴组织主要指肠道黏膜上皮及固有层内散在的淋巴细胞，其中包括 B 细胞、T 细胞、巨噬细胞、DC 细胞、肥大细胞、嗜中性粒细胞和其他粒细胞。上皮内淋巴细胞（intraepithelial lymphocyte，IEL）大多是 T 细胞，其中 CD8$^+$T 细胞具有自然杀伤活性，以非 MHC 限制方式直接识别未加工的抗原产生溶细胞活性，杀死和清除病原微生物或损伤的上皮细胞，发挥免疫监视作用。固有层淋巴细胞（lamina propria lymphocyte，LPL）主要由 B 淋巴细胞和 T 淋巴细胞组成。B 细胞中主要是分泌 IgA 的 B 细胞，也有分泌 IgM、IgG 和 IgE 型 B 细胞，sIgA 在保护肠道黏膜屏障方面发挥重要作用。T 细胞主要是 CD4$^+$ 细胞，也存在 CD25$^+$ 细胞。固有层 CD4$^+$ T 细胞分泌 IL-17 和 IL-22，参与调节肠道炎症，在局部免疫调节过程中发挥重要作用。肠上皮细胞产生 IL-17 可诱导 CXC、CC 等趋化因子表达。IEL 为功能异质性细胞群，多为 CD3$^+$ 细胞，其中 80% 是 CD8$^+$ 细胞。IEL 的功能目前不是很清晰，有研究显示 IEL 可识别病原体非多态性抗原，在炎症过程中发挥防御作用。IEL 被激活时产生干扰素 -γ 和角质形成细胞生长因子，保护上皮细胞免受损伤。树突状细胞（dendritic cell，DC）是最强抗原递呈细胞（antigen presenting cell，APC）之一，具有抗原递呈功能的 MHC Ⅱ分子，能捕捉黏附在上皮的抗原并将其带至局部或集合淋巴组织，呈递给淋巴细胞。另外，DC 在 T 细胞激活过程和 B 细胞分化过程中均发挥了关键性作用。DC 除了可以有效识别和消除外源性病原微生物外，还能将抗原传递至黏膜相关淋巴组织。稳定状态下，DC 可促进 CD4$^+$T 细胞向调节性 T 细胞（Tregs）分化，调节肠道免疫耐受。巨噬细胞一直被认为是黏膜免疫的主要抗原呈递细胞，通过表面特异性受体与外源性抗原表面相关位点作用，因其处在淋巴细胞包围之中形成巨噬细胞群，为淋巴细胞接受抗原提供前提保障，也构成肠相关免疫结构的重要组成部分。

二、肠黏膜免疫系统的发育与功能

（一）肠黏膜免疫发育

既往认为"胎儿环境是无菌的，胎儿免疫系统是不成熟、不活跃的"。但越来越多的证据显示胎儿是暴露于源自母体环境中的抗原中，并促发胎儿免疫系统与母体免疫系统的相互作用,受母体免疫系统的影响,目前已从胎便、羊水、脐带及胎盘等检测出微生物 DNA。Battersby 与 Gibbons 研究发现,胎儿肠道的 T 细胞和巨噬细胞最早出现在妊娠第 11 周,PPs 出现在第 16 周;第 19 周时 CD4$^+$ T 细胞开始在 PPs 中占优势,但 CD8$^+$ T 细胞至出生时方才出现。出生后肠相关淋巴组织的发育、成熟主要受肠道微生物群和外界食物抗原的刺激,母乳、添加的辅食及食物的种类等是主要食物抗原。喂养方式、分娩方式、胎龄、卫生状况、地理环境及疾病和药物的应用,特别是抗生素的应用影响肠道正常菌群的建立和构成。母乳是促进肠黏膜免疫发育的重要因素之一,母源抗体可以通过母乳传递给婴儿,来自母体的微生物启动了新生儿免疫系统,刺激了早期适应性免疫的发育。另外,免疫系统的发育还受到早产、围产期使用抗生素等因素影响,由于初始定植菌的缺乏,延迟了免疫的刺激,这一期间婴儿更易患感染性疾病和免疫介导的疾病。宿主与微生物的相互作用是刺激新生儿时期肠道黏膜免疫系统发育的最重要前提条件,微生物从肠道转移至肠系膜,微生物抗原可促进适应性免疫发育。随着辅食添加、食物种类和习惯的变化,改变了肠道菌群结构的演替,增加了菌群的多样性,肠道黏膜免疫系统变得越来越成熟。至 2~3 岁时,婴儿肠道菌群构成接近成人,形成了稳定的肠道生态体系,肠道免疫系统也随之稳步发育。

(二)肠黏膜免疫系统的功能

肠黏膜免疫系统分为固有免疫和获得性免疫,固有免疫是黏膜免疫的第一道屏障,主要由黏膜固有层中的非特异性免疫细胞,如巨噬细胞、树突细胞、固有淋巴细胞(innate lymphoid cells,ILCs)及其效应分子构成,在非特异性杀菌或抑菌中发挥着重要作用,肠道上皮细胞中的帕内特细胞分泌多种抗菌肽也参与组成肠道黏膜固有免疫。获得性免疫系统主要由 T 细胞、B 细胞及其效应分子 sIgA 组成。肠黏膜既是机体受感染的部位,也是机体抗感染的第一道防线,了解肠道免疫系统结构在黏膜免疫调控中的作用极为重要。

1. **固有免疫** 黏膜固有层中的非特异性免疫细胞,如巨噬细胞、树突细胞、ILCs 和单核细胞发挥着 APC 的作用。成熟 DCs 可刺激初始免疫反应,调节免疫耐受,而未成熟 DCs 可迁移至外周淋巴样器官,呈递内源性抗原至 T 细胞使自身反应性 T 细胞缺失或失活,诱导免疫耐受。ILCs 包括 I 型 ILCs、II 型 ILCs、III 型 ILCs,参与体内多种生理过程如淋巴组织的形成、黏膜免疫、黏膜屏障保护、免疫应答和组织修复与重构。I 型 ILCs 受到抗原刺激后产生 IFN-γ,促进中性粒细胞迁移,激活淋巴细胞、巨噬细胞及内皮细胞,影响上皮细胞紧密连接蛋白功能,破坏肠黏膜上皮细胞的屏障功能。Ⅲ型 ILCs 受刺激后产生 IL-22、IL-17 和 RORγt,IL-22 对肠黏膜具有保护作用,诱导分泌 IL-10,刺激黏液产生,促进肠组织再生。肠上皮细胞产生的抗菌肽发挥抗菌活性。最近研究发现,稳态状态下 IL-22 促进肠道干细胞中激酶 ATM 表达,诱导 DNA 损伤修复。

　　肠道菌群与肠黏膜免疫相互作用的前提是机体能识别肠道细菌及其代谢产物。研究表明,模式识别受体虽然广泛参与机体对细菌的识别,但不能区分微生物类别及其特征性,也不能独立识别肠道菌群结构的变化。动物模型证实,肠黏膜固有免疫受损时肠道菌群结构也发生改变。反之,肠道菌群结构发生改变,如厚壁菌、乳酸菌丰度下降,拟杆菌、变形菌丰度升高,肠道内细菌在肠道内分布也发生改变。固有免疫是否直接影响肠道菌群结构的变化仍不十分清楚。更深一步的研究发现,肠黏膜固有免疫可以调节肠菌群结构,主要通过应激反应或监测系统识别微生物种类,通过增强固有免疫反应清除肠腔致病微生物。目前研究发现,肠黏膜上皮细胞和 IEC 的 M 细胞参与这一过程,M 细胞介导肠腔内抗原和微生物呈递给黏膜免疫系统,诱导合成 sIgA,参与肠黏膜免疫维护;IEC 受肠道共生菌调节。IEC 还表达 Toll 样受体和 NOD 样受体病原体模式识别受体,识别病原相关分子模式和致病菌特异性毒力因子,引发信号级联反应,促进抗菌肽和黏蛋白分泌增加,维护屏障功能。另外,细菌代谢产物,如 SCFA 不仅调节机体炎症反应,还参与固有免疫调节。丁酸能诱导结肠调节性 T 细胞分化,减轻炎症反应。相反,低浓度丁酸能调节 Th 细胞炎性因子释放,降低肠黏膜上皮细胞通透性。虽然肠道内定植的细菌能维持自身稳定,但机制研究仍不清楚。肠道菌群结构的稳定性不仅受肠黏膜固有免疫的影响,也与肠道菌群间的相互作用存在关联。总之,肠道菌群与肠黏膜固有免疫的相互作用不仅稳定菌群结构,也维护内稳态,并与机体健康和疾病存在密切相关。

　　2. **获得性免疫**

　　(1)细胞免疫:包括 LPL 和 IEL 细胞免疫。LPL 中的 T 细胞按其表型及功能分为细胞毒性 T 细胞(cytotoxic T lymphocyte,Tc)、抑制性 T 细胞(suppressor T cell,Ts)、迟发型超敏反应 T 细胞(delayed type hypersensitivity T cell,TDTH)、诱导性 T 细胞(induced T cell,Ti)和辅助性 T 细胞(helper T cell,Th)。肠道 T 细胞在不同诱导因素影响下可分化成 CD4$^+$ T 细胞及 CD8$^+$ T 细胞,参与不同免疫应答。初始 CD4$^+$ T 细胞在 IL-12、IL-2 等因子诱导下向 Th1 细胞方向分化,分泌 IFN-γ,参与细胞免疫;在 IL-4 诱导下向 Th2 细胞方向分化,分泌 IL-4、IL-5 和 IL-13,调节体液免疫;在 TGF-β 单独诱导下向调节性 T 细胞(regulatory T cell, Tregs) 方向分化, 分泌 TGF-β, 调节免疫耐受; 在 TGF-β 和 IL-6 共同诱导下向 Th17 方向分化, 分泌 IL-6、IL-17 和 TNF-α 等, 参与炎症反应和自身免疫性疾病的发生发展。活化的 Tc 细胞对靶细胞有直接杀伤作用。由于 IEL 可产生与 Th1、Th2 功能相关因子, 具有调节其他淋巴细胞和上皮细胞的功能。IEL 对食物抗原的耐受和刺激上皮细胞更新方面发挥功能。当机体在稳定或没有炎症情况下, TGF-β1 可抑制效应 T 细胞增殖, 诱导 Tregs 细胞表达, 维持机体免疫耐受; 当在炎症或感染时, 产生 IL-6 抑制 Tregs 细胞表达, 与 TGF-β1 共同诱导 Th17 细胞分化, 介导机体炎症反应。机体在稳态状况下, Th1 与 Th2、Th17 与 Tregs 相互之间处于平衡状态, Th1/Th2 决定免疫应答方向, 过度偏离 Th1 应答参与慢性炎症, 而 Th2 型应答强烈可诱发变态反应。Th1、Th2 细胞可通过阻断对方的极化成熟或阻断其受体功能来拮抗彼此作用维护相对平衡。Th17/Tregs 比例失衡可导致炎症性疾病的发展, 临床上可表现出胃肠道或全身反应。Th17 细胞分泌的 IL-17A、IL-17F、IL-22 等可促进肠上皮细胞分泌抗菌肽, 并对肠上皮细胞的紧密连接起到促进作用。Th17 细胞在受到 IL-23 及 IL-1β 刺激后可转变为致病性 Th17 细胞释放 IFN-γ 等促炎因子, 加剧炎症和自身免疫性疾病的发生发展。肠道固有层中的 Tregs 细胞可分为源于胸腺分化的 Tregs (tTregs) 细胞和源于外周分化的 Tregs (pTregs) 细胞, pTregs 细胞主要富集于结肠, IL-10 是 RORγt$^+$ pTregs 细胞的主要标志物, Tregs 细胞可释放 IL-10 抑制骨髓细胞及 Th17 细胞的异常激活。Tc 可特异性识别内源性抗原肽 -MHC1 类分子复合物, 杀伤被感染的细胞。

(2) 体液免疫: 病原微生物作为抗原接触黏膜淋巴组织 M 细胞, 通过吞饮泡作用转运至细胞内, 后被释放至上皮深部淋巴组织, 由 APC 递呈给 B 细胞和 T 细胞。致敏的 B 细胞和 T 细胞离开黏膜相关淋巴组织, 通过胸导管进入血液循环至相应的靶器官。B 细胞通过产生免疫球蛋白防止微生物感染, 肠黏膜内 B 细胞主要是 IgM$^+$ B 细胞, 通过类别转换重组 (class switch recombination, CSR) 产生 IgG、IgE 或 IgA 型 B 细胞。肠上皮细胞及淋巴细胞在微生物刺激下, 产生各种细胞因子促进 B 细胞转换, 产生 sIgA 浆细胞, 并在黏膜淋巴滤泡中发育。成人肠道是 sIgA 的主要分泌器官, 肠黏膜表面 sIgA 连同肠上皮细胞层及液素、防御素等共同组成第一道防御屏障, 对共生菌产生免疫耐受, 对致病菌具有杀灭抑制作用。

(3) sIgA: 是黏膜表面重要的免疫球蛋白, 由固有层成熟的浆细胞合成, 经黏膜上皮细胞转运, 分泌至肠腔中。大部分 sIgA 在 PP 中合成迁移至 LP。sIgA

在黏膜免疫抗感染过程中主要是阻止病原微生物在黏膜上皮层的定植与繁殖，与病原微生物抗原结合形成复合物，阻止微生物黏附；也可封闭某些抗原物质或局限于黏膜表面，使其不能进入机体而避免超敏反应的发生。另外，sIgA 也介导抗体依赖的细胞介导的细胞毒性作用致上皮细胞损伤。

第二节　肠道菌群对肠道黏膜免疫系统的作用

一、肠道菌群的构成与建立

人类肠道中大约栖息着 $1×10^{14}$ 个，约 1 000 多种细菌，构成了"肠道内微生物群"，主要由拟杆菌门、厚壁菌门、变形菌门、梭杆菌门等组成，其中拟杆菌门与厚壁菌门为肠道菌群的优势菌群。早期的研究认为，新生儿期肠道微生物群的定植是"从无到有"的动态过程，认为胎儿是无菌的，新生儿最初肠道菌群定植是在分娩时开始的。随着分子生物学技术水平的提高，最新研究发现，胎儿即与母体肠道菌群接触或认为定植"始于宫腔"。出生时因新生儿肠道内充斥大量氧气，故初始定植的主要为需氧或兼性厌氧菌（如大肠埃希菌和链球菌等），需氧或兼性厌氧菌定植后逐渐消耗肠内氧气，降低氧化还原电位，为厌氧菌的定植创造前提条件，生后 2~3 天时如双歧杆菌、乳杆菌等厌氧菌定植并迅速增长。生后 1 周左右，兼性厌氧菌如肠杆菌、肠球菌、链球菌在生命第一阶段优势定植，其后双歧杆菌、拟杆菌、梭状芽孢杆菌等厌氧菌定植数量开始超过前者，成为肠道绝对优势菌，并维持这一生态学格局。生命初期肠道微生物的变迁主要受分娩方式、喂养方式、孕龄，以及应用抗生素的影响，出生后 2 年内肠道微生物群的演替呈多样性变化，且稳定性差，易受外界因素如环境、辅食添加、疾病和药物等因素影响。大量研究表明，母乳喂养儿添加辅食后拟杆菌和肠球菌数量增多，肠杆菌和双歧杆菌持续存在；人工喂养儿添加辅食后肠道菌群结构变化较小。婴儿断奶前后肠道菌群会发生改变，主要表现在拟杆菌丰度增加，与碳水化合物利用、异源物质降解、维生素生物合成相关的基因增多有关。一项采用荧光定量聚合酶链反应方法对丹麦 330 名健康婴儿出生后第 9、18 和 36 个月的粪便菌群进行动态检测，并同时记录生长发育和营养指标，研究发现随着年龄的增长，婴儿肠道菌群构成也随之发生变化，尤其添加辅食后肠道梭菌属、拟杆菌属逐渐取代双歧杆菌、乳杆菌和肠杆菌成为肠道优势菌群；由于饮食结构的变化，肠道中双歧杆菌数量下降，拟杆菌、消化球菌、真杆菌、乳杆菌、链球菌等数量增加，从辅食添加至断奶,婴儿肠道微生物群逐步完成了演替过程,其肠道结构更趋于稳定成熟,至 3 岁时转变为"成人稳定的菌群结构"。

肠道菌群对肠黏膜免疫的作用与肠道菌群的建立和演替一样,出生时GALTs 活性较低,全身免疫系统短时间不成熟。随着肠道菌群的建立,来自持续不断的微生物和外界环境刺激,GALTs 的活性不断提高,但对食物抗原的免疫耐受功能依然缺失,说明生命早期肠道菌群对先天免疫系统和获得免疫的启动发挥着非常重要的作用。肠道菌群通过入侵肠上皮细胞和 M 细胞,促进GALTs 的发育。Gronlund 的研究发现,在 GALTs 未成熟时期,适度的病原微生物的炎症刺激调控着免疫防御机制的发育,而促进对食物抗原的免疫耐受机制是极其复杂的。故婴儿期肠道菌群定植、变迁和演替过程中,GALTs 对复杂肠道菌群产生耐受的同时,也诱导免疫系统的发育。

二、肠道菌群对肠黏膜免疫的作用

人体肠道中存在大量微生物群,但对机体并未产生损害,主要依赖于肠道菌群的调节及肠黏膜免疫系统的保护作用。新生儿出生后,肠道菌群数量的增加,促进了肠道黏膜免疫系统的发育与分化,使肠黏膜免疫系统趋于成熟。实验表明,肠道菌群的改变可激活 IL-33,激活肠道免疫反应,诱导炎症产生。Tregs 主要维持肠道黏膜免疫稳态,防止肠道免疫系统对肠道菌群的过度免疫,肠道菌群可通过影响 Tregs 来间接影响肠道黏膜的免疫反应。近年来,随着荧光原位杂交、16SrDNA 指纹图谱技术、宏观基因组测序技术广泛用于肠道菌群的测定以来,发现肠道菌群可通过肠 - 肝轴,肠 - 肺轴,肠 - 脑轴,肠 - 肾轴,肠 - 心轴,肠 -免疫轴,肠 - 内分泌轴等发挥免疫调节作用,营养物质的代谢、抗感染及黏膜屏障功能,保证儿童健康生长发育,维持机体的稳态。肠道菌群的稳态有利于肠黏膜免疫系统的发育和成熟,肠道菌群失调可引发肠道黏膜免疫的失衡,导致疾病的发生。

(一)肠道菌群与肠道黏膜

肠道生态系统的长期进化,下调了 GALTs 对肠道共生菌群的"炎症反应",GALT 对共生菌的低反应主要依据共生菌自身特点、IEC 表面特征和肠道黏膜固有层内免疫细胞特点。共生菌不同于致病菌的是不表达黏蛋白酶,不分解肠道内黏液层,不黏附 IEC 破坏上皮屏障。肠道黏膜固有层内免疫细胞内因为含有特殊 DC、巨噬细胞和 Tregs 细胞,可下调对共生菌的固有炎症反应,维护肠道内稳态。同样,肠道共生菌也影响肠道黏膜免疫的发展。无菌动物与常规动物的对比研究发现,黏膜免疫系统的建立与成熟有赖于肠道微生物群,尤其在生命早期。而且肠道免疫超微结构的形成也依赖于肠道微生物群,动物实验发现无菌小鼠的绒毛毛细血管从婴儿期到成年均存在发育不良,表明肠道微生物有助于绒毛中心血管生成且无菌动物的肠黏膜相关淋巴组织和抗体产生不足,主要表现为细胞淋巴样滤泡、细胞固有层和肠系膜淋巴结原始中心的浆细胞减少。微生物群也有助于肠上皮内淋巴细胞的发育。

(二)肠道菌群与固有免疫系统

肠道菌群、黏膜免疫系统之间存在复杂的互作和交流,一些神经细胞、化学感觉细胞和神经内分泌细胞可感知肠道微生物及其代谢产物,调节自身黏膜免疫反应。肠道局部和系统性免疫也受肠道菌群的动态影响,宿主的免疫反应可促进对微生物的清除或选择性地增强特定黏膜相关微生物定植。肠道生态系统的调控有赖于肠黏膜固有免疫系统和微生物群间的相互作用。

在肠道菌群促进肠黏膜免疫发育的研究发现,DCs 亚群在指导适应性免疫应答向耐受方向发展方面起到关键作用。无菌小鼠实验发现,肠道菌群及炎症刺激是 DCs 成熟的重要因素,如无菌小鼠体内定植单一菌株后会引起全身系统免疫的树突状细胞转入肠道内,增加肠道内的 APC 数量。益生菌,如乳杆菌、活性双歧杆菌等可黏附于肠上皮细胞,调控树突状细胞的激活和增殖。脆弱拟杆菌将脂多糖(lipopolysaccharide, LPS)信号传递至宿主肠道树突状细胞,诱导分泌 IL-10,促进 Tregs 细胞分化,戊糖乳杆菌通过 Toll-2 促进树突状细胞分泌 IL-6、IL-10 及 IFN-γ 等细胞因子。Krisztian 等研究发现,肠道菌群中的某些细菌能通过活化视黄酸受体 α 调节免疫反应和塑造 DCs 的免疫原性,其机制尚未明了,DCs 被大肠埃希菌、摩氏摩根菌刺激后能够介导 Th1 和 Th17 型反应,这种效应可被枯草杆菌抑制。动物实验发现,有菌小鼠特定小肠内容物可诱导肠道 CX3CR1$^+$ 单核细胞伸出树突结构,并由 CX3CR1$^+$ 细胞高表达的 G 蛋白偶联受体 GPR31 介导。肠道菌群代谢物,如丙酮酸和乳酸可活化 GPR31,口服瑞士乳杆菌可在小鼠中增强小肠 CX3CR1$^+$ 细胞的树突突触;口服非致病性鼠伤寒沙门菌疫苗,若之前服用丙酮酸或乳酸,可增强疫苗对致病性鼠伤寒沙门菌的抵抗力。目前还有一些研究发现,共生菌可通过促进 IL-1β 前体表达调节肠巨噬细胞的保护功能。沙门菌、铜绿假单胞菌等激活识别模式受体 NLR-C4,诱导 IL-1β 前体表达,诱导肠巨噬细胞分泌 IL-1β,有助于消除传染性病原体。肠道菌群也通过其代谢产物调节巨噬细胞功能,如丁酸盐可促进巨噬细胞分化,增强其抗菌活性,丁酸盐诱导的抗菌活性与巨噬细胞代谢的改变和抗微生物肽的产生有关。丁酸盐通过组蛋白脱乙酰酶 3（histone deacetylase 3，HDACs 3）抑制来驱动单核细胞到巨噬细胞的分化程序。肠道菌群通过调节肠道 ILCs，促进肠内稳态，保护机体免受感染和炎症。研究数据表明，肠道菌群是 ILCs 分化所必需的。而一些研究证明，微生物群并不影响 ILCs 发育。肠道菌群通过 TLR-2 配体刺激诱导 ILCs 产生 IL-22。梭菌纲细菌通过抑制肠上皮细胞表达视黄醇脱氢酶（Rdh7），减少 IL-22 生成及其下游的抗微生物应答，增强对鼠伤寒沙门菌的定植抵抗，肠道共生菌调节 IEC 中的 RA 合成，减少肠道免疫对菌群的过度应答，维持菌群平衡及对肠道致病菌的定植抵抗。

（三）肠道菌群与特异性免疫系统

肠道菌群影响 T 细胞的发育、分化及平衡。无菌小鼠的 Th1 和 Th17 细胞数量减少，无菌动物肠道细胞免疫应答以 Th2 细胞为主，对无菌小鼠移植常规菌群，可逆转无菌小鼠胸腺细胞反应失衡的现象，表明微生物能促进形成肠道 Th 细胞介导的免疫应答。肠道菌群被破坏后也会产生免疫失衡，应用抗生素清除 3 周龄小鼠粪便中所有革兰氏阴性菌后，其免疫反应漂移向 Th2，当肠道中再次引入梭菌属时，结肠中 Tregs 细胞被诱导产生，维持固有的免疫平衡，抑制对自身细胞的免疫反应，避免自身免疫性疾病的发生。肠道菌群中的不同组分所产生的信号会调节肠道黏膜 T 细胞的分化方向，肠道菌群构成改变会引发免疫稳态的变化，不同的肠道菌群构成使机体为适应环境产生不同的免疫响应。如动物双歧杆菌和长双歧杆菌促进 Th1 型免疫反应，两歧双歧杆菌可引起 Th17 极化，另外一些双歧杆菌可促进 Tregs。当肠道菌群被抗生素破坏的小鼠感染沙门菌时，肠道内表达趋化因子 CX3CR1 的单核吞噬细胞驱动 Th1 细胞增殖，单核吞噬细胞可产生 IL-10，限制 Th1 和 Th17 细胞扩增、促进 Tregs 细胞分化。噬纤维菌 - 黄杆菌 - 拟杆菌可调控小肠黏膜固有层 Th17 细胞的分化和 Th17 及 Tregs 的平衡。另外，部分菌群还可诱导菌群类型改变从而影响免疫，如鼠李糖乳杆菌可使梭菌纲丰度上升，增加短链脂肪酸丁酸的产生，使 Tregs 增多。

肠道菌群也可诱导 CD8$^+$ T 细胞的发育及功能，Chen 等发现在抗生素处理后的小鼠及无菌小鼠中，CD8 αβ$^+$ IEL 的比例及绝对数均显著减少，其数量和共生菌群的数量密切相关，特定菌群（如双歧杆菌属中的菌群）可诱导 CD8 αβ$^+$ IEL 细胞的产生。Takeshi 等从健康人粪便中分离出 11 株低丰度细菌，在小鼠肠道内共定植，发现其能有效诱导具有细胞杀伤功能的 IFN-γ$^+$ CD8$^+$ T 细胞，该诱导作用依赖于 CD103$^+$ 树突状细胞和 MHC Ia 抗原呈递分子，可增强对致病菌感染的抵抗力，并显著促进免疫检查点抑制剂的抗肿瘤效果，或许未来能用于辅助治疗癌症和感染等疾病。

肠道菌群可诱导 B 细胞的发育及功能。肠道 B 细胞受体的特异性编辑是由微生物诱导细胞外信号调节的,肠道菌群可通过激活 DCs 的 DC-MyD88 信号通路促进 IgA⁺ B 细胞生成,或刺激 PPs 中的 DC 分泌 TGFβ、CXCL 13、B 细胞活化因子及增殖诱导配体促进抗体类型转换和 IgA 生成。在无菌小鼠中,由于缺乏微生物源信号,导致 PPs 中生发中心的不成熟和产生 IgA 的 B 细胞的生成减少。虽然肠道微生物对肠道 B 细胞的发育和成熟很重要,但尚未发现介导这些过程的特定细菌。同时最大限度地诱导肠道 IgA,需要多种细菌或多种辅助性物质共同持续刺激作用,才能在肠道持续产生共同特异性 IgA。肠道菌群的产物可影响体液免疫功能,Michele 等研究发现肠道菌群释放的 ATP 可影响小肠中 IgA 的抗感染效果,缺少细菌外泌 ATP 可提高 IgA 对于活菌 / 灭活抗体的高亲和性免疫响应。异位表达福氏志贺菌周质空间的 ATP 二磷酸水解酶,可消除细菌释放的 ATP,并改善针对口服活疫苗的特异性 IgA 应答。肠道菌群也可通过影响细胞免疫而进一步影响体液免疫,如激活 Th2 细胞,产生大量 IL-5,活化派尔集合淋巴结生发中心的 B 淋巴细胞,使其转化为浆细胞分泌 IgA,提高 sIgA 的含量水平。

(四) 肠道菌群失调对免疫系统的影响

肠道菌群的组成是动态的,在肠道黏膜免疫成熟后相对稳定,但在饮食、抗生素使用或感染侵入性病原体、环境的改变等的影响下,也可以发生变化。通常由环境、饮食、家庭、遗传等因素造成的,超出了宿主免疫系统对肠道微生物抵抗力和抗御能力的菌群成分及功能的改变引起菌群失调。肠道菌群失调一般包括有害菌的异常增殖、有益菌数量减少,甚至丧失、菌群多样性的减少等。病原体通过 M 细胞摄取,通过 APC 将抗原呈递至黏膜内淋巴细胞,活化的淋巴细胞在归巢受体介导下,一方面促进免疫球蛋白(IgA)B 细胞分化成为 IgA 浆细胞分泌大量 IgA,捕获和清除肠腔内抗原;另一方面效应组织中的多种 T 细胞表现出辅助、调节和细胞毒性等活性,完成对黏膜表面的保护性免疫反应。益生菌可作为食物的一部分,不被机械消化,不被胃酸和胆汁破坏,可黏附于肠上皮或在肠腔内形成暂时细菌集落,对宿主产生有益作用,如降低肠壁的渗透性、增加肠黏膜屏障作用,调整肠道微生态平衡,提高对致病菌种的定植抗力。

肠道菌群失调会扰乱免疫系统抑制肠道炎症的调节,干扰免疫介导的针对肠道微生物抗原的疾病。目前认为炎症性肠病(inflammatory bowel disease, IBD)与肠道菌群失调,以及宿主对肠道内菌群不耐受有关,肠道菌群失衡所致宿主耐受肠道菌群能力下降、肠黏膜屏障功能下降而引发的巨噬细胞、T淋巴细胞和炎症细胞因子活化。临床研究发现,IBD患者肠道双歧杆菌数量下降,拟杆菌数量上升;溃疡性结肠炎患者肠道厌氧菌和乳杆菌数量显著下降,而且有高水平的抗正常菌群的黏膜IgG。动物实验研究发现,采用IBD患者菌群可改变无菌受体小鼠的肠道 CD4$^+$ T 细胞稳态,增加 Th17、减少 RORγt$^+$ Tregs,添加VSL#3 益生菌混合物可使肠道屏障功能恢复。以往的学者认为,遗传和环境因素的相互作用决定着疾病的表型和发展方向。目前的研究认为,小儿过敏性疾病的发生与其免疫初始化形成过程和过敏历程有关,肠道菌群结构变化在过敏性疾病的发生发展中扮演着重要角色。肠道菌群的失调可导致 B 细胞免疫失衡,如婴幼儿肠道内环境不稳定,菌群易失调,随着双歧杆菌和乳杆菌等益生菌大量减少,sIgA 分泌水平显著降低,以致消化道黏膜不能有效防御食源性抗原的入侵,导致幼儿患者血清内出现特异性IgE,从而发生超敏反应。研究显示,过敏儿童肠道中大肠埃希菌、金黄色葡萄球菌数量增多,乳杆菌和双歧杆菌数量减少。肠道中双歧杆菌、类杆菌可抵抗过敏性疾病发生,梭状芽孢杆菌比例增加可增加过敏性疾病的发生率。婴儿和儿童使用抗生素引起肠道菌群紊乱与哮喘、特应性皮炎、多发性硬化症和炎症性肠病的发病率增加之间存在相关性。抗生素应用所致肠道菌群紊乱是抗生素相关性腹泻发生的主要原因。抗生素引发新生小鼠生物失调导致免疫系统发育改变,类似于无菌小鼠的免疫系统发育变化,肠道调节性 T 细胞减少,结肠区自然杀伤 T 细胞浸润增加。Simon 发现口服抗生素可导致小鼠肠道巨噬细胞对脂多糖等菌群刺激的过度应答,生成过多的炎症因子。抗生素处理的小鼠重新定植肠道菌群,可诱导结肠中由巨噬细胞介导的长期炎症 Th1 应答,削弱 Th17 和 Th2 应答,增加肠道对感染的易感性。引进活的微生物以恢复正常菌群结构,如嗜酸乳杆菌、干酪乳杆菌、保加利亚乳杆菌、双歧杆菌、长双歧杆菌、屎肠球菌、嗜热链球菌和布拉氏酵母菌等多种微生态制剂已用于抗生素相关性腹泻的治疗和预防。肠道共生细菌来源的长链脂肪酸、短链脂肪酸、维生素和氨基酸等通过诱导调节性 T 细胞、抑制 Th2 表型、上调 IL-10 表达和维持肠道屏障功能而对过敏性疾病有不同程度的调节。有研究提示肠道菌群失调可通过增加 Th17 细胞的数量及促炎因子 IL-17 的水平,促进类风湿性关节炎的发病。

三、肠道菌群在肠黏膜免疫相关疾病的预防及治疗方面的畅想

近年来,肠道菌群成为肠道黏膜免疫方向的重要关注点。随着基因检测技

术的广泛应用及肠道微生物宏基因组学计划的开展,人们对肠道微生物的认识更加深入,未来可以通过对肠道细菌基因的检测来明确引发肠道免疫异常、引起肠道炎症的菌种,从健康人群中提取"相应菌种",实现菌群的"精准靶向"治疗。但是,肠道菌群与宿主的相互作用受宿主遗传因素黏膜免疫、致病微生物与肠道菌群的相互竞争,以及环境因素等多方面影响。人们需要开发更多可利用的技术手段,提供靶向有治疗目的微生物群及宿主细胞成分,实现"精准医疗"。未来可在疾病发展的不同阶段,分别采用预防接种、饮食干预、益生菌、抗生素、微生物移植等方法达到"预防和治疗"。菌群和黏膜免疫相互作用的研究必将成为实现未来精准医学的重要组成部分。

（郭　城　张　琳）

参考文献

［1］ ANJA F. ILC1s in Tissue Inflammation and Infection. Front Immunol, 2016, 7: 104.

［2］ BRITTON GJ, CONTIJOCH EJ, MOGNO I, et al. Microbiotas from Humans with Inflammatory Bowel Disease Alter the Balance of Gut Th17 and RORγt (+) Regulatory T Cells and Exacerbate Colitis in Mice. Immunity, 2019, 50 (1): 212-224.

［3］ BRUGMAN S, PERDIJK O, VAN NEERVEN RJ, et al. Mucosal Immune Development in Early Life: Setting the Stage. Archivum Immunologiae ET Therapiae Experimentalis, 2015, 63 (4): 251-268.

［4］ CHU H, KHOSRAVI A, KUSUMAWARDHANI IP, et al. Gene-microbiota interactions contribute to the pathogenesis of inflammatory bowel disease. Science, 2016, 352 (6289): 1116-1120.

［5］ GABRIEL HB, ROMERO-FIGUEROA MS, MONTIEL-JARQUÍN AJ, et al. Intestinal Dysbiosis and Rheumatoid Arthritis: A Link between Gut Microbiota and the Pathogenesis of Rheumatoid Arthritis. Journal of Immunology Research, 2017, 2017: 1-13.

［6］ HIRATA SI, KUNISAWA J. Gut microbiome, metabolome, and allergic diseases. Allergol Int, 2017, 66 (4): 523-528.

［7］ JI B, NIELSEN J. From next-generation sequencing to systematic modeling of the gut microbiome. Front Genet, 2015, 6: 219.

［8］ KRISZTIAN B, VARGA Z, PETROV VO, et al. Gut Microbiota Species Can Provoke both Inflammatory and Tolerogenic Immune Responses in Human Dendritic Cells Mediated by Retinoic Acid Receptor Alpha Ligation. Front Immunol, 2017, 8: 427.

［9］ LEVY M, KOLODZIEJCZYK AA, THAISS CA, et al. Dysbiosis and the immune system. Nat Rev Immunol, 2017, 17 (4): 219-232.

［10］LORENA R, SUSANA D, PATRICIA R, et al. Bifidobacteria and Their Molecular Communication with the Immune System. Frontiers in Microbiology, 2017, 8: 2345.

［11］LIU XJ, YU R, ZOU KF. Probiotic Mixture VSL#3 Alleviates Dextran Sulfate Sodium-induced Colitis in Mice by Downregulating T Follicular Helper Cells. Curr Med Sci, 2019, 39 (3): 371-378.

［12］MAYARA GL, ZHONG G, DUNCAN K, et al. Commensals Suppress Intestinal Epithelial Cell Retinoic Acid Synthesis to Regulate Interleukin-22 Activity and Prevent Microbial Dysbiosis. Immunity, 2018, 49 (6): 1103-1115. e6.

［13］MORITA N, UMEMOTO E, FUJITA S, et al. GPR31-dependent dendrite protrusion of intestinal CX3CR1+ cells by bacterial metabolites. Nature, 2019, 566 (7742): 110-114.

［14］MOWAT AM, AGACE WW. Regional specialization within the intestinal immune system. Nature Reviews Immunology, 2014, 14 (10): 667-685.

［15］MYUNGHOO K, GALAN C, HILL AA, et al. Critical Role for the Microbiota in CX_3CR1^+ Intestinal Mononuclear Phagocyte Regulation of Intestinal T Cell Responses. Immunity, 2018, 49 (1): 151-163. e5.

［16］PANDIYAN P, BHASKARAN N, ZOU M, et al. Microbiome Dependent Regulation of Tregs and Th17 Cells in Mucosa. Front Immunol, 2019, 10: 426.

［17］PEZOLDT J, PASZTOI M, ZOU M, et al. Neonatally imprinted stromal cell subsets induce tolerogenic dendritic cells in mesenteric lymph nodes. Nat Commun, 2018, 9 (1): 3903.

［18］PROIETTI M, PERRUZZA L, SCRIBANO D, et al. ATP released by intestinal bacteria limits the generation of protective IgA against enteropathogens. Nature communications, 2019, 10 (1): 250.

［19］SHI N, LI N, DUAN X, et al. Interaction between the gut microbiome and mucosal immune system. Mil Med Res, 2017, 4: 14.

［20］TANOUE T, MORITA S, PLICHTA DR, et al. A defined commensal consortium elicits CD8 T cells and anti-cancer immunity. Nature, 2019, 565 (7741): 600-605.

第四章 微生态失调与宿主健康

第一节 肠道微生态失调与疾病

微生态学（microecology）是一门研究正常微生物群的结构、功能，以及与其宿主相互关系的新兴学科，研究范畴包括微生物与微生物、微生物与宿主，以及微生物和宿主与外界环境的相互关系，侧重研究正常微生物群的生态平衡、生态失调和生态调整。

正常条件下，微生态系统中的微生物与微生物、微生物与宿主，以及微生物与环境间处于稳定、有效的平衡状态，即微生态平衡（micro-eubiosis）。微生态平衡是在自然条件下，通过长期进化过程自我形成的生理性动态平衡。

当受到大的干扰和破坏，超过自动调节限度时，正常微生物之间及正常微生物群与其宿主之间的微生态平衡，在外环境影响下，由生理性组合转变为病理性组合的状态，即微生态失调（micro-dysbiosis）。

一、微生态失调与感染性疾病

微生态失调和多种疾病的发生发展有直接或间接的关系，这些疾病主要包括菌群失调引起的感染性疾病。此外，随着对人体微生态的全面认识，现在认为微生态失调也与许多全身系统性疾病的发生发展相关。

（一）微生态失调与消化系统感染性疾病

1. **微生态失调与二重感染**　长期大量应用广谱抗生素后，宿主正常微生物群中的敏感菌株大部分被抑制，而体内原先处于劣势的或来自外界环境的少数耐药菌则趁机定植和大量繁殖，引起疾病。这种在抗菌药物治疗原感染性疾病的过程中,造成体内菌群失调而产生的新感染,称为二重感染(superinfection)。如临床上常见的金黄色葡萄球菌、艰难梭菌及白念珠菌引起的假膜性肠炎。

2. **微生态失调与急慢性腹泻**　外来的肠道致病菌进入机体后会导致急性腹泻。急性腹泻患者肠道中原籍菌大量随腹泻物排出,过路菌比例会相应增加,导致微生态失调。当合理应用抗生素时,致病菌被杀死,腹泻恢复后失调的微生物群也会逐渐恢复正常。若急性腹泻没有及时治疗,会转为慢性腹泻。慢性腹泻也会使原籍菌不断排出,过路菌数量增加。腹泻的发生会影响肠道的蠕动功能和肠内菌的比例,继而导致脂肪代谢紊乱和胆盐代谢障碍引起腹泻,腹泻会进一步加重微生态失调,形成恶性循环。

3. **微生态失调与炎症性肠病**　炎症性肠病(inflammatory bowel disease, IBD)是一组病因不明的肠道炎症性疾病,包括克罗恩病(Crohn's disease, CD)和溃疡性结肠炎(ulcerative colitis, UC)。现有证据表明,拟杆菌类、消化链球菌、李斯特菌的数量在 IBD 患者中都有明显升高。肠道中这些细菌数量的增多,使各种代谢产物增多,其中部分产物会增加肠黏膜的通透性,使肠道中革兰氏阴性菌的内毒素成分更多吸收入血,对 IBD 的发展也有促进作用。

(二)微生态失调与口腔疾病

口腔疾病中的龋齿和牙周病大多为微生态失调所致,唾液中的营养物质吸附在牙齿表面,构成菌群的营养基质,使细菌黏附于牙体表面,同时细菌互相集聚,诱导更多的细菌黏附,最终形成牙菌斑。在牙菌斑的形成过程中,需氧菌先在牙表面占优势,随着菌斑斑龄的增加,兼性厌氧菌、专性厌氧菌逐渐增多。龋病是牙菌斑生态系平衡失调所致。正常情况下,牙菌斑中各种微生物之间通过共生、拮抗等相互作用形成的稳定的比例关系,维持与内外界环境的平衡状态。当内、外界不利因素,如长期摄入较多蔗糖等条件作用于微生态,打破微生态平衡时,则导致微生态系中微生物的比例关系失调,一些有致龋潜力的细菌在微生态系中占优势,导致菌斑中物质代谢紊乱,pH 下降,牙齿脱矿。口腔中与致龋相关的微生物主要包括链球菌属、乳杆菌属和放线菌属等。其中,变异链球菌对基牙的光滑面及义齿基托表面具有特殊的亲和力,并能利用蔗糖合成不溶于水的葡聚糖,并将口腔中数量众多的菌群黏附于菌斑。乳杆菌等致龋菌能分解葡萄糖,产生大量乳酸、甲酸与乙酸,造成牙釉质中钙、磷离子的丢失,形成龋损。高摄入量的蔗糖可使变异链球菌的数量明显增加,因而可能诱发龋齿。

牙周病是指发生在牙周支持组织的各种疾病,是人类最古老、最普遍的疾病之一。牙周病的发生发展也与口腔微生物群的失衡有关。龈下菌斑与牙周炎的发生发展密切相关,其中,厌氧菌的过度生长是引起牙周组织损伤和破坏的主要原因。

(三) 微生态失调与呼吸道感染性疾病

大量使用抗生素等原因打破机体微生态平衡后,原本存在于肠道、口腔、咽部的微生物群易移位至呼吸道发生感染。常见的病原有肺炎链球菌、葡萄球菌、肺炎克雷伯菌、铜绿假单胞菌。一般认为,口咽部定植菌吸入是医院获得性肺炎最重要的发病原因。此外,长期口服抗生素可扰乱肠道微生物群,革兰氏阴性杆菌大量繁殖后向周围扩散,进入胃内或口腔。此时,如果呼吸道的微生态受到抗生素控制后出现失调,原籍生境为胃肠道的革兰氏阴性杆菌可发生定位转移,经口腔进入下呼吸道,引起肺炎。胃部抑酸药的应用伴随胃食管反流或鼻胃管的应用,也会使微生物从消化道逆向进入呼吸道。

(四) 微生态失调与生殖道感染性疾病

当发生生殖道微生态失调时,正常微生物群中的一些微生物又成为条件致病菌,引起自身感染。比如,随着年龄的老化、激素水平的改变,或是大量应用广谱抗生素和免疫抑制剂,都会引起生殖道的微生态失调,也会引起女性生殖道的局部感染,主要包括细菌性阴道病、滴虫性阴道炎、白念珠菌性阴道炎等。

(五) 微生态失调与皮肤感染性疾病

皮肤表面的正常微生物群通过生物拮抗、产生抗菌物质、协同作用等方式,保护皮肤的健康。当皮肤微生物群受年龄、皮脂分泌、皮肤水分含量、皮肤 pH 的影响,或者外源性应用抗生素和皮肤洗剂,都有可能影响皮肤微生态平衡。致病菌大量定植,可经由皮肤伤口进入;或机体本身患有慢性消耗性疾病,定植菌株毒力较强、宿主免疫功能低下等,可以引发皮肤感染,包括原发感染、继发感染或全身系统性感染。此外,微生态失调引发的皮肤真菌感染也较为多见。

二、微生态失调与其他疾病

除了机体局部的感染性疾病之外,微生态失调还与全身系统性疾病、过敏性疾病及神经心理性疾病等有密切关系,仍有许多研究在进行中,具体机制仍未完全阐明。

(一) 微生态失调与代谢性疾病

1. 微生态失衡与肥胖　肥胖是困扰人类健康的重大公共卫生问题,国际上认为不合理的饮食破坏肠道微生物群结构,引起全身性的、低度的慢性炎症而导致脂肪过度积累。肥胖患者肠道内瑞氏乳杆菌的数量显著增加,而动物双歧杆菌和史氏甲烷短杆菌的数量显著减少,从而直接调控机体的脂肪合成与存储相关基因的表达,扭曲能量代谢,使其向过度合成和存储脂肪的方向发展,最终导致肥胖的形成。肠道微生态失调时,革兰氏阴性杆菌的数量明显增多,其细胞壁组分脂多糖能够与免疫细胞表面的 TLR4 受体结合,触发促炎因子的释放,引起炎症反应,增加肠黏膜通透性;同时也影响营养物质的消化,肠道 SCFA 的数量明显升高,增加脂肪的合成。上述两种因素共同作用,会影响机体整体的代谢紊乱,也是导致肥胖的原因之一。

2. 微生态平衡与糖尿病　糖尿病是一种多病因的代谢性疾病,特点是慢性高血糖,伴随因胰岛素分泌或作用缺陷引起的糖、脂和蛋白质代谢紊乱,可分为胰岛素依赖型糖尿病(1 型)和非胰岛素依赖型糖尿病(2 型)。1 型糖尿病是由于自身免疫功能发生异常,胰岛细胞被破坏,胰岛素几乎无法分泌而产生的。2 型糖尿病是因生活习惯和易患糖尿病的体质,造成胰岛功能的低下和不足而产生的。95% 的糖尿病是 2 型,1 型只占少数。实验证明,肠道微生态失调是糖尿病的诱因之一。与健康人相比,1 型糖尿病患者肠内拟杆菌和硬壁菌门的比例失调,肠黏膜表面黏蛋白保护层也被破坏,肠道有益菌产生的丁酸含量也明显减少,肠内菌群的多样性也明显低于健康人群,提示肠道微生态失调和 1 型糖尿病的发生发展具有一定的相关性。2 型糖尿病患者肠道中的厚壁菌门和梭菌的比例要比正常人高得多,β- 变形菌门的比例也显著升高,而双歧杆菌和乳杆菌的数量减少,并与血糖浓度显著相关。

肠道微生态失调与以上代谢性疾病发生发展之间的关系,越来越引起人们的重视,肠道细菌未来可能成为肥胖和胰岛素抵抗等机体代谢失调的诊断或治疗靶点。

(二) 微生态失调与过敏性疾病

过敏性疾病被世界卫生组织认为是当今世界性的重大卫生学问题。其主要包括变应性鼻炎、过敏性结膜炎、支气管哮喘、特应性皮炎、荨麻疹、变应性胃肠炎等 I 型超敏反应性疾病。生活方式和 / 或地域因素相关的肠道微生物群差异,可能是全球过敏性疾病发病增加不均一的主要原因。

目前认为,微生态失调导致过敏性疾病发生的机制主要如下。

1. 异常微生物群使得细胞增殖过程中必需的 *Cycl16* 基因高度甲基化,产生大量 CXCL16 蛋白,iNKT 细胞大量增加,诱导免疫功能过度,产生过敏性炎症反应。

2. 微生态失调会引起 B 细胞的 MyD88 通路途径异常,产生大量的 IgE 抗体。循环中的 IgE 会诱导骨髓中 IL-3 的受体 CD123 表达升高,使血液循环中嗜碱性粒细胞产生增多,增强过敏性炎症反应。

3. 菌群结构失调会影响 Tregs 细胞和 Th2 型细胞,与过敏性疾病的发生有关。

（三）微生态失调与肿瘤性疾病

由于肠道微生物群在人体微生态中占最重要的位置,因此,对于肠道微生态失调与结肠癌之间的研究是近年来的热点。研究表明,结肠癌高发区人群的肠道微生物群组成和低发区人群有显著差异。肠道微生物群的代谢产物非常复杂,代谢中间产物和酶系统与肠道癌症的发生有很大关系。肠道中某些细菌能够分解食物中的化合物,转变为致癌因子。例如,在南太平洋关岛居民常吃的苏铁果中含有甲氧基偶氮甲醇糖苷,将该化合物加入普通饮食中,喂饲正常小鼠,具有致癌性;若喂给无菌小鼠,则不具有致癌性。正常小鼠的肠道菌产生 β 葡糖醛酸酶,可将甲氧基偶氮甲醇糖苷转变为有毒的糖基配体形式,吸收后随血液循环进入肝脏和肾脏代谢,诱发肝脏和肾脏肿瘤。这一发现提出了肠道微生物群能够使食物成分转变为癌症诱生剂的理论。此外,某些肠道菌具有氨基脱羧酶的活性,能将食物中的氨基酸分解为生物胺。如色氨酸经脱羧酶作用产生的靛基质具有强烈的致癌作用;酪氨酸与苯丙氨酸经肠道菌作用能产生酚类物质,可诱发普通大鼠形成皮肤肿瘤,亦可诱发肝癌,但对无菌小鼠无作用。此外,胺类物质还能够与胃肠中的亚硝酸盐结合,形成强烈致癌作用的亚硝胺。

炎症反应是促使结肠癌发生的关键环节,炎症性肠病患者患结肠癌概率较正常人高 10%~15%。肠道微生物群失调会恶化肠道内环境,刺激肠道上皮细胞激活 NF-κB 途径,驱动炎症反应的发生。在经典的 "Driver-Passenger" 模型中,往往 "腺瘤 - 癌" 的发展中伴随着 "Driver" 细菌的减少和 "Passenger" 细菌的增加,同时还有有害代谢物的富集。如肠毒性脆弱拟杆菌（enterotoxin *Bacteroides fragilis*,ETBF）作为 "Driver" 细菌在肠道定植,导致炎症,细胞增殖和遗传毒性物质的积累。致癌过程伴随着癌组织的破裂和出血,这改变了微环境和对局部微生物群的选择压力。这些变化有助于 "Passenger" 逐渐替代 "Driver" 细菌包括机会致病菌,如具核梭杆菌。由于这些微生物定植移位,肿瘤进展可以通过有益菌受到抑制或通过致病性细菌而促进。组蛋白脱乙酰酶与结肠癌发生的机制研究成为目前的热点。有研究显示,组蛋白脱乙酰酶的丰度不仅与结肠癌的发生有关,而且还通过干扰 TLR4 和 MyD88 的信号传导,导致结肠癌患者产生化疗耐药并增高复发率。机制可能是组蛋白脱乙酰酶靶向特定的微 RNA（microRNA,miRNA）,导致自噬途径的激活,从而改变患者对化疗药物的反应。

组蛋白脱乙酰酶在癌组织中的富集也与较短的存活率呈正相关性,因此可能充当潜在的预后标志物。

(四)微生态失调与心血管疾病

肠道微生态失调与高血压、高胆固醇及动脉粥样硬化的发生具有相关性。以高胆固醇血症为例,肠道中部分细菌产生的胆盐水解酶将结合型胆盐分解为去结合型胆盐,在 pH 为 5.5 时胆固醇与胆酸发生共沉淀,减少了胆固醇进入血液的机会。双歧杆菌能吸收胆固醇,降低患者的血清胆固醇浓度。不同菌株吸收胆固醇的能力不同。肠道微生物群可影响动脉粥样硬化发生的风险因素,尤其是菌群失调引起的肠瘘和系统性炎症可触发胰岛素抵抗。微生物群还可直接影响动脉粥样硬化斑块的形成,包括引起慢性炎症、影响内皮细胞功能和氧化三甲胺(trimethylamine oxide,TMAO)水平,而血清 TMAO 的水平已被证实和动脉粥样硬化的发生相关。

(五)微生态失调与神经心理性疾病

微生态失调与多种神经心理性疾病的发生发展均有一定的相关性,包括抑郁症、孤独症、焦虑、社交障碍、进食障碍和阿尔茨海默病等。中枢神经系统和肠道神经系统都对肠道的功能有调控作用,而肠道微生物群可直接影响肠道神经系统,还可通过调节免疫系统影响中枢神经系统功能。与普通小鼠相比,无菌小鼠在经过刺激造模后,不会产生焦虑、抑郁等情绪,提示精神心理的改变与微生物的存在密切相关。肠道微生物在肠道中的代谢产物有些具有神经活性,如乳杆菌、双歧杆菌等具有谷氨酸脱羧酶的作用,能够将谷氨酸脱羧产生 γ- 氨基丁酸。近年来,肠道微生物对于色氨酸的代谢引人关注,梭杆菌属和瘤胃球菌属的部分细菌具有色氨酸脱羧酶的活性,能够将色氨酸脱羧产生色胺。5- 羟色胺的产生也与抑郁、焦虑等情绪有关。在孤独症患者中,肠道微生物群中拟杆菌门的比例显著增高,厚壁菌门数量显著降低。患有肠渗漏综合征的患者出现微生态失调,会使未被消化的化学物质,包括重金属和其他有害物质,穿过肠黏膜进入血液循环及中枢神经系统,进而影响人的行为。许多孤独症儿童常伴有慢性胃肠疾病或不适。肠道菌群失调可能导致一种或多种产神经毒性物质的肠道细菌在肠内定植,在一定程度上引发孤独症患者的症状。超过 90% 的孤独症儿童患有慢性小肠结肠炎,积极治疗肠道疾病,恢复肠道功能对孤独症症状的改善有帮助。改善微生态失调虽不能直接治疗这些心理疾病,但可以在一定程度上改善症状。有研究应用微生态制剂后,对于焦虑、紧张等情绪具有缓解作用。

第二节 微生态失调的分类

从生态学上,可将微生态失调分为菌群失调、定位转移、血行感染、易位病灶和宿主转换。

一、菌群失调

菌群失调(dysbacteriosis)是最常见的一种微生态失调形式,是指在某一微生境内正常菌群发生了定量或者定性的异常变化,特别是常居菌群的数量和密度下降,过路菌群和环境菌的数量和密度升高。严重的菌群失调可使宿主发生一系列临床症状,称为菌群失调症或菌群交替症(microbial selection and substitution)。根据失调的程度,菌群失调可分为以下三度(表 1-4-1)。

表 1-4-1 菌群失调的分类和临床表现

分类	临床表现
一度失调	临床上无或仅有轻微表现,可自然恢复,也称潜伏型菌群失调
二度失调	多有慢性疾病表现,也称局限型菌群失调
三度失调	病情急且重,也称为菌群交替症或二重感染

(一)一度失调

也称潜伏型菌群失调,具有可逆性。临床上常无或仅出现轻微症状。如临床上应用某些抗生素,往往抑制了一部分细菌,又促进另一部分细菌生长,造成消化道菌群紊乱,出现胃肠不适,甚至轻度腹泻,停药后即逐渐恢复,只能从细菌定量检查上发现菌群的组成有变化。如急性腹泻儿童肠道菌群中厌氧菌数量明显下降,而在恢复期厌氧菌数量可以再度升高至正常。一度失调如不及时处理和治疗,继续盲目使用抗生素,则可能进展为二度乃至三度失调。

(二)二度失调

又称局限型菌群失调,不可逆。一度失调没有及时处理,可进展为二度失调,此时将致菌群失调的诱发因素去除,菌群紊乱仍然不能得到纠正,菌群的生理性波动转变为病理性波动,临床上患者多有慢性疾病的表现,如慢性肠炎、慢性肾盂肾炎、慢性口腔炎等。

(三)三度失调

也称菌群交替症或二重感染(superinfection)。此时患者体内的敏感菌株大部分被抑制,少数耐药菌占绝对优势,临床表现急且重。三度失调多发生在长期大量应用抗生素、免疫抑制剂、细胞毒性药物、激素、射线后或患者本身患有糖尿病、恶性肿瘤、肝硬化等疾病。引起二重感染的病原主要以金黄色葡萄球菌、革兰氏阴性杆菌(如铜绿假单胞菌、大肠埃希菌、肺炎克雷伯菌等)和白念珠菌多见。临床上多表现为假膜性肠炎、医院内肺炎、尿路感染、败血症等。二重感染多发生在用药后 2~3 周,发生率为 2%~3%,二重感染的病原菌常对多数抗菌药物耐药,加以人体抵抗力因原发病和 / 或原发感染而显著降低。因此,二重感染常难以控制,呈急性状态,病情凶恶,病死率较高。一旦发生二重感染,应立即停用正在使用的抗生素。除此之外,需对临床标本中的优势菌类进行药物敏感试验,以选取敏感药物进行治疗,也可同时应用微生态制剂,协助重新构建正常菌群,恢复微生态平衡。

二、定位转移

定位转移(translocation)也称菌群移位,是指细菌由原籍生境转移到外籍生境或本来无菌生存的部位。在原籍生境本不致病的细菌,转移到外籍生境后可能成为致病菌,引起临床疾病出现。根据转移方位的不同,又可分为横向转移和纵向转移。

(一)横向转移

横向转移是指正常菌群由原定位置水平地向四周转移。如大肠埃希菌在肠道中定植,如果抗生素应用不当,大肠埃希菌则可转移侵犯至下呼吸道、泌尿道、腹腔,甚至血液循环,引发肺炎、尿路感染、腹膜炎或败血症。此外,在慢性肝病患者中,还会出现下消化道的菌群转移至上消化道,引起所谓的小肠污染综合征。

(二)纵向转移

纵向转移是指原籍菌并未向四周转移,而是在原位向其他层次的转移。正常菌群在皮肤与黏膜上的定植是分层次的。比如在口腔中,黏膜表层是需氧菌,中层是兼性厌氧菌,下层是厌氧菌。如果发生定植位置的改变,如上层菌群向深层转移,甚至进入黏膜下层,就会诱发口腔炎症的产生。或者如肠道内细菌突破肠道黏膜屏障进入肠系膜淋巴结或门静脉系统,进一步到达远离肠道的其他器官。纵向转移又可以分为 4 个阶段。

1. 体表阶段 发生转移的微生物在皮肤、口腔、鼻腔、呼吸道、肠道及阴道黏膜的微生境内异常繁殖而发生的微生态失调。一般此时不出现临床症状和体征。

2. 上皮细胞阶段　发生转移的微生物在皮肤、口腔、鼻腔、呼吸道、肠道及阴道上皮细胞表面异常增殖,此时会发生明显的菌群失调症状,临床主要表现为卡他症状、水肿和炎症。

3. 淋巴组织阶段　发生转移的微生物此时已侵入局部及全身淋巴组织,侵犯胸腺、淋巴结、骨髓及肝、脾等。临床上表现为淋巴结肿大、白细胞计数增多及肝脾大等症状。

4. 网状内皮细胞阶段　转移的微生物侵犯关节、胸膜、心包膜、腹膜、脑膜、血管内皮等,临床上表现为关节炎、胸膜炎、心包炎及脑膜炎等。

三、血行感染

当易位的微生物入血,则会出现血行感染。血行感染本身可作为定位转移的一种途径,也是定位转移的一种形式。从临床类型来分,血行感染可分为菌血症与脓毒血症。

(一)菌血症

细菌由局部侵入血液,但并未在其中生长繁殖,只是短暂的一过性或间断性侵入血液循环,到达体内适宜部位后再进行繁殖而致病。菌血症(bacteremia)在临床上比较常见,健康人群中,有 4%~10% 的人发生过一过性菌血症。因此,正常微生物群的定位转移,血行途径具有重要意义。例如,当拔牙或切除扁桃体时,寄居在口腔、龈隙中的甲型链球菌亦可侵入血流引起菌血症。如果心瓣膜有病变或是人工瓣膜,甲型链球菌有可能在其中定植,大量繁殖后,引起亚急性细菌性心内膜炎。

(二)脓毒血症

化脓性致病菌从感染部位侵入血液,并在其中大量繁殖,通过血液扩散至宿主的其他组织或器官,产生新的化脓性病灶。如表皮定植的金黄色葡萄球菌会随破损的伤口入血,引发多发性肝脓肿、皮下脓肿和肾脓肿等。患者抵抗力弱,预后不佳。

四、易位病灶

正常微生物群多因其他诱因所致,在远隔的脏器或组织形成病灶,如肠道菌群多向腹腔转移,口腔、鼻咽部菌群多向呼吸道转移,其次向脑组织转移。例如脑、肝、肾、腹腔、盆腔等处的脓肿。这样病例多与脓毒血症连续发生或同时发生。

五、宿主转换

正常微生物群在其宿主特定的解剖部位定植,并在长期的生物进化过程中,形成了微生物与微生物、微生物与宿主、微生物与环境相互适应、相互依赖又相互制约的统一体或生态链。因此,不同种属宿主都有各自独特的正常微生物群。微生物一旦突然改变宿主(易主)则可能不适,从而相互作用而引起疾病。在新建立的宿主中,微生物往往会引发大规模感染性疾病的暴发,如霍乱、鼠疫、流行性感冒(简称流感)、各种病毒性脑炎、获得性免疫缺陷综合征(简称艾滋病)和埃博拉出血热等,在初流行时,发病率与死亡率都很高。但经过一段时间的流行,微生物与宿主渐趋生态平衡。

现有的致病微生物大多是正常微生物群在宿主转换(host transversion)过程中的一种微生态现象,即在动物或昆虫是正常菌群,转移到人类就可能致病。例如,新出现的病毒大部分属于动物源性,寄生在野生动物、昆虫和家畜中,人类进入森林地带后,通过某种途径被感染,引起疾病。因此,动物是一个源源不断的新病毒贮存库。新的自然疫源性疾病的出现分两步实现:新病原体被引入新的宿主群体中;病原体在新宿主群体中的适应和进一步扩散。

宿主转换的方式根据途径的不同可分为如下种类。

1. 虫媒方式 在自然疫源地的节肢动物体内存在着细菌、螺旋体、立克次体与病毒,这些微生物在节肢动物体内可长期存在,并不致病,而且对宿主的生长发育和繁殖有益,甚至是必需的。如蚊子能长期保留乙型脑炎病毒和登革病毒,蚤能长期携带立克次体、蜱能携带伯氏疏螺旋体等,这些昆虫通过叮咬,可将其正常微生物群传递给其他动物和人类,从而出现宿主转换现象,可能引起疾病。

2. 经口方式 现在已有很多通过食物链经口感染的人畜共患病。例如,空肠弯曲菌是家禽类肠道正常菌群,侵入人体后可引起腹泻。

六、其他分类方法

除了生态学分类法外,前苏联医学科学院的 Bilibin 教授也曾将微生态失调分为 3 型。

1. 潜伏型 是指有一定的菌群改变,但临床上没有观察到临床表现,因此也称亚临床型。

2. **局限型** 也称定位型。正常微生物群在原位发生失调的现象,包括总数的改变和各菌群间比例的改变。

3. **弥漫型** 包括全身系统性的菌群易位,如血行感染和易位病灶。

也有将临床症状和菌群改变综合考虑对微生态失调分类的方法。

第三节 肠道微生态失调的防治

微生态失调主要是由环境、宿主、正常微生物群三个方面的变化及相互影响导致的。防治的基本原则是:顺应生态系统内在规律,因势利导,保护自然生态环境,提高宿主免疫力,扶植正常微生物群,提高宿主正常微生物群抵御外籍菌和环境菌定居和繁殖的能力,从而纠正微生态失调,恢复和促进微生态平衡。

一、保护微生态环境

宿主系统、器官或组织的任何改变或病理变化既可以是引起微生态失调的原因,也可以是微生态失调的结果,微生态失调的防治应从宿主及菌群两方面去研究,治疗宿主的病理状态和疾病。

(一)去除引起微生态失调的宿主的病理状态

小肠上部细菌过度生长常与胃酸浓度低或肝脏疾病有关。只有治愈这些疾病,才能有效地根除微生态失调,否则即使矫正了微生态失调,也很容易再次复发。其他消化系统、内分泌系统、循环系统、呼吸系统、泌尿系统等疾病都可能伴有微生态失调。要使微生态失调恢复正常,治愈或缓解原发疾病是必要的前提。

(二)去除异常的解剖结构

病理性异常解剖结构,如胃切除、肠切除、结肠手术及阑尾炎手术都可以造成肠道解剖结构异常,导致菌群失调,从而引起恶性贫血、维生素缺乏症、吸收不良综合征等。而菌群失调又可作为继发性的原因引起恶性贫血等。这是一种恶性循环,必须一方面调整菌群失调,另一方面施行手术,修复或改变畸形结构,才能改善微生态失调状态。

二、增强宿主免疫力

宿主的免疫作用是保持宿主与正常菌群之间平衡的重要因素。首先,正常微生物群对宿主免疫系统的正常发育是必需的,这是两者长期进化的结果。另外,正常微生物群中的革兰氏阳性菌和革兰氏阴性杆菌不断释放出外毒素,以及革兰氏阴性菌产生的内毒素,刺激免疫系统产生抗毒素,将毒素中和,并能通过交叉免疫部分中和外籍菌产生的毒素。此外,某些细菌及其细胞壁组分亦能刺激宿主免疫系统,产生细胞因子,激活免疫细胞,提高宿主抗感染能力,维持内环境的稳定。但是,如果宿主免疫力下降,则容易诱发菌群失调,毒素产生和积累过多,将对宿主产生不利影响。可见,增强宿主免疫力,可减少内源性感染的发生。

三、合理使用抗菌药物

在选用抗菌药物时,充分考虑到微生态系统的结构和功能,以微生态平衡的观点,进行有目的地、合理和科学地应用,尽量保护人体正常微生物群,把药物的抗菌作用("杀菌")与微生态系统固有的自净作用("促菌")统一起来。

在大量使用抗菌药物的同时,应进行菌群检测,注意细菌耐药情况的改变,避免耐药菌大量繁殖,这是防止肠道菌群交替症发生的关键环节,也是防止肠源性感染的重要措施。

四、应用微生态疗法

微生态疗法是指应用微生态调节剂,促进正常微生物群与宿主及环境构成的微生态系由病理性组合转变成生理性组合的医疗措施。在微生态疗法中,目前有应用微生态调节剂、粪菌移植等方法。微生态调节剂又称微生态制剂,是一种根据微生态学原理,利用对宿主有益的生理活性菌群或其代谢产物,以及能促进这些生理菌群生长繁殖的物质制成的制剂,通过对微生态的调节,保持微生态平衡、提高宿主健康水平和增进健康状态。广义地说,微生态调节剂既包括正常微生态成员,尤其是优势种群在内的活的生物制剂,还应包括一切能促进正常微生物生长、繁殖,尤其是调整和恢复群落、优势种群的物质,既可以是活的生物制剂,也可以是非生命的有机或无机化合物。目前常用的微生态制剂包括益生菌(probiotics)、益生元(prebiotics)、合生元(synbiotics)和促生元(postbiotics)。益生菌是指活的,摄入足够量后对宿主产生有益作用的微生物。常用的益生菌主要包括乳杆菌属、双歧杆菌属、乳球菌属、肠球菌属及酵母等微生物。益生菌可单一或组合应用。益生元是一种膳食补充剂,通过选择性的刺激一种或少数种菌落中的细菌的生长与活性而对寄主产生有益的影响,从而改善寄主健康的不可被消化的食品成分。合生元是益生菌和益生元的混合剂,不仅可以补充益生菌,还同时补充了刺激有益菌生长的益生元组成。近年来,出现了一种新的微生态调节剂——促生元,自从科学家发现肠道微生物的代谢产物对人体健康有着重要影响后,相应的微生态制剂便开始产生,促生元就是其中的一种。促生元也被称为后生元或益生素,实质为有益微生物的代谢产物。然而,无论哪种微生态制剂,都存在不同程度的不足之处,甚至近年来有研究显示,应用益生菌可能反而会干扰自身肠道微生物的自我修复,因此,对于这一系列微生态制剂,还需要更多的研究证实其作用机制。

调整肠道微生物群,还有一个最典型的例子就是粪菌移植。粪菌移植最早应用于艰难梭菌的感染治疗中。艰难梭菌的感染是由于肠道微生态失调所致,因此为了纠正这种严重的肠道微生物失调,研究者将正常人的粪便与生理盐水混合后直接移植到患者的胃肠道中,获得了较好的治疗效果。粪菌移植作为重建肠道菌群的有效手段,目前已开始逐步用于包括艰难梭菌感染在内的多种菌群相关性疾病的治疗和探索性研究中,并被认为是近年的突破性医学进展。然而,粪菌移植本身还存在众多争议,涉及安全性和伦理性的问题。

由于肠道微生物群有个体差异性,而每个个体的健康状态也存在偏差。因此科学家也在展望,理想的调整肠道微生态的疗法应为个性化定制,根据每个人的肠道微生物群组成和个体健康状态,选择性地设计不同微生物的组合加以应用,做到真正的精准治疗和个性化治疗。

除了补充微生物及其代谢产物之外,噬菌体近年来也引起了科学家的关注。作为一种能够感染原核细胞型微生物的病毒,噬菌体具有分布广、菌属特异性高、应用于人体安全等特点。在环境中,肠道菌噬菌体常广泛存在。因此,通过特定菌的噬菌体应用,减少有害菌的丰度,达到调节肠道微生物群的目的,也是未来发展的方向之一。

(刘 畅)

参考文献

[1] 郭晓奎. 人体微生物组. 北京: 人民卫生出版社, 2017: 2-262.
[2] 康白, 李华军. 微生态学现代理论与应用——康白教授的微生态观. 上海: 上海科学技术出版社, 2013: 81-193.
[3] 李兰娟. 医学微生态学. 北京: 人民卫生出版社, 2012: 15-92.

［4］ AGUS A, PLANCHAIS J, SOKOL H. Gut Microbiota Regulation of Tryptophan Metabolism in Health and Disease. Cell Host Microbe, 2018, 23 (6): 716-724.

［5］ CANFORA EE, MEEX RCR, VENEMA K, et al. Gut microbial metabolites in obesity, NAFLD and T2DM. Nat Rev Endocrinol, 2019, 15 (5): 261-273.

［6］ DOMINGUEZ-BELLO MG, GODOY-VITORINO F, KNIGHT R, et al. Role of the microbiome in human development. Gut, 2019, 68 (6): 1108-1114.

［7］ YU TC, GUO FF, YU Y, et al. Fusobacterium nucleatum Promotes Chemoresistance to Colorectal Cancer by Modulating Autophagy. Cell, 2017, 170 (3): 548-563.

［8］ KINROSS JM, DARZI AW, NICHOLSON JK. Gut microbiome-host interactions in health and disease. Genome Med, 2011, 3 (3): 14.

［9］ TJALSMA H, BOLEIJ A, MARCHESI JR. A bacterial driver-passenger model for colorectal cancer: beyond the usual suspects. Nat Rev Microbiol, 2012, 10 (8): 575-582.

［10］ WU H, TREMAROLI V, BÄCKHED F. Linking Microbiota to Human Diseases: A Systems Biology Perspective. Trends Endocrinol Metab, 2015, 26 (12): 758-770.

第二篇 粪菌移植的发展及技术规范

第五章 粪菌移植的起源与发展

粪菌移植(fecal microbiota transplantation, FMT)是指将健康者粪便中的功能菌群移植到患者肠道中,重建肠道微生态平衡以治疗特定的肠道和肠道外疾病。FMT作为重建肠道菌群的最有效手段由来已久,只是在最近几年才得到国内外临床医学、微生物学等领域研究者的广泛关注,并被用于难辨梭状芽孢杆菌感染(clostridioides difficile infection, CDI)等多种菌群相关性疾病的治疗,研究者相继对其开展了许多探索性研究。这些迟到的关注使得FMT成为近年来医学领域的突破性进展。

第一节 粪菌移植的医学史

FMT的重要价值启发后人对其起源进行探索。2004年西方研究者Borody提出人粪便移植用于人类疾病治疗的想法最早来源于意大利解剖学家Fabricius Aquapendente在兽医领域的应用。2012年,Borody称FMT可能源于Metchnikoff在100年前的著作 The Prolongation of Life: optimistic studies,因为该书记录了东欧人食用发酵的牛奶能延年益寿的传说,Metchnikoff也发现自己在食用酸奶后确实能增进健康。由此看来,FMT的起源一直让人感到困惑。遗憾的是,就这一点,国外的医学专家忽略了中国历史悠久的传统中医学,在西医进入中国之前,以中医为代表的传统医学几乎是炎黄子孙几千年唯一的治病选择。

传统中医学典籍中常出现用人的大便给人治病的记载。根据FMT的本质概念,张发明等在中国古文献及印度等传统医学文献中按以下标准考证:

①用人粪便给人治病；②给药途径均是进入消化道；③推断所用粪便物质中含有大量存活的功能菌群（含有如汞等其他药物、烘烤炮制等则排除）；④文字记载的方法、适应证、疗效可鉴。东晋时期，葛洪《肘后备急方》（也称《肘后方》）即有记载，用人粪清治疗食物中毒、腹泻、发热并濒临死亡的患者。书中描述"饮粪汁一升，即活"，可见"粪汁"具有"起死回生"之奇效。《肘后备急方》是中国第一本急症医学书籍，更是世界上最早记录青蒿作为疟疾患者"救命草"的文献。

著名中医叶天士在《温热论》中也指出"营分受热……若加烦躁、大便不通，金汁亦可加入"。明朝时期，用人粪便治疗多种消化道急危重症的应用，几乎达到极致。李时珍所著《本草纲目》，记载用人粪治病的疗方多达20多种，也强调了可使用发酵粪便上清液和新鲜粪清。因为现代医学FMT的原理是在于移植供体粪便中健康的菌群到受体的肠道内，《肘后备急方》和《本草纲目》等医书所载的疗方，亦涉及用含有大量活细菌的人粪菌液治疗人类疾病。那么，按上述标准和逻辑推理，人FMT至少已有1 700年历史，《肘后备急方》是可查到的记载人来源的FMT最早且最清楚的医学文献。2012年，张发明等在《美国胃肠病学杂志》发表有关FMT起源的文章，从医学史的发展的角度来看，其具有重要意义，进一步将人FMT的发展史向前推进了1 700年，还指出了FMT在现代医学中的发展方向。在西方医学中关于粪便治疗疾病的记载最早出现于1697年，由一位叫Franz Paullini的德国医生所著的书 *Heilsame DreckApotheke*，该书收集了众多用人或动物的粪便来治疗各种疾病的方法，重点介绍粪便广泛的医用价值，包括周身上下所有可能的应用。作为中医学四大经典之一的《黄帝内经》中《素问·腹中论》有记载用鸡矢醴治鼓胀的论述，这是记载动物来源的FMT治疗人类疾病的最早的文献，距今已有2 000余年。2015年，杨云生等报道粪便入药的历史可追溯到更久远的时间，如果依据"食药同源"的逻辑判断，那甚至可以推测至原始社会时代。

本章节除了对FMT的起源进行说明，还将现代FMT与中药金汁制备方式、制备时间、供体的选择、菌群覆盖范围、储存方式、服用方式，以及疗效进行对比（表2-5-1）。实际上，鉴别是否属于现代FMT，不是按照时间划分，而是采用方法学的特点来区分。特别强调，不要将动物粪便作为文献纳入人粪菌移植的概念范畴中在现代医学中讨论，同种之间移植都面临巨大的挑战，跨种之间的应用，如果以输入菌群为目的，这完全不合时宜。

表 2-5-1　现代粪菌移植与传统中医学粪便治病对比

类别	现代粪菌移植	传统中医学粪便治病
制备方式	手工或者机器自动化处理人粪便,稀释过滤后离心富集、洗涤、富集	手工处理人粪便稀释过滤
制备时间	无时间限制(依托现代实验技术、设备)	冬至前后 1 个月
供体年龄	年龄无明确统一标准(儿童、成人)	11~12 岁
供体性别	无明确限定	男孩
覆盖菌群范围	来源于同一个人或混合	来源于同一个人或混合
状态	新鲜或冻存	装坛深埋地下;或新鲜粪水
服用方式	经内镜或留置管、灌肠、胶囊、口服	口服

然而,1885 年,当 27 岁的德国儿科医生 Theodor Escherich 报道了他鉴定的 2 种肠道有害细菌,即大肠埃希菌(*Escherichia coli*)和肺炎克雷伯菌(*Klebsiella pneumoniae*),全球对细菌的认识进入了一个以病原微生物为主的时代,越来越多的人对使用细菌治病持恐惧态度。加上中国对药品安全与卫生的相关管理规定,传统中医中的人粪入药被当成"糟粕"被禁止使用。就这样人粪治病在最近几十年的中国临床逐渐淡出世人的视野。

第二节　粪菌移植在现代医学中的重要历程

FMT 在现代医学中再次受到世人的关注从根本上来说是源自后抗生素时代的根本需求。1958 年,美国科罗拉多大学医学院外科医生 Ben Eiseman 及其同事报道他们用粪水灌肠挽救了由于抗生素导致的假膜性肠炎病例。由此开始,FMT 逐渐发展为可治疗多种疾病的治疗技术,其中,最受推荐的疾病是复发性艰难梭菌感染。FMT 用于其他消化系统疾病的治疗,如 IBD、肠易激综合征(irritable bowel syndrome,IBS)、便秘等正在研究中。虽然尚无足够证据支持 FMT 可用于非胃肠疾病,如慢性疲劳综合征、帕金森病、肥胖和代谢综合征、多发性硬化症等免疫系统疾病、肿瘤等,但是这些疾病发生或者发展均被慢慢证明与肠道菌群失调有关,这使得 FMT 用于非胃肠疾病治疗的研究迅速增加。下面重点对现代 FMT 治疗人类疾病具有代表性的文献进行梳理(表 2-5-2)。

表 2-5-2　粪菌移植治疗人类疾病具有代表性的文献

时间	第一作者姓名	主要事件	途径	价值	文献来源
东晋	葛洪	用"粪清"治疗中毒、腹泻	口服	垂死患者"即活"	肘后备急方
1596 年（明朝）	李时珍	用"粪清，发酵粪液或婴儿粪液"治疗腹泻、发热、便秘	口服	"奇效"或未载	本草纲目
1958 年	Eiseman	治疗假膜性肠炎	灌肠	3 例治愈，1 例死亡	Surgery
1980 年	Schoorel	治疗代谢性酸中毒	口服	治愈	Arch Dis Child
1981 年	Bowden	治疗假膜性肠炎	小肠管	治愈	Am Surg
1983 年	Schwan	治疗 CDI	直肠灌肠	治愈	Lancet
1989 年	Bennet	治疗溃疡性结肠炎	灌肠	治愈	Lancet
1989 年	Borody	治疗慢性便秘、肠易激综合征	肠镜	52.7% 应答	Med J Aust
2003 年	Aas	治疗复发性 CDI	鼻胃管	15 治愈（15/18）	Clin Infec Dis
2011 年	Borody	治疗多发性硬化	结肠	明显改善	Am J Gastroenterol
2012 年	Vrieze	治疗代谢综合征	十二指肠管	胰岛素敏感性提高	Gastroenterology
2012 年	Hamilton	用冻存粪菌治疗复发性 CDI	肠镜	95% 治愈	Am J Gastroenterol
2013 年	Surawicz	复发性 CDI	内镜	首次写入指南	Am J Gastroenterol
2013 年	van Nood	FMT 治疗 CDI 对照试验	十二指肠	治愈率 94%	N Engl J Med

续表

时间	第一作者姓名	主要事件	途径	价值	文献来源
2013 年	Zhang	治疗严重克罗恩病合并肠内瘘严重感染	胃镜	首次报道	World J Gastroenterol
2015 年	Cui	FMT 可助患者脱离激素依赖	胃镜	成功率 54%	Journal of translational medicine
2015 年	Moayyedi	治疗 UC 的对照研究	灌肠	阳性结果	Gastroenterology
2015 年	Rossen	治疗 UC 的对照研究	鼻 - 空肠管	阴性结果	Gastroenterology
2016 年	Philips	治疗严重酒精性肝炎	鼻 - 空肠管	疗效显著	Clin Gastroenterol Hepatol
2016 年	Peng	全结肠给药新途径	结肠 TET 管	首次报道	Endosc Int Open
2018 年	McDonald	FMT 纳入美国指南再定位	内镜，灌肠	指南推荐时机前移	Clinic Infec Dis
2018 年	Juul	治疗初发 CDI 的对照研究	灌肠	证明治疗初发 CDI 有效	N Engl J Med
2018 年	Wang	定义 FMT 短期和长期不良反应事件的分界点为治疗后 1 个月	内镜，TET	第一项针对 CD 的长期随访	Adv Ther
2018 年	Li	FMT 第二疗程治疗时机的选择	内镜，TET	认识治疗时机	Appl Microbiol Biotech
2019 年	Costell	体现厌氧制备的实验室过程	结肠镜，灌肠	强调方法学重要	JAMA

　　1958 年，美国科罗拉多大学医学院外科医生 Ben Eiseman 及其同事，利用健康人的大便制成粪水对 4 例常规抗生素和激素治疗无效的严重假膜性肠炎患者实施灌肠，最终成功治愈其中 3 例病危患者，另 1 例患者死于与肠道感染无关的

其他疾病。但在这之后的 20 年,FMT 并没得到很好的发展。

1978 年,CDI 被认为是腹泻和假膜性肠炎的主要原因,并与抗生素使用密切相关,用粪菌治病的方法逐渐得到重视。

1981 年,美国 Bowden 等报道了用经小肠置管输入粪液的方法,成功治愈 16 例假膜性肠炎患者。

1983 年,瑞典的 Schwan 等在《柳叶刀》杂志发文,用粪便菌液对复发性 CDI 患者进行直肠灌肠,获得了很好的疗效,这是 FMT 首次用于治疗 CDI 患者。

1989 年,Bennet 等报道了通过使用粪清灌肠治愈溃疡性结肠炎的经验,虽然仅 1 例,却拓宽了 FMT 的临床范围,也提供了新的移植途径。同一年,澳大利亚 Borody 医生及其同事用结肠镜将粪便上清液注入大肠,以治疗慢性便秘、溃疡性结肠炎、克罗恩病等肠道疾病。FMT 的适应证再一次得到拓宽。

2003 年,美国 Aas 等报道用鼻胃管输入粪清液治疗复发性难辨梭状芽孢杆菌感染。该研究从 1994 年开始,总计纳入 18 例患者。结果显示,15 例治愈,2 例死于非相关性疾病,1 例治疗失败。结果表明,无论是经胃还是经十二指肠给入粪菌,均可获得良好疗效。

2012 年,Hamilton 等发表了第一篇用标准冻存粪菌实现 FMT 的临床结果。文中提到共治疗了 43 例难辨梭状芽孢杆菌感染,成功率为 95%。这为粪菌库的建立奠定了重要基础。Vrieze 等报道用经十二指肠(空肠)管输入粪菌悬液的方法对 18 例代谢综合征患者进行治疗。将健康、"苗条"的捐粪者的粪菌悬液输入到代谢综合征患者肠道内,结果发现患者的胰岛素敏感性在 6 周后即显著上升。该研究强调了重建正常肠道菌群对治疗代谢综合征的价值。

2012 年,南京医科大学第二附属医院张发明及其同事成功将 FMT 按照分离、漂洗纯化的实验室方案用于难治性 IBD 等复杂肠病的挽救治疗,这为后来实现机器完成这些试验流程奠定了可行性基础。

2013 年初,华盛顿大学 Surawicz 教授领衔的合作组将 FMT 写入临床指南,用于治疗复发性难辨梭状芽孢杆菌感染的治疗。这在 FMT 医学史上具有里程碑性的意义。同一年,过去一直只被认为是"民间偏方"的 FMT 被写入治疗复发性难辨梭状芽孢杆菌感染的临床指南后,在医学界和遭受疾病困扰的患者对 FMT 充满期待之际,2013 年 5 月 2 日,美国食品药品管理局(Food and Drug Administration,FDA)的一项规定对 FMT 的发展产生重要影响。美国食品药品管理局将 FMT 定义为生物产品和药品,归属美国食品药品管理局管理。尽管美国食品药品管理局批准将 FMT 用于治疗复发性 CDI,但这一定义意味着如果要进行 FMT 治疗,医生必须先提交研究性新药(investigational new drug,IND)申请,注明具体操作步骤、纳入和排除标准、治疗过程中不良反应的处理等,等待美国食品药品管理局的批准,这一周期约需 30 个工作日。虽然 FDA 允许在特殊情况下通过电话申请紧急 FMT 治疗,不过在大多数的临床医生看来,这很大程度上阻碍了 FMT 的运用和发展。虽然 FDA 对此做出了严格的限制,但这也是对 FMT 治疗效果的认可,是接受其在现代医学中应用的一种严谨的形式。同年 van Nood 等在 *N Engl J Med* 发表了第一篇针对 FMT 的随机对照临床研究。有意思的是,该研究进展到中途,就因为 FMT 的疗效太好,从伦理的角度考虑取消了原定对照组的研究计划。此研究结果表明,FMT 对难辨梭状芽孢杆菌感染的治疗效果显著优于万古霉素。同年,张发明等报道 FMT 成功治疗严重克罗恩病合并肠内瘘感染,为 FMT 适应证扩大到腹腔感染或脓肿提供了新依据。

2015 年,Cui 等报道 FMT 直接或者联合激素治疗可使患者脱离激素依赖状态,并首次提出 FMT 升阶治疗策略(step-up FMT strategy),作者还进一步阐述了该策略的整合治疗学价值。同年,*Gastroenterology* 杂志分别发表两篇 FMT 治疗 UC 的临床随机对照试验,两份研究结果却截然不同。Moayyedi 等进行了一项双盲随机对照试验,其临床缓解率达 24%,高于对照组 5% 的缓解率,结果表明:比较接受来自供体粪菌的缓解者和非缓解者的肠道菌群组成显示,缓解者中肠道菌群与供体的相似性更大。另外,FMT 组微生物组成与其对应的供体肠道菌群相似,尽管样本量较小,但这些结果表明供体粪便的微生物组成可能在治疗方面起着至关重要的作用。这项研究还观察到,行免疫抑制治疗患者的治疗效果较不治疗患者的效果更好,但无统计学差异;近期(定义为 1 年或更少)诊断为溃疡性结肠炎(ulcerative colitis,UC)的患者对 FMT 的反应比病程长的患者更好,这意味着在新诊断 UC 后不久,早期 FMT 可能带来更大的获益。Rossen 等开展的随机对照试验纳入了轻至中度活动期 UC 患者,该研究中的大多数患者经历轻度不良事件,如短暂性消化不良和大便次数增加,但两组以上事件发生率之间无明显差异。研究者发现缓解者的肠道微生物谱在随访中变得与捐献者的肠道微生物谱相似。此外,微生物分析显示,持续缓解者和 1 年内复发的患者在第 12 周的肠道菌群存在显著差异。持续缓解者肠道菌群富集了产短链脂肪酸的细菌,为今后的研究中供体的选择提供了依据。而此项研究则认为 FMT 无法有效诱导临床缓解。究其原因,可能与差异化很大的 FMT 方法学(包括供体筛查、实验室粪菌制备、粪菌输入途径)等有关。

2016 年,日本研究者先后报道了 FMT 成功治疗高剂量激素依赖的溃疡性结肠炎案例和急性移植物抗宿主反应的激素依赖和激素抵抗。印度研究者则用 FMT 治疗严重酒精性肝炎但又不适合使用激素的患者,取得了显著的疗效。这些来自日本和印度的研究进一步支持 FMT 对免疫性疾病脱离激素治疗或者依赖的价值。2016 年 4 月,Peng 等报道结肠途径经结肠内镜植管术(colonic transendoscopic enteral tubing,TET)的文章,文中提到的结肠 TET 作为新的移植技术,是指用内镜辅助将导管固定在结肠内,通过肛门将远端固定于臀部。这种移植技术为临床上短期内需要进行多次 FMT 的患者带来了好处,即满足了目前临床重复性 FMT 给入的需求。

2017 年,共有两项关于 FMT 治疗 UC 疗效,以及安全性的随机对照研究发表,这些研究表明 FMT 可有效诱导缓解活动期 UC。Paramsothy 等最近在澳大利亚进行的一项双盲随机安慰剂对照试验,纳入轻至中度活动的 UC 患者。与之前的两项研究不同,每个粪便微生物制剂含有来自 3~7 个不相关健康供体的粪便混合物。患者被随机分配到治疗组(n=41)、对照组(n=40)及安慰剂组,患者首先经结肠镜行肠道准备,再予以灌肠,治疗组每周给予 FMT 灌肠 5 天,持续 8 周;安慰剂组给予相同频次的安慰剂灌肠;主要终点是 8 周时无类固醇临床缓解和内镜缓解,定义为总梅奥评分≤2 分且 4 项亚因子评分≤1 分,梅奥内镜评分至少改善 1 分。8 周后,治疗组 27%(11/41)达到了主要终点、安慰剂组 8%(3/40)达到了主要终点(P=0.02);进入 8 周开放式 FMT 试验的患者(27%,10/37)也能达到主要终点。Costell 等进行了一项随机对照试验纳入轻至中度活动的 UC 患者(定义为梅奥评分≥1 分、梅奥内镜评分≥2 分)。允许使用的稳定的维持药物包括口服及直肠给药的美沙拉嗪、硫唑嘌呤、甲氨蝶呤、抗 TNF、泼尼松龙(≤20mg),但必须接受强制性类固醇减量。干预组接受厌氧条件下制备的来自 3~4 名健康供者的粪便悬浮液。无氧条件下,制备好的材料可能有助于保留微生物。患者首先经结肠镜行肠道准备,再予以灌肠,治疗组给予每周 FMT 灌肠 2 次,持续 8 周;安慰剂组给予相同频次的自体 FMT 灌肠;第 8 周 UC 的无类固醇缓解(定义为总梅奥评分<2 分,梅奥内镜评分<1 分):治疗组 32%(12/38)的患者达到主要终点,而安慰剂组为 9%(3/35)(P=0.02)。

2018 年,新的美国医学指南提出,难辨梭状芽孢杆菌感染第二次复发时遇到治疗困难即可考虑 FMT。2018 年 6 月,一项有关 FMT 可用于初发艰难梭菌感染救治的研究发表于《新英格兰医学杂志》上,其预示未来临床选择的走向是趋向于尽早实施FMT。2018年10月,Wang等对FMT治疗CD的长期疗效和安全性进行评估,报道了FMT相关不良反应事件均是出现在治疗后1个月内,因而将1个月定义为短期和长期不良反应事件的分界点。随后Li等报道,克罗恩病患者在接受首次FMT治疗获得稳定疗效后,应在距离首次治疗3个月后接受第二次FMT,这是第一项有关FMT治疗克罗恩病治疗时机的临床决策研究。

2019年,Costell等另一项有关FMT治疗UC随机对照研究结果发表于JAMA上,研究者于2013年6月至2016年6月在3个三级转诊中心治疗了73例轻至中度UC的成人。患者在8周时接受评估,每年随访1次,直至2017年6月。38例受试者接受了厌氧准备的集合供者FMT,另35例接受了自体的FMT。在这项对轻至中度UC成人的初步研究中,与自体FMT相比,用厌氧制备的供体FMT治疗1周可获得8周时更高的缓解可能性,但需要进一步研究以评估长期疗效和安全性。

第三节　从粪菌移植到洗涤菌群移植

用人的粪便给人治病的疗法已有至少一千多年的历史。2013年,FMT作为复发性CDI的可选治疗方案被写入美国的诊疗指南。自此,全世界一系列相关指南、共识的发布,推动了FMT在治疗成人和儿童疾病中的发展。已有越来越多的研究评价FMT治疗CDI以外的适应证的疗效与安全性,包括溃疡性结肠炎、克罗恩病、放射性肠炎、肝性脑病和其他肠道菌群失调相关疾病。但基于不同FMT的相关方法学,不同报道的临床结果在CDI以外的疾病中差异很大。

据报道,目前全世界多数使用手工制备粪菌,各地FMT指南、共识、专家推荐意见,多是基于传统的手工FMT操作流程。一项对患者、医生、医学生和候选供体对FMT的态度的调查研究显示,FMT相关的负面评价主要涉及因粗糙的手工制备粪菌带来的美学问题,恐惧粪便中潜在的病原体传播,以及使用FMT有损人的尊严等负面影响。因此,改变粗糙的FMT的方法学才能从根本上提高其社会接受度。

2014年,张发明团队研制出世界上第一台智能化粪菌分离系统(GenFMTer)(图2-5-1),实现了粪菌制备的智能化、人性化和质量可控。这一设备还需要建立在高级别生物安全标准的实验室内运行,才符合设计者的初衷,操作者在粪菌制备全程内都不会触及粪便,闻不到异味,也不需要清洗任何接触粪便的器具和设施。这种基于智能粪菌分离系统,在高级别实验室条件下对粪便进行菌群分离、漂洗、定量、储存,并涉及相应的转运,选择合适给入途径等过程的FMT新技术,被命名为洗涤菌群移植(washed microbiota transplantation,WMT)。2019年12月12日,来自中国内地、中国香港和中国台湾地区的28名专家共同制定了WMT方法学南京共识,并于2020年在 *Chinese Medical Journal* 发表。WMT方法学专家共识的发表,目的是推动粪菌移植方法学的标准化,指导全球传统FMT向更加安全、可控的WMT发展,从而使得更多的患者受益于这项新技术。

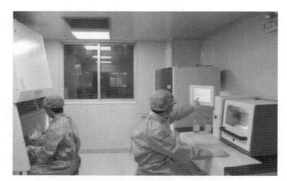

图 2-5-1　南京医科大学第二附属医院肠病中心 GenFMTer 系统
〔引自:CUI B,LI P,XU L,et al.Step-up fecal microbiota transplantation
(FMT)strategy. Gut microbes,2016,7(4):323-328.〕

从传统 FMT 到 WMT 的发展,本质是体现 WMT 改变 FMT 方法学,提高传统 FMT 的安全性。

（李倩倩　张发明）

参考文献

〔1〕Fecal Microbiota Transplantation-Standardization Study Group. Nanjing consensus on methodology of washed microbiota transplantation. Chinese Medical Journal, 2020, 133 (19): 2330-2332.

〔2〕何植,张发明. 中华粪菌库的原则、方案和风险管理. 胃肠病学, 2017, 22 (4): 193-198.

〔3〕刘朋,胡晓阳,李帅,等. 中药金汁与粪菌移植的异同及其临床应用. 江西中医药大学学

报, 2018, 30 (5): 109-112.

［4］张发明, 张婷. 从粪菌移植到菌群移植. 科学通报, 2019, 64 (3): 285-290.

［5］BENNET JD, BRINKMAN M. Treatment of ulcerative colitis by implantation of normal colonic flora. Lancet, 1989, 1 (8630): 164.

［6］BOWDEN TA, MANSBERGER AR, LYKINS LE. Pseudomembraneous enterocolitis: mechanism for restoring floral homeostasis. The American surgeon, 1981, 47 (4): 178-183.

［7］BRANDT LJ, ARONIADIS OC. An overview of fecal microbiota transplantation: techniques, indications, and outcomes. Gastrointestinal endoscopy, 2013, 78 (2): 240-249.

［8］CAMMAROTA G, IANIRO G, TILG H, et al. European consensus conference on faecal microbiota transplantation in clinical practice. Gut, 2017, 66 (4): 569-580.

［9］CONLON M. Short duration, low intensity, pooled faecal microbiota transplant induces remission in patients with mild-moderately active ulcerative colitis: a randomised controlled trial. Gastroenterology, 2017, 152 (5): S198-S199.

［10］COSTELLO SP, HUGHES PA, WATERS O, et al. Effect of Fecal Microbiota Transplantation on 8-Week Remission in Patients with Ulcerative Colitis: A Randomized Clinical TrialEffect of Fecal Microbiota Transplantation on 8-Week Remission in Patients With Ulcerative ColitisEffect of Fecal Microbiota Transplantation on 8-Week Remission in Patients With Ulcerative Colitis. Jama, 2019, 321 (2): 156-164.

［11］CUI B, FENG Q, WANG H, et al. Fecal microbiota transplantation through mid-gut for refractory Crohn's disease: safety, feasibility, and efficacy trial results. Journal of Gastroenterology and Hepatology, 2015, 30 (1): 51-58.

［12］CUI B, LI P, XU L, et al. Step-up fecal microbiota transplantation strategy: a pilot study for steroid-dependent ulcerative colitis. Journal of translational medicine, 2015, 13: 298.

［13］LEE CH, STEINER T, PETROF EO, et al. Frozen vs Fresh Fecal Microbiota Transplantation and Clinical Resolution of Diarrhea in Patients with Recurrent Clostridium difficile Infection: A Randomized Clinical Trial. Jama, 2016, 315 (2): 142-149.

［14］LI P, ZHANG T, XIAO Y, et al. Timing for the second fecal microbiota transplantation to maintain the long-term benefit from the first treatment for Crohn's disease. Applied microbiology and biotechnology, 2019, 103 (1): 349-360.

［15］LONG C, YU Y, CUI B, et al. A novel quick transendoscopic enteral tubing in mid-gut: technique and training with video. BMC Gastroenterology, 2018, 18 (1): 37.

［16］MCDONALD LC, GERDING DN, JOHNSON S, et al. Clinical Practice Guidelines for Clostridium difficile Infection in Adults and Children: 2017 Update by the Infectious Diseases Society of America (IDSA) and Society for Healthcare Epidemiology of America (SHEA). Clinical infectious diseases: an official publication of the Infectious Diseases Society of America, 2018, 66 (7): 987-994.

［17］OTT SJ, WAETZIG GH, REHMAN A, et al. Efficacy of Sterile Fecal Filtrate Transfer for Treating Patients with Clostridium difficile Infection. Gastroenterology, 2017, 152 (4): 799-811 e7.

［18］PARAMSOTHY S, KAMM MA, KAAKOUSH NO, et al. Multidonor intensive faecal microbiota transplantation for active ulcerative colitis: a randomised placebo-controlled trial. Lancet, 2017, 389 (10075): 1218-1228.

［19］PENG Z, XIANG J, HE Z, et al. Colonic transendoscopic enteral tubing: A novel way of transplanting fecal microbiota. Endoscopy International Open, 2016, 4 (6): E610-E613.

第六章　粪菌移植的方法学

第一节　粪菌移植的伦理问题

FMT 必须遵循其伦理学原则。在我国,目前还存在一些医疗单位对粪菌移植伦理否决的现象,这属于伦理过度限制以致生命优先的原则没有得到体现。然而,若将 FMT 推向高度商业化方向,以及在公众媒体使用戏谑之词,却是伦理过度放松。

一、FMT 在应用中存在的问题

（一）存在疾病传播风险

任何新技术应用到临床的时候其安全性都是我们需要首先考虑的问题。据报道,粪便中 55% 以上的成分是各种微生物。其中既包含有益菌,也包含有害菌。患者在接受 FMT 的同时也存在感染疾病的风险。

（二）尚缺乏政府管理方案

因为 FMT 在其应用方面尚未得到统一认识,这使得在实际临床应用中有许多的不规范存在。首先,FMT 的临床准入指标并不明确,主要包括:①哪些医院有资格实施 FMT 进行相关疾病的治疗;②哪些患者接受 FMT 后能实现利益最大化。其次,因其在大多数医院的实施过程中,操作方法不合理、不统一,且大多数医院制备粪菌液均是由医务人员使用机搅拌、纱布过滤粪便获得。除此以外,实施该项技术在我国多数省市目前尚无明确收费标准与规定。部分医院因操作人员无相关经验,盲目实施,对于受试者的选择、粪便量、如何稀释分离菌群、移植途径的选择等细节问题均未明确,粪便在处理时无菌级别低,因而 FMT 的疗效不能充分发挥,这样可能会对患者的身体、精神造成伤害。这方面领先的团队应该牵头推动社会团体和政府机构制订相关规定。

（三）美学问题

粪便在传统观念里是一个不美观、不美好的存在,是污秽之物。从粪便中提取细菌然后移植给患者,不管是外观和气味,以及大家固有的观念都使得 FMT 不能被很好地接受,甚至患者容易产生厌恶心理。这样的心理同样会影响 FMT 的发展,即使接受了治疗,患者的心理也可能会影响 FMT 的疗效。

（四）媒体不尊重该领域的技术伦理

FMT 以其对人类感官的巨大冲击和较好的疗效成为当今医学界的一大热点,过度通过媒体宣扬、调侃相关信息,对患者心理和生活均会产生影响。

二、解决 FMT 问题的策略

我们应从医学伦理学的角度把握科学发展方向从而真正解决问题。结合医学伦理学的不伤害原则、有利原则、尊重原则和公平原则,探讨解决 FMT 问题的策略。

（一）消除交叉感染隐患

供体筛选要严格,应持有严谨的态度,严筛供体,寻找、制定安全的移植途径及制备方法,制订周详的治疗方案,治疗后密切观察患者病情,提前制订交叉感染预案。

（二）建立规范的临床应用体系

主要从 3 个方面进行探讨如何建立临床应用 FMT 规范体系,包括操作者、接受者和费用的制定。考虑此技术的安全性、患者的健康利益最大化,我们对 FMT 的操作者和接受者均应采取较高的准入制度。首先,医院应经过严格的科研认证后才能实施 FMT,同时有相应的软件硬件配套支持,且有专门的医疗队伍。医院应加强临床医生和研究者的临床技能及相关伦理学知识的学习。其次,应制定 FMT 临床实践应用指南,在指南中明确其适应证及具体操作流程,目前国内可参照张发明等提及的相关操作流程进行。对于患者也应有筛选标准,综合考量病情、了解其对 FMT 的态度、观察其随访中的依从性,从而实现 FMT 的效益最大化,避免资源浪费及引起不必要的纠纷。

（三）提高技术相关的美学标准

相关研究者应努力提高粪菌液的美学,整合多种现代科技开发机器代替人工处理粪便,依靠高级别净化条件完成全部实验室流程,开展结肠途径 FMT 等都是行之有效的方式。涉及 FMT 的诊疗过程需要重视心理护理。

（四）保护患者和供体的个人隐私

医务人员在进行 FMT 操作过程中、治疗后评估疗效、治疗后长期随访中均应保护患者的隐私权。供体的隐私同样需要保护，供体在所有流程中都是匿名。

第二节 供体的筛选与准备

供体的筛选和准备内容，主要参考 2020 年发表的 WMT 方法学南京共识（*Chinese Medical Journal*）。共识推荐意见认为，在筛选供体之前，应该对候选供体进行 FMT 相关教育，告知 FMT 的治疗价值及其潜在风险的原理。对于儿童供体，可在法定监护人许可后对其进行筛选，且每位供体在捐粪前必须签署知情同意书。

筛查的粪便捐赠志愿者中，约 3% 的候选者符合捐粪标准。研究表明，提高候选供体对 FMT 的认知度能提高其捐粪的意愿，对 FMT 认知度高的人更愿意成为供体。此外，对粪便的负面看法和对微生物的恐惧会降低人们的捐粪意愿。

目前报道的供体的筛选标准为严格的"排除法"，排除可能影响供体肠道菌群的因素，本中心在此基础上提出供体筛选的"多维标准"，包含供体年龄、生理、病理、心理、诚信、时间、环境、受者状态八方面，具体执行分为初筛、复筛、实验室检查、监筛、捐粪当日问卷筛查五个步骤。

初筛以问卷和面试的形式，由受过相关训练的医生、研究者或护士执行，目的在于通过调查候选供体的年龄、生理条件、用药史、既往病史、家族史、生活习惯，初步排除有潜在致病风险的候选供体。由于老年人群（> 60 岁）合并未诊断的基础疾病的风险较高，因此推荐筛选供体的年龄应限于 6~24 岁的健康成人和青少年人群。有研究表明，肠道菌群和代谢综合征有相关性，因此，在供体筛选过程中还应考虑体重因素（BMI 18~24kg/m^2）。为降低移植导致的性传播疾病的风险，优先选择无性行为的供体。通过初筛的候选供体需接受面对面的复筛，复筛由受过相关训练的医生执行，过程和结果由相关专家监督。复筛的目的在于排除诚信、心理、生活环境、不良嗜好等相关的其他潜在风险。通过初筛和复筛的候选供体最终需接受血液和粪便检测，以排除传染性疾病和与肠道菌群失调相关的疾病，实验室检查的筛查需在供体捐赠前 3 周内进行。据英国胃肠病学学会和医疗感染协会联合指南推荐，当治疗对象为有严重感染风险的免疫抑制患者时，相应供体应接受 EB 病毒和巨细胞病毒检测。如果使用智能化分离机器，因为其可去除粪便中的寄生虫和虫卵，可不对供体进行粪便寄生虫检测。

风疹病毒 IgM 和刚地弓形虫 IgM 的检测应根据当地流行病学现状决定是否进行。长期供体应定期接受监筛,监筛时机包括以下几种情况:①规律的定期筛查;②度假或旅行后;③疾病恢复后;④医生认为的供体需要接受重复筛查的情况。虽然理论上可以每天重复粪便捐献,但每次捐献都重复进行筛选检测是不合理的。

有证据表明,三分之一的供体不愿意成为长期供体,因为需要经常接受血液和粪便检测。此外,为排除任何临时出现的急性的、新感染的疾病或其他可能对受体带来风险的因素,供体还应在捐粪当日接受问卷筛查,并由医生评估,具体筛查内容包括:胃肠道症状(如腹痛、腹泻、恶心、呕吐),新发的疾病或症状(如发热、咳嗽、咽喉痛、淋巴结肿大、皮疹),使用抗生素或其他可能损害肠道菌群的药物,就医史和原因,旅行(离开常住地),新的性伴侣或高危性行为,接触人体血液(如刺伤、伤口、穿刺、文身)等。目前已发表的多项随机对照试验提出应用此筛查方式。供体应在排便前完成当日问卷调查。若供体在 3 个月内有了新的性伴侣,其捐赠的粪便应暂停作为新鲜粪菌直接使用,可冻存后择期使用。供体排便后应向医生报告其粪便的性状,是否混有血液、黏液等其他异常情况。

第三节　受体的准备

受体的准备,主要参考 2020 年发表的 WMT 方法学南京共识(Chinese Medical Journal)。共识推荐意见认为,患者在治疗前必须签署知情同意书。粪菌库的供体对于受体(患者)是匿名的,但患者需被告知洗涤菌群的实验室制备流程。患者应该知晓,WMT 方法的成本高于粗糙的手工制备,但可改善患者的临床治疗结局。

患者在 WMT 前需进行 HIV、HBV、HCV 和梅毒的检测;对于低免疫状态的患者,术前还应接受细菌培养检测。患者选择合适的移植途径后需要进行充分的术前准备,如经胃镜 WMT 前至少 1 小时静脉使用质子泵抑制剂抑制胃酸分泌,治疗前 30 分钟肌内注射甲氧氯普胺 10mg 促进胃蠕动,缩短菌液输注时间,减少反流、呕吐等发生。

关于 WMT 前使用抗生素预处理对治疗结局是否有益证据还不足。为避免所移植的菌群受影响,抗生素需在移植前 12~48 小时停药。便秘患者可在 WMT 前至少 6 小时使用口服泻药或灌肠进行肠道清洁,但对于 CDI 和 IBD,肠道清洁预处理是否影响 WMT 治疗结局证据还不足。对于不能耐受泻药或有肠道清洁相关的潜在风险因素的急重症患者,不宜在 WMT 前进行肠道清洁的预处理。

　　就不同移植途径的选择,受体的术前准备也有所不同(表 2-6-1)。以下将详细叙述受体在整个 WMT 术前、术中、术后注意点(详见中华粪菌库 - 紧急救援计划:冻存粪菌使用说明)。

表 2-6-1　不同移植途径中受体的术前准备

移植途径	术前受体准备
经胃镜辅助途径	提前至少 1 小时静脉注射质子泵抑制剂,或术前夜间及术日上午口服 PPI 各一次; 提前至少 0.5 小时肌内注射甲氧氯普胺 0.1~0.3mg/kg,最大不超过 10mg(严重腹泻者无须使用)
经鼻 - 空肠管途径	同"胃镜辅助途径",确保移植前已植入鼻 - 空肠 TET 管
经结肠 TET 途径	确保移植前已植入结肠 TET 管
经肠道造瘘口途径	无特殊准备
经结肠镜下结肠途径	肠道准备
经直肠灌肠途径	无特殊准备

第四节　粪菌液的制备

　　目前报道的粪菌制备方法主要为"粗滤加离心富集法"。WMT 采用的是"微滤加离心富集法",指基于自动化智能粪菌分离系统、在微滤装置的基础上,经多级过滤直至微滤,然后反复地离心洗涤;这种纯化和洗涤技术可尽量去除粪便中未消化的食物残渣、虫卵、真菌、细菌碎片、代谢产物、其他与细菌密度不相近的可溶性及不可溶性物质等。

　　洗涤菌群制备可显著提高 FMT 的安全性。目前国际上多使用手工制备粪菌,即将粪便在搅拌器内与生理盐水混合均匀,再手工过滤。这种粗糙的手工 FMT 治疗后,不良事件的发生率大概为 28.5%。相比较而言,基于智能化分离机器的 WMT 通过智能化地过滤和重复洗涤粪菌,可将不良事件发生率在 CD 的治疗中从 21.7% 降低到 8.7%,在 UC 的治疗中从 38.7% 降低到 14.4%,且不降低 FMT 的疗效。将 WMT 过程中第 3 次离心洗涤后富集的粪菌上清液注射到小鼠腹腔,分别在 6 小时和 24 小时后观察小鼠的血液和组织的炎症相关指标,最终显示其毒性反应与生理盐水相似。但是,如果将第一次离心后的粪菌上清液注射到小鼠腹腔内,可在注射后 24 小时导致 70% 的小鼠死亡。

目前已发表的其他国家的指南、共识,推荐在供体排便后 6 小时内完成粪菌处理,并通过粪便的重量计算移植粪菌的剂量。粪便处理时间过长可导致粪菌暴露在室温和氧气中的时间延长,继而可大大增加粪菌中条件致病菌的丰度,并降低功能菌群的丰度。这是因为实验设计的流程受限于供体的来源、实验室的设施条件等,不得不做出损失时间的妥协。

WMT 南京共识则推荐采用"1 小时方案",即从供体排便到实验室分离纯化出新鲜粪菌,并输注到患者肠道内,或在 −80℃低温储存的过程于 1 小时内完成。这种快速处理粪便的方法可最大限度地保护功能菌群、粪便中的厌氧微生物及其合成重要的抗炎代谢产物的能力。

洗涤菌群制备可实现粪菌的"精准定量",即依据智能化机器分离纯化出的、均质的菌泥体积来决定治疗剂量,而非粪便重量。这是该领域方法学中量化菌群剂量的关键进展。最近一项纳入 1 023 例供体粪便样本的研究显示,供体的粪便重量与菌群的数量不成正比。这说明,以粪便重量、粪水体积为定量标准的方法是不可靠的,会影响疗效和研究方案的可重复性。

总之,做好 WMT,即实现 FMT 的标准化非常重要。在 GMP 级别实验室中使用智能化分离系统进行洗涤菌群制备,可防止外源性污染,并可避免技术人员或医生直接接触粪便,提高患者、医生和医学生对该技术的接受度。

第五节　中华粪菌库紧急救援计划的原则、方案和风险管理

作为一种特殊的生物样本库,粪菌库(也称粪菌银行)则可以有效地解决上述问题。2012 年,非营利性粪菌库 OpenBiome 在美国建立,同期,南京医科大学第二附属医院建立医院粪菌库,但是最初仅用于院内患者救治和临床研究。2015 年,美国加利福尼亚又建立了第二个粪菌库 Advancing Bio。2014 年,法国 University Hospitals of Paris Centre 和英国 Taymount Clinic 分别建立粪菌库。2016 年荷兰也建立粪菌库 Netherlands Donor Feces Bank 为 FMT 提供粪菌来源。

2015 年,南京医科大学第二附属医院消化医学中心和第四军医大学西京消化病医院联合发起"中华粪菌库——紧急救援计划"。由国家消化系统疾病临床研究中心(西京消化病医院牵头)项目等资助运行,以"公益、规范、应急、共享"为原则,旨在从专业实力和中国地理版图上建立覆盖全国的救治团队。整

个 FMT 体系中,核心内容包括:粪菌采集、智能分离纯化、科学存储、质量控制、信息管理、快捷异地派送、理想移植途径等。显然,各个国家和地区,因为多种因素的原因,建库的时机和状态都有区别。

本章节主要参考本团队 2017 发表于《胃肠病学》的特约文稿,将从中华粪菌库及其原则、方案、风险管理及紧急救援计划进行详细阐述。

"中华粪菌库"成立的主要目的包括两个:一是满足医学指南认定的 FMT 适应证的救治;二是支持 FMT 新的适应证研究和肠道菌群相关性疾病的应用基础研究。

风险管理贯穿了"中华粪菌库"的所有流程和各项实施步骤,比如粪便来源筛选、净化实验室、粪菌分离、样本存储、随访跟踪等各项环节。首先在粪便来源环节,通过对遗传风险、既往疾病情况、健康状况、外在干预手段(包括抗生素治疗,传染性疾病高发区域暴露等)等各项因素的严格筛选来找到合适的供体;其次在粪菌分离环节,各种无菌无热源容器的使用,高标准的 GMP 实验室空间,智能化的粪菌分离方式,使粪菌不仅含量可控,还通过特定设计,尽可能去除粪便中未消化杂质、虫卵、病毒和可溶性物质,实现了对菌液的纯化与富集。对粪菌供体和接受者进行持续的随访同样重要,一方面用于确认粪菌来源的健康稳定性,另一方面用于评估 FMT 治疗的安全性、有效性和患者的满意度。

一、粪菌的来源

"中华粪菌库"所保存的粪菌包括两方面:一方面来源于健康的粪便供体,主要用于支撑 FMT 的临床治疗;另一方面来源于患者,主要用于科学研究分析。特别提醒,两种样本的处理,必须在不同的空间完成,以免影响治疗用菌的生物安全性。

1. 应用于临床 FMT 的粪菌供体的严格筛选流程(详见上文供体的筛选)。

2. 研究用粪菌的采集。

肠道微生物与人体相互作用,与人体多种功能的正常发挥有关,目前针对肠道微生物的研究是医学研究的重要领域。此类样本用于高通量测序和生物信息学分析等,一般采用粪便原物冻存在低温冰箱或者液氮中。

二、标准化的粪菌制备

(一)试验原则

"中华粪菌库"分离存储粪菌具有严格的要求。具体包括如下。

1. **高效** 粪菌分离效率高,需快速从粪便混合物中提取出其中大部分的菌群。

2. **纯度高** 分离的粪菌终产物中细菌的含量需>99%,无放大内镜直视可见的颗粒物质,并去除其中虫卵等物体、与细菌密度不一致的物质和可溶性物质等。

3. **细菌活性高** 只有活的粪菌才能够在患者肠道内定植。为此良好的FMT 体系要求有:粪菌制备和所有移植前的准备过程应控制在 1 小时内,尽量减少粪便中厌氧菌群的损失,保证功能菌群的质量。

(二)试验设备

"中华粪菌库"粪菌分离过程中使用到的仪器全部为专用,严格防止与其他实验或者应用产生交叉。"中华粪菌库"的粪菌分离过程经过了手工提取与"GenFMTer"自动化分离早晚两个阶段。"GenFMTer"即为"粪菌智能分离纯化系统",采用的是微滤离心富集法,能够进行多级过滤,并直至微滤,然后反复离心洗涤,去除粪便微小杂质和可溶性物质,对菌液进行浓缩富集。此设备具有智能化、人性化、分离纯度高、便于量化等优点,可用于粪菌库,适合推广和研究。

(三)试验耗材

粪菌分离中使用的试剂与耗材均为医用级别,经工业消毒灭菌后供一次性使用。

(四)试验环境

粪菌的提取、分装等均在满足 GMP 要求的专用房间中进行。目前,南京医科大学附属逸夫医院的粪菌制备实验室达到万级净化条件,粪便取样、制备、冻存全在一体化实验室完成。

(五)人员要求与试验步骤

南京医科大学第二附属医院建立了世界上首个 GMP 实验室用于 FMT,并定期举办肠病诊疗新技术班,培训内容包括实验室的必需设备及条件、粪菌分离方面的试验操作、FMT 的临床实施流程等。负责"中华粪菌库"的粪便采集和粪菌分离的人员,均须通过该项专门培训,以保证所有操作步骤符合标准的操作规范。

(六)存储

FMT 的状态可分为发酵、新鲜和冻存 3 种形式。

《本草纲目》(1596 年版)记载其炮制方法包括在气温低的季节,将粪便过滤,将悬液在地下埋藏长时间之后再使用。发酵法本质上是选择性培养粪便中的菌群。有研究尝试模拟肠道环境对粪便液体进行发酵获取源自人的菌群。

对捐赠者筛选的"苛刻"要求及实现标准化粪菌分离所需的硬件条件限制了粪菌来源，从而阻碍了 FMT 在治疗肠道菌群相关疾病方面的广泛应用。来源于 JAMA 杂志的一项关于艰难梭菌的 FMT 研究通过检测相关临床指标证明了冻存的粪菌与新鲜粪菌在疗效方面并没有显著差别。同时另一项研究通过高通量测序也证明了粪菌的冻存并不影响患者体内的粪菌构成。因此，粪菌的冻存是一项非常值得采纳的方案。不过需要提醒的是，这仅仅指的是用于 CDI 的治疗，治疗别的疾病则不然。冻存方法粪菌库和异地救治疾病非常重要，但是冻存会导致大量细菌死亡，对部分疾病的治疗，与新鲜状态对比，疗效差异则明显下降，比如炎症性肠病。

对供体筛选的"苛刻"要求及实现标准化粪菌分离所需的硬件条件限制了粪菌来源，从而阻碍了 FMT 在治疗肠道菌群相关疾病方面的广泛应用。"中华粪菌库"提取并冻存新鲜粪菌，一方面通过"中华粪菌库——紧急援助计划"中的各个成员单位，可在全国范围内满足各级医院 FMT 临床治疗。

"中华粪菌库"从供体粪便中分离出粪菌，一部分新鲜粪菌立即用于 FMT，小管粪菌样品留存供研究和样品溯源。"中华粪菌库"样品至少包括供体代号、剂量、制备日期、保质期、保存条件等信息。

（七）样本的运输和使用

当样本需要远程运输时，我们以干冰为保温介质，开箱时确保箱内干冰还存在。样本瓶从实验室冻存到医生使用时，必须处于密封状态，整个过程确保无开封、异物进入等发生，这是避免极端生物安全事件的必需条件。

样本在使用前必须明确移植途径，通常为无痛苦胃镜下输注到十二指肠，或者经鼻 - 空肠管、结肠镜下输注、结肠植管（TET 管）或者灌肠等途径，都需要足够的移植前准备。冻存样品则需要解冻、重悬，一般在 45~60 分钟内完成输注前准备。

三、样本质量控制

实验室有内部的质控标准。实验室通过标准的操作流程和专业设备 GenFMTer 及其相关实验流程分离所得的粪菌终产物中细菌纯度达到>99%。推荐内镜医生采用下面的简易方法评价质量，包括：①分离所得粪菌重悬液颜色应为乳黄色或者淡黄色；②放大内镜下不可见异色杂质；③放大内镜下无可见颗粒。

四、"中华粪菌库——紧急救援计划"的原则、伦理、法规和流程

"中华粪菌库——紧急救援计划"遵循公益、规范、应急、共享四点原则。"公益"即非营利性;"规范"即基于智能粪菌分离系统的标准化体系;"应急"即紧急救治全国各级医院的难治性肠道感染;"共享"即全国各粪菌库成员单位之间资源共享。

"中华粪菌库——紧急救援计划"基于以下 7 条伦理准则:

(1)以患者的健康利益为首要目的;

(2)确保获得患者和粪菌捐献者的知情同意;

(3)保护捐献者的隐私和其他权益;

(4)尽可能保证捐献者的匿名处理;

(5)确保患者受益最大,风险最小;

(6)确保资源、服务、分配的公正及程序公正;

(7)对脆弱人群有特殊保护措施。

"中华粪菌库——紧急救援计划"是中国第一个非营利性粪菌库救援项目,很多人都参与了这项工作,包括全国范围内的多名医学专家、医疗律师和伦理专家等。该救援计划的公众平台原网页内容依照《广告法》第十八条之规定,不得含有"治愈率或有效率"。

"中华粪菌库——紧急救援计划"救治的适应证如下。

(1)常规治疗失败的难辨梭状芽孢杆菌感染。

(2)因为检验条件限制无法明确病原菌的难治性假膜性肠炎和抗生素相关性腹泻(目前多数医院还无法诊断难辨梭状芽孢杆菌感染)。

(3)多重耐药菌感染。救援对象为全国大中小型医院满足以上适应证,经传统治疗无法控制感染且不宜转诊的患者。

"中华粪菌库——紧急救援计划"的具体救援流程举例说明:比如在某地级医院的严重外伤患者在治疗过程中出现了严重的肠道菌群失调,但是该院不具有开展 FMT 的条件,因为患者不适合搬动,不能转诊至有条件的单位进行FMT,即可联系粪菌库。其他情况,如怀疑难辨梭状芽孢杆菌感染,因为目前大部分地区多家医院尚无诊断难辨梭状芽孢杆菌感染的检测手段,所以只要临床医生综合判断患者是否属于抗生素难以控制的肠道感染,尤其针对合并多器官疾病的患者,可及早考虑 FMT 挽救治疗,促进患者病情的快速恢复。需要强调的是,必须是患者的主诊医生向所选择的粪菌库提出救援需求和提供病情资料,

除对患者直接负责的主诊医生外,不接受其他人提出的救援申请。

在收到粪菌之后,根据粪菌库所提供的操作说明,主诊医生此时应立刻对粪菌进行解冻复温,选择合适的时机,经合适的输入途径,快速将解冻的粪菌悬液输注到患者的结肠或者小肠。治疗结束后,主诊医生应对患者进行术后观察,密切注意患者的病情变化。在患者病情好转后主诊医生仍应做好随访工作。

粪菌不是药品,也不可能成为药品,因为尽管可以实现 GMP 生产,还是不可以复制出每一批次都相同的产品;FMT 也不是生物治疗,因为来源于人,且没有被人为改造。所以,在医学实践中,建立标准化实验室体系,是保障安全、质控和疗效的关键。然而,即使在 GMP 体系条件下完成全部实验过程,也不可能实现重复生产,因此,FMT 应该纳入类同输血治疗一样的管理,按照医疗技术服务进行管理,而不是视为药品,做好整个体系建设,严格行业监管,才可能使医生与患者都感到安全,乐意实施,从根本上让更多的患者受益于 FMT。随着 FMT 在多种肠道细菌相关性疾病的应用研究越来越深入,其临床适应证将更加明确。

然而,FMT 对广大患者乃至不少医生仍然是陌生的,认识不足仍将影响FMT 用于人类疾病的救治。目前 FMT 在我国的发展还不理想,大部分医院目前还处于"恐于细菌、羞于粪便,止于伦理"的现状。因此,加强对医生的知识教育和对大众的知识普及在近期非常重要。

总之,FMT 在我国的道路还很漫长,推进 FMT 标准化是让更多患者收益的必由之路。

五、中华粪菌库——紧急救援计划

冻存粪菌出库、冷链运输及使用说明:

(一) 粪菌出库

1. 必须是患者的主诊医生向所选择的粪菌库提出救援需求和提供病情资料,除对患者直接负责的主诊医生外,不接受其他人提出的救援申请。

2. 具有粪菌库的医院在接到请求救援的申请之后,应当立刻组织粪菌库专家与请求救援的主诊医生取得联系,充分全面地沟通患者的病情,审核救援申请材料,确定是否可以提供粪菌救援。

3. 在确定可以提供救援并答复后,应当立刻准备好冻存粪菌,粪菌剂量须根据患者年龄、病情等确定。

4. 粪菌剂量确定后,按照运送路程准备足够的干冰(到达患者所在地时箱内干冰必须有剩余)保存。

5. 将本次粪菌样品的捐赠者编号、剂量、制备日期、制备人、保质期、保存条件等信息登记在中华粪菌库出库记录单,同时粪菌库还应建有电子文档以备溯源查阅。

(二)冷链运输

1. 专人提取。

2. 速运公司(样本瓶从实验室冻存到医生使用时,必须处于密封状态,整个过程确保无开封、异物进入等发生)。

(三)粪菌复温

1. 快速低温运送至当地医院,做好对主诊医生进行具体临床操作及术后观察流程的指导工作。

2. 该主诊医生需要对患者及家属就 FMT 治疗进行充分告知,并签署知情同意书。主诊医生此时对粪菌进行解冻复温。

3. 于治疗前 1 小时取出粪菌样品解冻、复温(勿开盖开帽),推荐 37℃ 水浴复温,无条件时可置于水龙头下流水复温(注意冬季水温低),复温后样品温度最终达到 37℃ 即可用于治疗。粪菌样本禁止反复冻融。

(四)临床治疗

1. **治疗前安全评估**　对接受菌群移植的患者需要在治疗前从以下几点检查:血液学检测包括血常规、C 反应蛋白、红细胞沉降率、肝肾功能、免疫球蛋白、病毒检测,通常选择输血前需要完成的"输血常规"项目。

2. **治疗前明确途径**　样本在使用前必须明确移植途径,通常为无痛苦胃镜下输注到十二指肠,或者经鼻 - 空肠管,结肠镜下输注,结肠植管(TET 管)、灌肠等途径,都需要足够的移植前准备。

(1)经胃镜辅助途径

1)提前 1 小时取出粪菌样品解冻、复温。

2)至少提前 1 小时静脉注射质子泵抑制剂(proton pump inhibitor,PPI),或术前夜间及术日上午口服 PPI 各一次。

3)提前至少 0.5 小时肌内注射甲氧氯普胺 0.1~0.3 mg/kg,最大不超过 10mg(严重腹泻者无须使用)。

4)经胃镜辅助途径,强烈建议无痛麻醉,患者取斜卧位(30° 以上),使用配送的嵌道内一次性专用导管,送达十二指肠深部。

5)取出复温后的样品管,开盖,使用 50ml 一次性注射器吸入混悬的菌液

（可用 10ml 生理盐水清洗样品管内残留的细菌），经导管输注复温的菌液，输注速度以直视下未见反流为准，遇逆蠕动，按内镜气阀稍充气即可缓解，时间 3~5 分钟，输注结束后用 5ml 生理盐水冲管。

6）术后 30 分钟内维持斜卧位，并尽量避免搬动（避免呕吐）。

7）输注过程中严防呕吐、误吸（严格执行以上操作可避免），观察术中和术后临床反应。

8）术后可进食时间需满足麻醉复苏要求。

9）强调：为保护患者心理，强烈建议在患者视线盲区完成准备和输注。

10）7 岁以下儿童治疗请与有经验的儿科专家沟通后治疗。

（2）经鼻 - 空肠管途径

1）提前 1 小时取出粪菌样品解冻、复温。

2）术前使用 PPI，仅用于可能发生胃内反流者。

3）至少提前 0.5 小时肌内注射甲氧氯普胺 0.1~0.3mg/kg，最大不超过 10mg（严重腹泻者无须使用）。

4）经鼻 - 空肠管途径，确认已提前植入导管。

5）取出复温后的样品管，开盖，使用 50ml 一次性注射器吸入混悬的菌液（可用 10ml 生理盐水清洗样品管内残留的粪菌）；患者取坐位或侧卧位，将鼻 - 空肠管拉至颈后，从背面输注（保护心理）复温的菌液，时间 3~5 分钟，输注结束后用 5ml 生理盐水冲管。

6）术后对体位无特殊要求。

7）输注过程中严防呕吐、误吸（严格执行以上操作可避免），观察术中和术后临床反应。

8）强调：为保护患者心理，强烈建议在患者视线盲区完成准备和输注。

9）7 岁以下儿童治疗请与有经验的儿科专家沟通后治疗。

（3）经结肠 TET 途径

1）提前 1 小时取出粪菌样品解冻、复温。

2）经结肠 TET 途径，参照 TET 操作说明书，确认已提前植入 TET 管。

3）取出复温后的样品管，开盖，使用 50ml 一次性注射器吸入混悬的菌液（可用 5ml 生理盐水清洗样品管内残留的粪菌）；患者取右侧卧位，经 TET 管输注复温的菌液，时间 3~5 分钟，输注结束后用 5ml 生理盐水冲管。

4）术后保持右侧卧位至少 30 分钟方可平卧，再保持卧位至少 1.5 小时方可坐立。

5)观察术中和术后临床反应。

6)强调:为保护患者心理,强烈建议在患者视线盲区完成准备和输注。温度非常重要,低温菌液会刺激患者立即排便,导致操作失败。

(4)经肠道造瘘口途径

1)提前 1 小时取出粪菌样品解冻、复温。

2)经肠道造瘘口途径,建议用导尿管插入后,气囊固定,再输注。

3)取出复温后的样品管,开盖,使用 50ml 一次性注射器吸入混悬的菌液(可用 10ml 生理盐水清洗样品管内残留的粪菌);患者取卧位,经导管输注复温的菌液,时间 3~5 分钟,输注结束后用 5ml 生理盐水冲管。

4)术后保持卧位至少 2 小时方可坐、立。

5)观察术中和术后临床反应。

6)强调:为保护患者心理,强烈建议在患者视线盲区完成准备和输注。

(5)经结肠镜下结肠途径

1)提前 1 小时取出粪菌样品解冻、复温。

2)经结肠镜下结肠途径,需提前做肠道准备,不建议麻醉(患者可配合控制肛门),送肠镜至回盲部,使用配送的嵌道内一次性专用导管输注。

3)取出复温后的样品管,开盖,使用 50ml 一次性注射器吸入混悬的菌液(可用 5ml 生理盐水清洗样品管内残留的粪菌),经导管输注复温的菌液,时间 3~5 分钟,输注结束后用 5ml 生理盐水冲管,退镜时,注意抽吸气体,但避免抽吸肠腔液体。

4)输注结束后保持卧位至少 2 小时方可坐、立。

5)观察术中和术后临床反应。

6)强调:为保护患者心理,强烈建议在患者视线盲区完成准备和输注。温度非常重要,低温菌液会刺激患者立即排便,导致操作失败。

(6)经直肠灌肠途径

1)提前 1 小时取出粪菌样品解冻、复温。

2)取出复温后的样品管,开盖,使用 50ml 一次性注射器吸入混悬的菌液(可用 5ml 生理盐水清洗样品管内残留的粪菌),经直肠灌肠,每次灌注量约 50ml,一般不推荐此途径。

3)温度非常重要,低温菌液会刺激患者立即排便,导致操作失败。

4)选择合适的时机,经合适的输入途径,快速将解冻的粪菌悬液输注到患者的结肠或者小肠。

（五）术后随访

1. 术后反应。术后数小时（多为 3 小时），少数患者发生腹泻、腹痛、发热，偶有高热，一般 1~2 小时可自行缓解，不需用药物处理，更不可使用抗生素。若治疗前患者病情危重，建议治疗后每 1~2 天检测一次血常规和 C 反应蛋白。少数人可在治疗后 3 天内 C 反应蛋白轻度升高，无须特殊处理，短期内可自行下降。

2. 治疗结束后，主诊医生应对患者进行术后观察，密切注意患者的病情变化，并就术前、术中和术后的问题及时与粪菌库专家联系。

3. 在患者病情好转后主诊医生仍应做好随访工作，及时把治疗情况反馈给粪菌库所在医院，以便为粪菌库所在医院日后能更好地为更多患者实施救援提供经验。

（六）饮食提醒

1. 术前禁食，腹泻严重者应禁止术后过早摄入油腻饮食、高蛋白饮食和肠内营养液（粉）。

2. 术后 1~3 天内推荐摄入米汤、稀饭、馒头，后据病种和病情缓慢放开饮食。

3. 需要鉴别术后不当饮食导致的肠道症状；即使术后肠道症状得到很快控制，也不能快速放开饮食类型。

（李倩倩 张发明）

参考文献

［1］ CUI B, LI P, XU L, et al. Step-up fecal microbiota transplantation (FMT) strategy. Gut microbes, 2016, 7 (4): 323-328.

［2］ GOPALAKRISHNAN V, SPENCER CN, NEZI L, et al. Gut microbiome modulates response to anti-PD-1 immunotherapy in melanoma patients. Science, 2018, 359 (6371): 97-103.

［3］ IANIRO G, MASUCCI L, QUARANTA G, et al. Randomised clinical trial: faecal microbiota transplantation by colonoscopy plus vancomycin for the treatment of severe refractory Clostridium difficile infection-single versus multiple infusions. Alimentary Pharmacology & Therapeutics, 2018, 48 (2): 152-159.

［4］ JUUL FE, GARBORG K, BRETTHAUER M, et al. Fecal Microbiota Transplantation for Primary Clostridium difficile Infection. The New England journal of medicine, 2018, 378 (26): 2535-2536.

［5］ KELLY CR, KAHN S, KASHYAP P, et al. Update on Fecal Microbiota Transplantation 2015: Indications, Methodologies, Mechanisms, and Outlook. Gastroenterology, 2015, 149 (1): 223-237.

［6］ KELLY CR, KIM AM, LAINE L, et al. The AGA's Fecal Microbiota Transplantation National Registry: An Important Step Toward Understanding Risks and Benefits of Microbiota Therapeutics. Gastroenterology, 2017, 152 (4): 681-684.

［7］ LEE CH, STEINER T, PETROF EO, et al. Frozen vs Fresh Fecal Microbiota Transplantation and Clinical Resolution of Diarrhea in Patients with Recurrent Clostridium difficile Infection: A Randomized Clinical Trial. Jama, 2016, 315 (2): 142-149.

［8］ LI P, ZHANG T, XIAO Y, et al. Timing for the second fecal microbiota transplantation to maintain the long-term benefit from the first treatment for Crohn's disease. Applied Microbiology and Biotechnology, 2019, 103 (1): 349-360.

［9］ LONG C, YU Y, CUI B, et al. A novel quick transendoscopic enteral tubing in mid-gut: technique and training with video. BMC Gastroenterology, 2018, 18 (1): 37.

［10］ MATSON V, FESSLER J, BAO R, et al. The commensal microbiome is associated with anti-PD-1 efficacy in metastatic melanoma patients. Science, 2018, 359 (6371): 104-108.

［11］ MCDONALD LC, GERDING DN, JOHNSON S, et al. Clinical Practice Guidelines for Clostridium difficile Infection in Adults and Children: 2017 Update by the Infectious Diseases Society of America (IDSA) and Society for Healthcare Epidemiology of America (SHEA). Clinical Infectious Diseases: an Official Publication of the Infectious Diseases Society of America, 2018, 66 (7): 987-994.

［12］ OTT SJ, WAETZIG GH, REHMAN A, et al. Efficacy of Sterile Fecal Filtrate Transfer for Treating Patients with Clostridium difficile Infection. Gastroenterology, 2017, 152 (4): 799-811 e7.

［13］ PARAMSOTHY S, KAMM MA, KAAKOUSH NO, et al. Multidonor intensive faecal microbiota transplantation for active ulcerative colitis: a randomised placebo-controlled trial. Lancet, 2017, 389 (10075): 1218-1228.

［14］ PENG Z, XIANG J, HE Z, et al. Colonic transendoscopic enteral tubing: A novel way of transplanting fecal microbiota. Endoscopy International Open, 2016, 4 (6): E610-613.

［15］ PHILIPS CA, PANDE A, SHASTHRY SM, et al. Healthy Donor Fecal Microbiota Transplantation in Steroid-Ineligible Severe Alcoholic Hepatitis: A Pilot Study. Clinical Gastroenterological and Hepatology, 2017, 15 (4): 600-602.

［16］ ROUTY B, LE CHATELIER E, DEROSA L, et al. Gut microbiome influences efficacy of PD-1-based immunotherapy against epithelial tumors. Science, 2018, 359 (6371): 91-97.

［17］ WANG H, CUI B, LI Q, et al. The Safety of Fecal Microbiota Transplantation for Crohn's Disease: Findings from A Long-Term Study. Advances in therapy, 2018, 35 (11): 1935-1944.

［18］ XU L, ZHANG T, CUI B, et al. Clinical efficacy maintains patients' positive attitudes toward fecal microbiota transplantation. Medicine, 2016, 95 (30): e4055.

［19］ ZHANG F, CUI B, HE X, et al. Microbiota transplantation: concept, methodology and strategy for its modernization. Protein & Cell, 2018, 9 (5): 462-473.

［20］ Fecal Microbiota Transplantation-Standardization Study Group. Nanjing consensus on methodology of washed microbiota transplantation. Chinese Medical Journal, 2020, 133 (19): 2330-2332.

第七章　粪菌移植

第一节　粪菌移植的适应证和禁忌证

FMT 用于疾病治疗的最早文字记载可追溯到 1 700 多年前的公元 4 世纪，葛洪通过"黄金汤"治疗严重食物中毒和腹泻。近代关于 FMT 的报道可以追溯到 1958 年，虽然当时尚不清楚引起假膜性肠炎的病原体，Eiseman 等仍成功对 4 例难治性重症假膜性肠炎患者实施了粪液灌肠辅助治疗。过去 20 年的回顾性及非对照前瞻性队列研究表明 FMT 对成人和儿童复发性难辨梭状芽孢杆菌感染（recurrent clostridioides difficile infection，rCDI）的治愈率可达 83%~100%。FMT 的治疗适应证范围在扩大，以 FMT 治疗成人和儿童 rCDI 有效性的证据最为充分。

一、粪菌移植治疗艰难梭菌感染

FMT 对成人 rCDI 治愈率接近 90%。虽然复发性或严重 CDI 在儿童中的问题逐渐严峻，但仍缺乏 FMT 在儿童中应用的研究资料。CDI 是医院内感染性腹泻最常见的病因。成人 CDI 中医院获得性约占 65%，而社区获得性感染约为 35%。CDI 在儿科患者中也有所增加。旧观点认为 CDI 主要见于成人及住院患者，目前则认为非住院儿童及炎症性肠病（inflammatory bowel disease，IBD）、癌症患儿或有其他危险因素的腹泻患儿都应检测艰难梭菌病原体。研究观察到幼兔对艰难梭菌毒素具有抗性，由此提出幼兔的远端肠道缺乏毒素受体。临床研究观察到的似乎与兔模型一致，艰难梭菌作为病原体引起婴儿腹泻的能力有待商榷。因此，许多儿科感染和消化专家、成人 CDI 专家及美国儿科学会都建议

1 岁以下患儿不考虑 CDI,1~2 岁儿童诊断 CDI 时应谨慎。

与成人 CDI 以院感为主的情况不同,儿童 CDI 的 70%~80% 为社区获得性,是院感相关 CDI 的 3 倍。儿科 rCDI 的危险因素与成人略有不同,包括既往使用抗生素、近期手术、恶性肿瘤、实体器官移植、气管造口或胃造瘘管、使用抑酸剂及 CDI 治疗期间使用其他非抗 CDI 的抗生素。幸运的是,儿童中与 CDI 相关的严重并发症并不像成人患者那么常见。成人和儿童 IBD 患者的 CDI 发生率远超一般人群。(美国)全州范围的数据库显示 2009—2012 年出院 IBD 患儿的 CDI 患病率为 46/1 000,而非 IBD 患儿的 CDI 患病率仅为 4.1/1 000($P<0.001$)。此外,25%CDI 发生在癌症患儿中。IBD、囊性纤维化(cystic fibrosis, CF)或恶性肿瘤患者也有较高艰难梭菌无症状携带率。一项研究表明,无腹泻症状癌症患儿的艰难梭菌定植率为 29%,既往有过 CDI 的无症状癌症患儿艰难梭菌定植率为 55%。与肿瘤或 IBD 患者类似,CF 患者的产毒素艰难梭菌携带率高导致对此类易感人群的临床决策复杂化。

CDI 诊断标准为 24 小时内至少 3 次稀便,并持续至少 2 天,且确诊依赖于实验室检查。用于临床诊断的检测方法包括核酸扩增试验(nucleic acid amplification test,NATT)和谷氨酸脱氢酶(glutamate dehydrogenase,GDH)联合毒素检测。rCDI 患儿施行 FMT 治疗的指征包括:

1. rCDI(CDI 治疗后 8 周内症状复发)

(1)至少 3 次轻至中度活动性 CDI 发作,6~8 周的万古霉素或其他替代的窄谱抗生素(如利福昔明、硝唑尼特)治疗失败。

(2)至少 2 次因严重 CDI 发作而住院,与严重并发症相关。

(3)复发 1 次,但有再次发作的危险因素,包括严重及复杂的 CDI。

2. 标准化治疗(含万古霉素)1 周以上无反应的中度活动性 CDI,建议对这样的病例再行检查,警惕除了 CDI 以外的病因,如 IBD。

3. 标准化治疗超过 48 小时无反应的严重 CDI 或暴发性艰难梭菌结肠炎。

4. 难治性 CDI,第一种定义为在标准化抗 CDI 治疗下,症状仍持续加重至少 3 周。第二种为获得性的恶化或持续性腹泻,在口服万古霉素至少 5 天仍有以下其中一种情况:持续腹痛、发热>38℃或白细胞计数>15×10^9/L。

目前尚无 FMT 治疗儿童 rCDI 的随机对照试验,应用非传统治疗方式时也必须考虑许多临床和监管因素。目前研究正探索 CDI 和 rCDI 患儿对不同治疗方案的反应,有助于为今后儿科 FMT 指南提供证据。

二、FMT 的其他适应证

FMT 也被视为 IBD（克罗恩病及溃疡性结肠炎）、移植物抗宿主病、神经精神疾病和代谢综合征等其他疾病治疗的选择。然而，对于 IBD 和其他疾病，FMT 的治疗证据尚不充分，还不足以推荐作为患儿常规临床治疗手段。在特定疾病中应用 FMT 需要考虑疾病特点，现有的 FMT 治疗 rCDI 经验不能直接用于其他疾病当中，应当优化后再应用。

已有 FMT 治疗 IBD 的临床试验报道。探索 FMT 对 IBD 等的疗效可能会改变微生态疗法对此类慢性疾病的治疗前景。最近的系统综述分析表明，FMT 治疗 IBD 的临床缓解率为 28%，而安慰剂为 9%。贮袋炎是由微生物感染引起的 IBD 异常术后状态，是最有可能由抗生素及益生菌治愈的 IBD 类型。因此，FMT 治疗贮袋炎有较好前景，但目前缺乏相关的儿科研究。由于没有 FMT 治疗克罗恩病的随机对照试验研究，FMT 对于克罗恩病的治疗作用仍然不确定。几项 FMT 对 IBD 疗效的试验研究正在进行中。

探索 FMT 对功能性胃肠病，尤其是肠易激综合征和慢性特发性便秘疗效的研究正处于积极探索阶段，但研究对象都不包括儿童。两项随机对照试验研究了 FMT 对功能性肠病的疗效。其中一项双盲安慰剂对照试验纳入 90 例有腹泻症状或同时合并腹泻和便秘症状的 IBS 患者，FMT 与安慰剂的诱导症状缓解率差异有统计意义（$P=0.049$）。症状缓解定义为一次结肠镜途径行 FMT 治疗，随访 3 个月，IBS 严重程度评分下降 75 分。另一项试验纳入 60 名慢传输型便秘患者，随机分为连续 6 天鼻胃管 FMT 治疗组或常规治疗组。结果表明，两组患者达到平均每周至少 3 次完全自发排便的比例有统计学意义（53.3% *vs.* 20.0%，$P=0.009$），且 FMT 组患者的大便性状评分和结肠传输时间也有所改善。但 FMT 组中与治疗相关的不良事件数多于对照组（50 例 *vs.* 4 例）。

研究也探索了 FMT 对肝性脑病的疗效。一项小样本量的随机对照试验将 20 例伴难治性肝性脑病的男性肝硬化患者随机分为接受 5 天广谱抗生素预治疗后进行单次 FMT 灌肠的干预组或标准护理组。干预组患者的严重不良事件发生率低且认知能力改善。干预组中终末期肝病模型（the model for end-stage liver Disease，MELD）评分在使用抗生素后有短暂性升高。但这项研究可能存在混杂因素，因为干预组患者还继续接受了乳果糖和 / 或利福昔明治疗。

目前尚无评估 FMT 对原发性硬化性胆管炎疗效的临床试验发表，但有 1 项正在进行中的成人研究。

异体造血干细胞移植后移植物抗宿主病（graft versus-host disease, GVHD）有关的死亡事件与广谱抗生素的使用、肠道微生物多样性减少, 特别是厌氧菌的消失密切相关。既往病例系列研究显示 FMT 对异体造血干细胞移植后少数难治性 GVHD 患者的胃肠道症状缓解有效。

成年代谢综合征患者接受来自"苗条"粪便供者 FMT 的 6 周后出现暂时性糖代谢改善, 而 12 周时对胰岛素抵抗影响并不显著。两项共纳入 56 名患者的随机对照试验表明, 白种人的肥胖男性代谢综合征患者通过鼻 - 十二指肠管输注 1~2 次来自"苗条"供者的 FMT 后 6 周内的外周（非肝内）胰岛素敏感性有所改善, 但 18 周时这种改善情况已不存在。虽然这些研究值得关注, 但是 FMT 疗效有限、短暂, 以及研究的样本量较小, 尚不能推荐 FMT 用于代谢综合征的治疗。

FMT 可能通过直接生态竞争减少潜在的有害多重耐药菌（multidrug-resistant organisms, MDRO）定植, 是 FMT 值得关注的应用领域。

尽管尚未在随机对照试验中得到验证, 但认为 FMT 对孤独症可能有效。由于脑 - 肠 - 微生物轴的存在, FMT 可能用于治疗包括癫痫在内的各种中枢神经系统疾病。除了 rCDI, 应用 FMT 治疗疾病都没有足够的循证医学证据支持, 应该仅用于科研。

三、FMT 的禁忌证

1. 初发 CDI 的治疗。虽然 FMT 对 rCDI 治愈率高, 但 FMT 不该用于初发 CDI 的治疗。使用适量抗生素治疗 CDI 至少 10 天后复发才考虑使用 FMT。对于复发性 CDI 的治疗, 也应先考虑使用延长万古霉素和 / 或非达霉素疗程或使用缓释制剂, 然后再考虑 FMT。对于治愈率低的严重或复杂 CDI, 考虑 FMT 之前, 也应给予药物治疗降低复发风险。

2. 存在置胃十二指肠管、小肠镜检查和结肠镜检查的解剖学禁忌证。

3. 近期（6 周内）化疗或持续中性粒细胞减少或骨髓或实体器官移植后免疫力低下者。

4. HIV 感染 CD4 细胞计数少于 200 个 /μl。

5. 使用免疫抑制剂, 如高剂量皮质类固醇（泼尼松 > 20mg, 每日 1 次或同等剂量激素）、钙调磷酸酶抑制剂、mTOR 抑制剂或生物制剂（如抗肿瘤坏死因子, 抗整合素）。

6. 妊娠。

7. 初始治疗时使用除抗 CDI 以外的抗生素。

8. 进入重症监护病房并需要血管加压药治疗。

9. 肝硬化失代偿期。

10. 中毒性巨结肠或出现肠梗阻。

11. 若 FMT 后需要立即使用广谱抗生素则为 FMT 的相对禁忌证。

12. 严重的食物过敏。

13. 母乳喂养。

14. 其他传染性腹泻。

这些排除标准特别重要,因为 FMT 不应耽误一些需要肠切除以挽救生命的外科疾病。肠道动力可能是 FMT 必需的成功因素。

FMT 处于起步阶段,尽管其研究和临床应用范围正在迅速扩大,但仍存在许多知识缺口,迫切需要开展合作研究,以推进这一领域,特别是在儿科的发展。随着我们对 FMT 的认知提高,我们希望加深对微生物群在健康和疾病中作用的理解。此外,我们将利用这些知识,立足现有宏基因组鸟枪法检测移植整体菌群的 FMT,开发更有针对性的、精细的、安全的和有效的微生物疗法,治疗更多儿科疾病。

第二节　粪菌移植的途径

FMT 可通过下消化道途径(保留灌肠、结肠镜),上消化道途径(胃镜、鼻胃管、鼻 - 十二指肠管或鼻 - 空肠管)或通过口服胶囊方式(包含冷冻 FMT 或粪便冻干粉)进行。由于缺乏证据,FMT 的准备更像是一门技术,而非科学。供者的粪便准备形式应与输注形式一致,容易通过内镜的活检通道、胃造口管、空肠造口管、鼻胃管、鼻 - 十二指肠管或鼻 - 空肠管途径输注。系统综述中的荟萃分析显示结肠镜途径 FMT 对 rCDI 的疗效略高于上消化道途径。有一项研究表明,FMT 输注至胃、十二指肠 / 空肠、盲肠 / 升结肠及直肠的治愈率分别为 81%、86%、93% 和 84%。

已有研究中粪菌悬液制备的大致流程为:按不同比例将粪便与盐水或水混合,使用勺子、搅拌机或类似设备实现粪便与溶液均质混合,再通过纱布垫、筛子或咖啡过滤器过滤。50~100g 粪便添加 300~700ml 溶液稀释。用于上消化道输注的常规推荐体积为 30~100ml,在儿童中推荐更小的体积。

准备 FMT 期间的环境条件可能会影响菌群组成及后续疗效。最近的研究数据表明粪便均质混合过程中暴露于有氧环境中会改变粪便菌群组成,并可能影响疗效。认识到粪便样本是一动态的微生物系统而非静态这一点非常重要。环境变化可能迅速而显著影响供者粪便中微生物的组成及活性。

一项随机试验表明,使用新鲜或冷冻大便 FMT 的治愈率差异没有统计学意义。基于当前证据,冷冻后解冻的粪便与新鲜粪便效用类似。近期临床观察表明,没有活菌的粪便也可成功治疗 rCDI。此外,临床试验积极探索了使用选择性活菌或孢子组合替代整体粪便进行移植,各结果成功率不同。这一领域正发展,大多数专家认为 FMT 代表了我们对微生态疗法的初探。

一、FMT 的传输途径

(一)上消化道途径 FMT

通过鼻胃管、鼻 - 十二指肠管、肠镜或胃镜途径 FMT 治疗 rCDI 已被证实安全有效。在随机试验中,经鼻 - 十二指肠管途径 FMT 治疗 rCDI 比万古霉素更有效。此外,FMT 也可以通过经皮胃造口管安全有效地输注。上消化道途径 FMT 可能特别适用于有禁忌证或难以忍受肠镜检查和 / 或不能保留灌肠的某些患者。通常来说,上消化道途径 FMT 的粪菌悬液体积为 25~150ml 或 250ml,比下消化道少。500ml 以内的悬液可以成功且安全地通过上消化道途径输注。如果施用于上消化道的悬液量过大,有回流和误吸风险。曾有研究报道了在全身麻醉下通过小肠镜途径将 100~150ml 粪菌悬液送入远端十二指肠治疗 1 例 80 岁 rCDI 患者,但过程中患者因误吸死亡。另有 1 例误吸报道发生在 FMT 镇静期间,还未将任何粪便成分输注给患者。另有研究报道了通过鼻 - 十二指肠管途径施行 500ml FMT 的患者因吸入性肺炎死亡,该患者 2 年前行上颌癌手术,放射治疗后有吞咽功能不协调。因此,有反流风险(如大食管裂孔疝、严重的胃食管反流病等)和 / 或吞咽障碍患者(通过胃造口管输注则可以)应慎用上消化道 FMT。英国胃肠病学会(British Society of Gastroenterology,BSG)和医疗保健感染协会(Healthcare Infection Society,HIS)指南建议用于上消化道的粪菌悬液不超过 100ml 以减少这些风险。由于潜在的吸入风险,患者可以在 FMT 前 1~2 小时禁食。

临床上适当情况下,可通过上消化道 FMT 治疗复发性或难治性 CDI。对于适合通过上消化道途径 FMT 的患者,建议通过鼻胃、鼻 - 十二指肠管、鼻 - 空肠管或胃镜途径,也可以通过永久性营养管。上消化道 FMT 输注体积不超过 100ml。对于有反流风险和 / 或吞咽障碍患者,慎用上消化道 FMT。

（二）下消化道途径 FMT

1. 保留灌肠途径 FMT 对于成年患者,灌肠及结肠镜途径 FMT 成功率相差无几。对于儿科患者,成功 FMT 往往需要充分准备及患儿依从性。通过结肠镜或灌肠方式 FMT 达到最佳效果所需的粪便保留时间没有相应的结论,缺乏相关临床试验。一些研究中心使用直肠 Foley 球囊或抗动力药(如洛哌丁胺)增加 FMT 后粪菌悬液保留时间。但这些做法的效用缺乏具体研究或临床数据验证。虽然灌肠方式 FMT 可以成功治疗 rCDI,但疗效似乎低于其他 FMT 途径。在一项比较新鲜和冷冻 FMT 治疗 rCDI 疗效的随机研究中,意向性分析表明冷冻粪便组及新鲜粪便组患者经历单次灌肠后症状缓解仅为 52.8% 及 50.5%(57/108 *vs.* 56/111)。但至少 3 次灌肠后,两组症状缓解率都>80%。最近一项随机研究表明,单次 FMT 灌肠或 6 周万古霉素治疗 rCDI 后 CDI 复发率相似(分别为 9/16 *vs.* 5/12)。即使如此,对于患者有全结肠镜检查禁忌证等情况时灌肠有一定优势。在医院之外进行多次灌肠输注也相对容易实现。

2. 结肠镜途径 FMT 若考虑有潜在炎症,通过结肠镜行 FMT,可同时观察结肠黏膜并取组织活检辅助诊断伴随疾病。包括成人和儿科患者在内的荟萃分析结果显示,通过结肠镜或鼻胃管途径 FMT 治疗 rCDI 的疗效差异没有统计学意义。但在最近的多中心综述中,儿科患者通过结肠镜的 FMT 明显比其他途径 FMT 更有效(*OR*=2.6)。结肠镜 FMT 将粪菌悬液输送至回肠或盲肠,对 rCDI 治愈率为 91%。观察性研究中将粪菌悬液输送至回肠或末端回肠也有同样高的治愈率,分别为 88%(*n*=14/16)和 91%(*n*=21/23)。结肠镜 FMT 还有助于评估是否存在假膜性肠炎。一些研究中,是否存在假膜性肠炎影响 FMT 方案。由于大多数 CDI 患者为体弱者或老年人,全结肠镜检查并不总是安全或可行的。在无法进行全结肠镜的情况下(不能耐受结肠镜检查、严重结肠炎等),可选择乙状结肠镜下保留灌肠。灌肠用粪菌悬液范围为 150~500ml。乙状结肠镜下输注粪菌悬液量范围也类似。有研究表明,100ml 悬液治愈率为 94%;250~400ml 治愈率为 100%;而 500~700ml 悬液的治愈率为 92%。

很难比较不同研究中粪菌悬液的"浓度",因为不同研究方案使用了不同起始量的粪便。酌情使用结肠镜途径 FMT 治疗复发性或难治性 CDI。采用结肠镜 FMT 时,建议输送至盲肠或末端回肠,因为输注至这些部位的有效率似乎最高。保留灌肠是下消化道 FMT 的途径之一,可结合结肠镜和乙状结肠镜灵活应用。

（三）粪菌胶囊

通过口服胶囊的 FMT 疗效与其他途径似乎一样。胶囊化 FMT 旨在消除常规途径 FMT 的一些如侵入性操作和适口性等顾虑。样本量最大的粪菌胶囊治疗 rCDI 病例系列研究指出粪菌胶囊治疗 8 周后无抗生素临床缓解率为 82%（147/180），第二个疗程后的缓解率为 91%（164/180）。胶囊中含有生理盐水稀释粪便及 10% 甘油，每天口服 15 粒胶囊，连续口服 2 天（相当于平均 48g 未稀释粪便）。其他使用均质粪便替代冻干粪便的小样本量病例系列研究也是类似结果。有两项随机研究探索了胶囊化 FMT 对 rCDI 的疗效。有一篇为摘要，比较了"高剂量"冷冻 FMT 胶囊方案（每天 30 粒，疗程为 2 天）与"低剂量"方案（30 粒，疗程为 1 天）的疗效。单次治疗 12 周时，两组疗效均达到 96%（粪菌胶囊 $n=51/53$；结肠镜途径 $n=50/52$）。

胶囊化 FMT 有一些未解决的问题。胶囊体积通常较大，一天内吞服 30 粒对于 CDI 患者来说可能是一项艰巨任务，尤其对于已有较重用药负担的体弱老年人。吞服胶囊后的随访时间相对短于其他 FMT 途径，主要不良反应为头痛、腹痛和恶心。胶囊化 FMT 适用于可以接受并耐受这一方式的患者，且在治疗时不需要结肠镜评估。由于 FMT 所需胶囊的数量较多且体积较大，在小年龄儿童中的应用具有挑战性，目前还不可行。

胶囊化 FMT 在 rCDI 治疗中有一定前景。在可实施的单位，粪菌胶囊可作为患者治疗的备选项。胶囊制备应遵循标准方案，需要进一步证实最佳配比和配方。

各种粪菌移植输注方式的优缺点见表 2-7-1。

表 2-7-1　常用粪菌移植方式的优缺点

项目	结肠镜	鼻肠管	灌肠[a]
优点	• 覆盖全结肠 • 可以取活检、评估疾病及严重程度 • 操作可控	• 操作简便快速 • 过程温和 • 几乎覆盖全消化道	• 管理非常简单 • 无须肠道准备 • 设施要求灵活
缺点	• 需肠道准备和禁食 • 耗时长 • 需更多人力 • 有穿孔风险	• 需放射成像定位 • 置管错误时需重新置管	• 仅能达脾曲 • 通常需要多次灌肠

续表

项目	结肠镜	鼻肠管	灌肠 [a]
耗时（min）			
临床医师			
组织准备	5	20	0
实施过程	30	5	5
记录随访	15	15	15
合计	50	40	20
助理			
组织准备	35	45	15
实施过程	40	5	5
记录随访	20	35	30
合计	95	85	50
肠道准备	是	是	否
所需设施	• 内镜室 • 有冲洗功能的结肠镜设备 • 结肠镜清洁系统	• 医院住院部或门诊 • 放射成像设备	医院住院部或门诊
所需人员	• 经过临床培训的消化专科医生 • 经过结肠镜操作和肠道准备过程培训的助理	• 经过临床培训的消化专科医生 • 经过肠道准备过程培训的助理 • 放射科医生	• 经过临床培训的消化专科医生 • 经过肠道准备过程培训的助理
记录内容	• 内镜编号 • 确认内镜已清洁 • 添加的生理盐水量 • 参与人员 • 操作过程 • 供者粪菌悬液编号和使用时间 • 粪菌液的运输和保存条件	• 管子的生产厂家和产品批号 • 添加的生理盐水量 • 参与人员 • 操作过程 • 供者粪菌悬液编号和使用时间 • 粪菌液的运输和保存条件	• 灌肠设备的制造厂家和产品批号 • 参与人员 • 操作过程 • 供者粪菌悬液编号和使用时间 • 粪菌液运输和保存条件

注：[a] 根据 Brandt 等描述的方法及我们准备 FMT 过程中的临床经验。

二、影响 FMT 疗效的因素

（一）FMT 中特定药物的使用

通过下消化道途径 FMT 之前,应做好肠道准备;上消化道途径 FMT 也应考虑肠道准备,优先考虑使用聚乙二醇。上消化道途径 FMT 前一天晚上和当天早上可考虑使用质子泵抑制剂。下消化道途径 FMT 之后考虑口服单剂洛哌丁胺(或其他抗动力药)。上消化道途径 FMT 之前考虑使用促动力药(如甲氧氯普胺)。为 CDI 患者施行 FMT 时应全程注意防止艰难梭菌传播(肠道护理预防性措施、对内镜行灭孢子消毒等)。

（二）FMT 前抗生素的使用

抗生素治疗 CDI 应至少在 FMT 之前 72 小时进行。

（三）使用抗生素与 FMT 之间的洗脱期

为了尽量减少抗生素对 FMT 粪菌悬液的任何有害影响,从最后一剂抗生素到 FMT 治疗之间至少应有 24 小时洗脱期。若患者在 FMT 后 8 周内有长期应用抗生素指征,或有需使用其他非抗 CDI 类抗生素的指征,应咨询传染病专家或医学微生物学家的意见。

第三节　粪菌移植的过程

建议在具有治疗经验的中心进行 FMT,并长期监测不良反应。FMT 在技术上易于执行,本节强调此试验性操作过程的安全性和监管的注意事项。FMT 不应由无资质的人员或家庭成员执行,也不应在医疗机构或诊所之外进行。此外,选择 FMT 患者时也应多些考量。供者的年龄、性别、饮食、健康状况和既往病史是治疗成功的可能预测因素。上述所有 FMT 研究对象均为成人,迄今尚无对 rCDI 患儿行 FMT 的对照研究报道。

一、供者筛选和特有的考虑

需要适当筛选 FMT 供者。但缺乏基于供者特征研究 FMT 疗效的数据。大多数已发表的推荐意见仅仅反映了专家观点。了解 CDI 的发病机制有助于指导选定最佳 FMT 供者。CDI 通常发生在抗菌治疗或环境因素扰乱了肠道微生物群平衡之后。与未发生 CDI 相比,CDI 患者在抗生素治疗前具有独特的肠道菌群特征,表明菌群定植异常可能具有发生感染的倾向性。微生物多样性减少与

CDI 复发风险高相关。高丰度兼性厌氧菌及缺乏双歧杆菌及拟杆菌丰度与 CDI 相关。儿童瘤胃球菌和克雷伯菌丰度高与艰难梭菌易感性增高相关。双歧杆菌的菌群结构具有艰难梭菌定植抗性。因此,理想的供者粪便应富含双歧杆菌和拟杆菌。最近的数据表明,FMT 成功不仅取决于细菌,还可能依赖病毒 / 噬菌体和胆汁酸成分。因为噬菌体组成本质上取决于细菌组成,以下这些结论应谨慎。

二、年龄

出于法律方面的考虑,一般建议粪便供者为 18 岁以上的成人。但既往研究显示,青少年和幼儿的肠道微生物特征与成人截然不同。因此,虽然短期内成人的 FMT 研究数据有借鉴意义,但儿科患者对菌群移植的治疗反应可能不同。成人微生物群与儿童的差异可能会影响患儿对移植来的微生物群的耐受性或抗性及黏膜愈合的能力。此外,将年长 20~30 岁的成人菌群移植给儿童,安全性和有效性都有待考量。联合协会共识推荐(Joint Society Consensus Recommendation, JSCR)给美国食品药品管理局(FDA)的信中指出,"只要获得父母和儿童的同意,儿童也可以作为供者。"有必要对年龄匹配的供者行进一步研究。

三、性别

一些研究人员推测男性可能是首选的供者,因为女性的微生物群可能使她们更容易患 IBS。然而,目前没有证据表明供者性别会影响 FMT 疗效或者无症状健康女性微生物群的 IBS 易感性。

四、健康筛查及问卷

目前认为所有供者都应行健康筛查。FDA 关于筛查的法规仍在变化中,因此建议行 FMT 的机构定期追踪最新的 FDA 指南。FMT 供者的筛查应像筛查献血者那样填写调查问卷,排除可能在 FMT 过程中传播疾病或相关危险因素的供者。也建议继续通过问卷或其他方法评估供者在初始纳入至收集标本这一时间间隔内在纳排标准上发生的变化。之前的筛查推荐也提出了其他可能影响肠道微生物群的排除标准,包括神经、精神心理、代谢、免疫、胃肠道疾病、肥胖、长期使用 PPI、恶性肿瘤和近期使用过抗生素等。

五、推荐用于供者的病史 / 健康筛查调查表

1. 过去 3 个月内接受抗菌药物治疗。

2. 人类免疫缺陷病毒和 / 或病毒性肝炎暴露史,结核病史或潜伏结核感染。

3. 有感染血液传播病毒的危险因素,包括过去 6 个月内发生过高风险性行为、使用非法药物、文身 / 身体有穿孔 / 针刺损伤 / 输血 / 针灸。

4. 在过去 6 个月接触减毒活病毒。

5. 基础胃肠道疾病 / 症状(IBD 病史、IBS、慢性腹泻、慢性便秘、乳糜泻、肠切除或减重手术等),还包括过去 2 周内的急性腹泻 / 胃肠道症状。

6. 任何严重的胃肠道疾病家族史(IBD 或结肠直肠癌的家族史等)。

7. 特应性疾病史(哮喘、嗜酸粒细胞性疾病等)。

8. 系统性自身免疫性疾病。

9. 包括糖尿病和肥胖症在内的代谢紊乱。

10. 任何神经或精神心理疾病,或有朊病毒感染风险。

11. 慢性疼痛综合征,包括慢性疲劳综合征和纤维肌痛。

12. 任何恶性肿瘤病史。

13. 常规使用或在过去 3 个月内服用以下药物,如抗生素、质子泵抑制剂、免疫抑制或化学治疗药。

14. 接受生长激素、胰岛素或凝血因子浓缩制剂史。

15. 过去 6 个月内接受试验性药物或疫苗史。

16. 过去 6 个月内前往热带国家旅行。

虽然应该根据具体情况分析相应问题的答案,但以上任何一个问题的肯定回答通常会导致供者在初期筛选阶段即被排除。

六、实验室筛查

实验室指标筛查应在粪便捐赠前 4 周内进行。

七、推荐的血清学检测

(一)病原体筛查

1. 甲肝 IgM。

2. 乙肝(HBsAg 和 HBcAb)。

3. 丙肝抗体。

4. 戊肝 IgM。

5. HIV-1 和 HIV-2 抗体。

6. HTLV-1 和 HTLV-2 抗体。

7. 梅毒螺旋体抗体（TPHA，VDRL）。

8. EBV IgM 和 IgG。

9. CMV IgM 和 IgG。

10. 粪类圆线虫 IgG。

11. 溶组织内阿米巴血清滴度。

（二）常规 / 代谢筛查

1. 全血细胞及分类计数。

2. 肌酐和电解质。

3. 转氨酶（包括白蛋白、胆红素、氨基转移酶、γ- 谷氨酰转移酶和碱性磷酸酶）。

4. C 反应蛋白。

八、建议的粪便检查

1. 艰难梭菌 PCR。

2. 弯曲杆菌、沙门菌和志贺菌培养和 / 或 PCR。

3. 产志贺毒素大肠埃希菌 PCR。

4. 检测多重耐药细菌，至少检测产碳青霉烯酶肠杆菌和超广谱 β- 内酰胺酶，具体应基于危险评估及当地流行情况考虑检测其他耐药菌［包括耐万古霉素肠球菌（vancomycin resistant Enterococci，VRE）和 / 或耐甲氧西林金黄色葡萄球菌（methicillin resistant Staphylococcus aureus，MRSA）］。

5. 粪便虫卵、囊孢和寄生虫检测，包括微孢子虫、隐孢子虫和贾第鞭毛虫的粪便抗原、环孢子虫和等孢子球虫的快速酸性染色。

6. 幽门螺杆菌粪便抗原。

7. 诺如病毒、轮状病毒 PCR。

九、广泛供者和粪菌库

美国食品药品管理局及 2013 年 JSCR 推荐，患者或医生应该知道粪便供者信息，然而该指南草案未获批。考虑时间、物流和经济成本，许多中心发现在医院内难以实现 FMT 供者的选择、筛选和粪便处理。因此，在研究和临床实践中，利用粪菌库进行 FMT 已越来越普遍。研究还表明，广泛供者可能比个别供者产生更好的疗效。

十、供者粪便收集

关于供体粪便收集的证据或指南很少。此过程关键在于减少环境交叉污染。提倡使用清洁收集装置,保持操作过程的无菌。为了促进过程标准化以提供安全有效的菌群,应向供者说明清楚粪便收集的过程。

(1)清楚告知供者保持手卫生。

(2)供者粪便应保存在密封的清洁容器中。许多专门设计的商业化容器都可使用。

(3)最好直接收集粪便放入清洁容器中;或可先收集至干净的纸巾上,再转移到干净容器中。

(4)粪便排出后应尽快运送到 FMT 移植现场(供者的粪便排出后 6 小时内);若需短时间存储,则应在温度为 4℃中存储。

十一、患者准备

患者 FMT 前的抗生素使用、肠道准备、PPI 使用和饮食等方面准备在研究期间各不相同。

(一)FMT 前的抗生素使用

许多研究在 FMT 之前给予进一步抗艰难梭菌治疗。治疗方案包括万古霉素、甲硝唑、非达霉素等。一项研究使用了包括利福昔明在内的多种治疗方案。一些研究提倡 FMT 前使用甲硝唑、口服万古霉素或非达霉素至少 3 天。但多数推荐意见认为 FMT 前 12~48 小时应停止使用抗生素。这一推荐意见得到了几项已发表研究的支持。需注意的是,没有研究直接对比 FMT 前有无使用抗生素对根除 CDI 的疗效。哪种抗生素更好,抗生素达到最佳效果需要多少天,以及 FMT 后多久能停止使用等其他问题仍然存在。英国胃肠病学会和医疗保健感染协会指南推荐在 FMT 前至少 72 小时抗生素治疗 CDI。

(二)抗生素使用与 FMT 之间的洗脱期

几乎所有研究都规定了抗生素治疗 CDI 结束和开始 FMT 前之间的洗脱期。但这一时间段似乎是任意选择的,从 4 小时或 12~72 小时。大多数研究定义为 24 小时或 48 小时,但有些研究则允许 1~3 天洗脱期。有一项研究在肠道准备期间仍使用万古霉素,无洗脱期。对具有长期使用非治疗 CDI 抗生素的指征(如胸膜切除术、骨髓炎或感染性心内膜炎)或在 FMT 后不久即有除了 CDI 以外需要使用抗生素指征的 rCDI 患者行 FMT 治疗具有挑战性。这种情况下,主要担心抗生素可能抑制 FMT 而来的微生物群落定植,降低疗效。最近的回顾性研究表明,FMT 后 8 周内接触非抗 CDI 抗生素与约 3 倍失败率有关。感染病专家 / 医学微生物学家应参与抗生素的选择。

(三)肠道准备

已有研究表明成人患者无论是否肠道准备,FMT 都有较好的疗效。多中心回顾儿科资料表明 FMT 前肠道准备可改善疗效。肠道准备曾被推荐作为 FMT 前消除残留抗生素的方法;也是一种可以消除残留艰难梭菌毒素、孢子和营养细胞的方式。此外,肠道准备良好有利于提高结肠镜 FMT 的安全性。聚乙二醇(通常 4L)、MoviPrep 等多种缓泻药已用于结肠镜 FMT 研究。上消化道途径 FMT 的研究中,使用了聚乙二醇和 Klean-Prep 进行肠道准备。包括随机对照在内的研究中,发现没有肠道准备并未明显降低 FMT 对 rCDI 的疗效。

(四)抑酸制

一些研究提倡使用质子泵抑制剂(proton pump inhibitor,PPI)和其他抑酸剂,尤其是通过上消化道途径 FMT 时。没有研究直接比较抑酸剂和未使用抑酸剂对 FMT 疗效的影响。尽管 PPI 已长期应用于临床,仍建议慎用 PPI,因为它已被证实是 rCDI 的危险因素。上消化道途径 FMT 前应用 PPI 旨在降低酸度,因为酸度过高不利于移植微生物群生存。但研究表明 PPI 会改变肠道菌群,与初发及复发 CDI 相关。一些研究主张在上消化道途径 FMT 之前使用 PPI,但疗效似乎与未使用 PPI 的患者类似。

(五)促动力药

极少数研究提及上消化道途径 FMT 前使用促动力药(如甲氧氯普胺)。由于通过上消化道 FMT 有潜在的反流 / 吸入风险,应酌情考虑使用促动力药。

(六)洛哌丁胺

单剂量 / 短疗程洛哌丁胺在 FMT(主要用于下消化道途径)之后使用,旨在延长粪菌与黏膜的接触时间,有助于移植来的菌群定植。有一项研究使用地芬诺酯与阿托品代替。但没有研究直接对比用与未用肠蠕动抑制剂 FMT 的疗效差异。

十二、准备 FMT 的一般原则

虽未经过正式研究证实,但从许多 FMT 成功治疗 CDI 的研究中可以总结出准备 FMT 的一般原则。由于粪便微生物群复杂的代谢和环境要求,FMT 准备过程应尽量减少样品降解及随时间的变化。有氧条件下准备的 FMT 对 CDI 也非常有效,并未确切要求厌氧处理,这种方法加大了 CDI 治疗的复杂性和成本。随机研究并未建立粪便质量与疗效的联系,但与≥50g相比,使用<50g粪便的复发率大约增加了4倍。不含保存剂的无菌生理盐水作为FMT稀释液比较合理,粪便:稀释液约为1:5。冷冻保存前应添加适当的冷冻保护剂。大多数研究使用终浓度为10%的甘油。粪便在−80℃可以存放长达6个月,除大肠埃希菌和厌氧菌外,所有细菌群均显著减少。添加甘油后一起冻存,则细菌丰度变化差异无统计学意义。均质化粪菌悬液经过实验室均质器及无菌过滤袋内获得。FMT的均质化和过滤应在封闭的一次性系统中进行。

十三、新鲜与冷冻FMT

两项随机研究探索了这一领域。其中一项双盲随机研究表明使用冷冻过的(−20℃冻存30天)粪菌悬液灌肠(n=91)治疗复发性或难治性CDI,其临床腹泻缓解率不劣于新鲜粪菌悬液FMT(n=87)。另一项随机研究则表明将新鲜或冷冻过的(−80℃冻存6个月)粪菌悬液用于结肠镜FMT治疗rCDI,两组缓解率差异没有统计学意义(25/25 *vs.* 20/24,P=0.233)。这些数据支持早期样本量较小的观察性研究结果。考虑物流和成本,冷冻FMT比使用新鲜粪便FMT更可取。冻存的粪菌库还能使供者的筛查窗口期最小化,更符合监管要求。

−80℃冻存6个月的菌液有效率仍较高(>70%)。但没有试验比较不同储存期限治疗有效性的区别。如前所述,当粪便于10%甘油中冻存6个月,某些肠道微生物群落的生存能力下降,因此认为6个月是可接受的冷冻菌液限值。比起−20℃,更建议于−80℃冻存以尽量减少样品降解。曾有推荐使用温水浴以加速解冻,但水浴中假单胞菌属(及其他污染物)可能带来交叉污染的风险,并可能降低FMT中细菌的生存能力,并不推荐。应避免反复冻融FMT样品,反复冻融将导致细菌数量减少。FMT过程也需控制感染。具体来说,除了内镜等设备的清洁消毒,实施FMT患者最好住在有独立浴室的单人房内,并加强环境净化,防止艰难梭菌孢子传播。内镜的净化应遵循国家指南,使用杀孢子剂,预防感染传播应贯穿始终。

十四、操作步骤

1. 遵循标准方案收集粪便。

2. 供者排便后6小时内处理粪便样品。

3. 使用无菌生理盐水稀释粪便,若要冻存应添加冷冻保护剂。处理流程见图2-7-1。

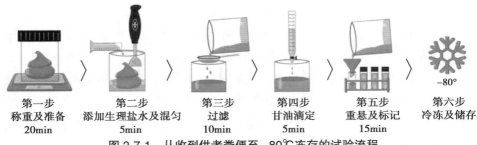

第一步	第二步	第三步	第四步	第五步	第六步
称重及准备	添加生理盐水及混匀	过滤	甘油滴定	重悬及标记	冷冻及储存
20min	5min	10min	5min	15min	

图 2-7-1　从收到供者粪便至 −80℃ 冻存的试验流程

4. 每次 FMT 使用 ≥ 50g 的粪便。

5. 粪便与稀释液按 1∶5 比例混匀制备初始粪便混悬液。

6. FMT 的均质化和过滤应在封闭的一次性系统中进行。

7. 可以于有氧或无氧条件下准备 FMT。

8. 比起新鲜粪便,优选考虑使用 FMT 粪菌库冻存的粪便。

9. −80℃ 冻存菌液自制备后保存时间不应超过 6 个月。

10. 在室温下解冻菌液,并在解冻后 6 小时内使用。解冻流程见图 2-7-2。

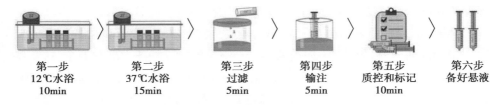

第一步	第二步	第三步	第四步	第五步	第六步
12℃水浴	37℃水浴	过滤	输注	质控和标记	备好悬液
10min	15min	5min	5min	10min	

图 2-7-2　使用供者粪便前的解冻过程

11. 不建议在温水浴中解冻 FMT,水浴中的假单胞菌属(或其他污染物)可能带来交叉污染的风险,并可能降低 FMT 带来的细菌生存能力。

12. 根据各家医院标准方案插管、灌肠,行内镜检查。

13. 输注准备好的粪便稀释样品。通过上消化道输送的体积一般不超过 100ml,用于儿童 FMT 的体积更小。

14. 管饲途径的 FMT,30 分钟后拔管同时可饮水,是比较实用的方法。

第四节　粪菌移植的注意事项

美国食品药品管理局将 FMT 研究和实施交于生物制品评价与研究中心(Center for Biologics Evaluation and Research,CBER)监管。此部门也监管疫苗、血液制品和基因治疗。FMT既是生物制剂也是药物,其实施过程和监测适用这方面的法规。2013年5月研讨会之后,FDA于2016年发布了《行业指南》,对于常规药物治疗无效的rCDI行FMT可以"行使执法自由裁量权"。这意味着对rCDI行FMT治疗无须强制性填写试验性新药(investigational new drug,IND)使用申请。但知情同意中应该标明这种疗法的"试验性质"。根据FDA指南,除了rCDI,将FMT用于其他疾病的临床研究必须获得IND批准。

加拿大FMT的施行受加拿大卫生部(Health Canada,HC)生物制剂和遗传治疗理事会(Biologics and Genetic Therapies Directorate,BGTD)监督。HC认为FMT是处于研究阶段的生物药物,必须授权后才能进行临床试验。但经过与主要利益攸关群体6个月的磋商,也由于目前FMT治疗rCDI所取得的"非常鼓舞人心"研究成果,2016年8月发布的一份修订过的指导文件降低了对FMT治疗rCDI的限制。rCDI是唯一被证实安全有效的FMT适应证,也是研究性临床试验标准管理条款的例外。允许对常规疗法无效的CDI患者行FMT治疗,前提是满足以下条件。

(1)获得患者的知情同意。

(2)粪便来自单一供者,患者或医生知道供者信息。

(3)根据指导文件的建议,对供者进行相关传染性疾病的筛查。

(4)保存供者和患者的记录,以便在发生疾病传播时追溯。

(5)进一步建议包括:通过病史/生活方式筛查问卷确保供者健康,并对供者进行合理的定期复查。建议提交"FMT治疗CDI告知书",以便必要时向BGTD汇报。告知书随时可提交,FMT治疗CDI前无须HC批准。目前,欧洲药品管理局还未统一欧盟的FMT标准。在2014年6月的"组织细胞主管当局"会议上,欧盟委员会认为FMT所用的粪便是"混合物质",不归欧盟组织细胞主管当局管理。但今后FMT需要法律条款管制。因此,必须遵守本国当局关于FMT的条例。例如,法国国家药品和保健产品安全局视FMT为一种药物,并发布了在临床试验中应用FMT的指南。

在英国,FMT必须遵照药品与医疗保健用品监管机构(Medicines and Healthcare products Regulatory Agency,MHRA)的药品监管条例。可能存在患者偏倚时,为确保FMT管理合理性和可追溯性,在单家医院内可实行药房豁免。所有FMT的加工处理和配送中心都应遵守MHRA规定,必要时还应在提供FMT服务前取得相应的许可证。这属于法律层面上的要求。英国以外的国家/地区,FMT获得该国国家当局批准后才能实施。

实施 FMT 治疗需组建多学科团队；粪菌悬液准备及 FMT 过程所需的实验室设施和其他基础设备。确保粪菌来源的可追溯性。FMT 质控要求监测、通知和调查所有与 FMT 相关的不良事件及治疗反应。

第五节　粪菌移植的安全性

一般而言，FMT 安全且患者耐受良好。仅 5.7% 的患者报告有腹胀、腹泻或腹痛等轻微不良事件。严重不良事件报告更少（5%）。FMT 对患者的长期影响仍不清楚。

一、短期不良事件

FMT 治疗 CDI 后的短期不良事件大都轻微：自限性消化道症状是最常报道的不良事件。刺痛、恶心、腹部痉挛 / 不适 / 腹胀 / 疼痛和腹泻等可能与治疗方式有关。一位有自主功能障碍病史患者在 FMT 后出现头晕伴有腹泻。这些症状通常短暂，在几小时至几天内可缓解。FMT 后的多种轻微不良反应包括自限性腹部不适、胀气、恶心、自限性排便不规律、艰难梭菌毒素阴性的腹泻、便秘及全身症状 / 体温调节障碍等。因此，大多数医院通常按常规标准流程准备内镜后即可实施 FMT，无须任何特别的调整（仅强调应对自限性消化系统不良反应的建议，及内部感染控制流程）。术后观察周期往往相对较短。大多数研究中患者在观察期后离开医院，有多种合并症的老年患者则留夜观察。鼻肠管途径 FMT 术后 30 分钟拔管（输注 500ml 粪菌悬液后）；拔鼻饲管时饮水（输注 90ml 粪菌悬液后），这两种情况下都没有直接的不良结果。输注后 30 分钟拔管同时饮水，是比较实用的方法。

二、严重不良事件

研究对 FMT 后严重不良事件的定义不同，但都包括需要住院的严重并发症及死亡。许多不良事件不是由 FMT 直接引起，比如 FMT 后严重 CDI 复发及 FMT 失败后因 CDI 或合并症的死亡。1 例患者因 FMT 后自限性腹痛入院，4 例患者出现 IBD 复发。3 名患者在 FMT 后的结肠切除术均与溃疡性结肠炎有关，并非 CDI 引起。其他严重不良事件包括复发性尿路感染、血液透析期间发热及鼻胃管 FMT 后上消化道出血（服用非甾体抗炎药患者），都不与 FMT 强相关。许多研究报道 FMT 后新发一些自身免疫、炎症和代谢性疾病，但仅见于单中心报道,未见其他研究再报道。这些病症包括显微镜结肠炎、Sjögren 综合征、滤泡性淋巴瘤、周围神经病变、免疫血小板减少症和风湿性关节炎。

重大不良事件很少发生,但描述需要详细。FMT 这种疗法相对新颖,还需关于其安全性的长期随访数据。因此,FMT 后应常规随访疗效及可能的不良事件。常用调查问卷比较 FMT 前后的症状。收集的资料包括临床症状严重性、排便频率、粪便性状、腹痛或压痛、胃肠道症状评分、一般情况、FMT 后症状改善天数、体重变化、功能状态和药物/抗生素使用的变化。患者在 FMT 后如果腹泻或症状复发可联系他们的临床团队。患者一般在 FMT 后相对早期进行门诊评估。一项研究中,研究者还向患者提供在家中进行清洁和消毒指导,减少艰难梭菌再感染可能性,并为 CDI 复发风险及抗生素疗程提供咨询。

三、特殊情况下的安全性

除了在普通人群中总体安全,FMT 在接受实体器官移植和 IBD 等免疫功能低下的成年患者中也相对安全。最近一项研究回顾了多中心 336 例患儿行 FMT 的安全性,严重不良事件的总体发生率仅为 5%。最严重并发症包括上消化道 FMT 患者发生吸入性肺炎(1 例)和移植后 IBD 症状恶化需要住院。未见 FMT 后死亡的儿科病例报道。成人严重不良事件与结肠镜下 FMT 穿孔及鼻肠管途径粪便内容后吸入有关。1 例 68 岁的男性患者因 FMT 后发生结肠炎,3 天内发展为气腹和败血症导致死亡。但此病例中很难根据病情描述明确因果关系。近期患儿病例系列研究中,护士操作的胃内 FMT(42 例,47 次 FMT,中位年龄 9 岁)的术后并发症只有呕吐(13%)。呕吐为单次、自限性,不需要治疗。FMT 常见的不良反应包括腹胀、腹泻、腹痛、便秘和暂时性发热。系统综述表明 FMT 后 IBD 症状恶化的发生率为 0.6%。最近一项成人研究表明,IBD 患者 FMT 后症状恶化率为 13%。根据多中心儿童队列研究结果,IBD 患儿 FMT 后的疾病复发率可能低于成人。也有 FMT 后细菌和病毒感染的报道,但因果关系很难确定。其他病例报道描述了 FMT 后发生特发性血小板减少性紫癜、Sjögren 综合征、周围神经病变和风湿性关节炎等其他疾病,但尚未确定因果关系。

四、长期安全性

微生态干预对机体的长期影响不得而知,因此需要确定 FMT 长期安全性。FMT 可能调节患者的肥胖和代谢综合征倾向。Alang 和 Kelly 报道了 1 例

32 岁的女性患者 FMT 后体重指数（body mass index，BMI）显著增加，供者是她的 BMI 值较高的 16 岁女儿；但该患者幽门螺杆菌感染的清除也与体重增加有关。Vrieze 等于 2012 年发现，通过鼻-十二指肠管途径使用"苗条"供者的粪菌 FMT 提高了男性代谢综合征患者的胰岛素敏感性，提示 FMT 可用于治疗代谢性疾病。一项研究随访了接受"苗条"供者粪菌移植的肥胖受试者的胰岛素敏感性，基线时微生物群落多样性较低的受试者（应答者），胰岛素敏感性暂时改善。再次建议应在可以长期监测不良反应的研究中心进行粪菌移植，密切跟进长期前瞻性多中心后续研究。

五、已报道的不良事件小结

不良事件的发生涉及个体差异、供者、移植途径和 FMT 的方案等许多因素。Wang S 等最近发表的系统综述总结了 42 篇文献中可归因于 FMT 的不良事件。5 篇文章报道了 5 种 FMT 相关的不良事件。35 篇文章报道了 38 种很可能与 FMT 有关的不良事件，是机体对所应用细菌的短暂系统性免疫反应结果。13 篇文章报道了 25 种可能与 FMT 有关的不良事件。22 篇文章报道了 38 种不良事件与 FMT 无关。

（一）供者和不良事件

目前为止，还没有对供者粪便样本的统一筛选标准。在选定的 50 篇文献中，对供者进行了以下筛查：病毒筛查（甲型肝炎病毒、乙型肝炎病毒、丙型肝炎病毒、EB 病毒、人体免疫缺陷病毒、梅毒螺旋体和巨细胞病毒），粪便艰难梭菌毒素检测，以及肠道病原体培养（大肠埃希菌、沙门菌、志贺菌、耶尔森菌、弯曲杆菌）、寄生虫和虫卵。但上述筛查测试不能排除处于感染潜伏期的供者，未被识别的病原体可能导致不良事件发生。此外，供者的个体差异也可能导致不良反应。1 例 1 岁的女性患儿在接受其兄弟的粪便移植后出现发热、呕吐和心动过速，但她很好地耐受了来自侄女的粪菌移植。FMT 患者可能由于供者多为年轻人，因此很少发生巨细胞病毒感染。供者携带其他未被识别的病原体可能诱发不良事件。11 篇文献中 FMT 供者为亲属（家庭成员）。9 篇文献中为不相关供者。

（二）准备及输注途径与不良事件

接受上消化道途径 FMT 的患者应做好禁食准备。通过下消化道途径 FMT 患者应做好肠道准备和/或使用抗生素。50 篇文献中没有发现不良事件与 FMT 准备有关。在 Bota Cui 的报道中，FMT 前服用甲氧氯普胺的患者几乎没有发生不良事件,提示甲氧氯普胺可能帮助避免不良事件。根据输注途径的不良事件出现频率从高到低列出如下:结肠镜(26 篇文献)、保留灌肠(8 篇文献)、鼻胃管(6 篇文献)、鼻 - 空肠管(5 篇文献)、胃镜(2 篇文献)、乙状结肠镜(1 篇文献)、鼻 - 十二指肠管(4 篇文献)、小肠镜(1 篇文献)、食管及胃十二指肠镜(1 篇文献)和胶囊(1 篇文献)。在上述途径中,结肠镜、乙状结肠镜和保留灌肠属于下消化道途径,其余均为上消化道途径。与上消化道相比,下消化道途径的应用更广泛。排除未说明输注途径的文献后,发生不良事件患者中可归因上消化道途径 FMT 的比例为 43.6%(89/204),而下消化道途径 FMT 的不良事件发生率为 17.7%(76/430)。根据移植途径将不良事件分组,78 种不良事件中,5 种与内镜操作有关;4 篇文献中 8 例患者发生鼻塞、咽喉痛、流涕和上消化道出血,与上消化道途径输注有关,患者可能因上消化道 FMT 的侵入性内镜操作引起(表 2-7-2)。

表 2-7-2　按输注途径分组的不良事件(上消化道途径,下消化道途径)

第一作者,发表年份 / 年	不良事件	发生不良事件的例数 / 例	样本量 / 个	不良事件与 FMT 的因果关系	输注途径
上消化道途径					
Vermeire, 2012	发热,腹部压痛	3	4	很可能	鼻 - 空肠管
Cui, 2014	发热,腹泻次数增加	7	30	很可能	胃镜
Van Nood, 2013	嗳气,恶心,腹部绞痛,腹泻,腹痛,感染,腹泻伴有头晕,便秘	27	29	很可能	鼻 - 十二指肠管
Aas, 2003	死于腹膜炎	1	18	可能	鼻胃管
MacConnachie, 2009	上消化道出血	1	15	可能	鼻胃管
Kronman, 2015	呕吐,黏液便	1	10	很可能	鼻胃,鼻 - 十二直肠或鼻 - 空肠管
Pinn, 2014	胀气	1	13	很可能	食管及胃十二指肠镜
Wang, 2013	腹泻	5	16	很可能	胃镜

续表

第一作者, 发表年份/年	不良事件	发生不良 事件的例 数/例	样本量/ 个	不良事件 与FMT的 因果关系	输注途径
Suskind,2015	流涕,喉痛	5	9	明确	鼻胃管
	腹痛,腹胀,腹泻, 胀气			很可能	
Suskind,2015	鼻塞,胀气	1	4	很可能	鼻胃管
	腹胀			可能	
Rossen,2015	置管不适,发热,恶 心,不适,排便次数 增多/腹泻,头痛, 吐粪菌悬液,吐泻 药,呕吐,腹部绞 痛,腹痛,腹部杂 音,眩晕,轻度便秘	34	48	很可能	鼻-十二指 肠管
Borody,2003	喉痛	3	8	明确	鼻-空肠管
下消化道途径					
Kump,2013	发热,暂时性CRP 和IL-6升高,排便 频次增加	1	6	很可能	结肠镜
Zhang,2013	重感冒	1	1	可能	结肠镜
Quera,2013	发热,菌血症	1	1	很可能	结肠镜
Kunde,2013	发热,寒战,腹部膨隆	2	10	很可能	灌肠
	UC复发			可能	
Gustafsson,1998	腹泻	3	9	很可能	灌肠
Lee,2014	暂时性便秘,过度 胀气	9	94	很可能	灌肠
Hamilton,2012	排便不规律;过度 胀气	14	43	很可能	结肠镜
Khoruts,2010	便秘,排便不规律	1	1	很可能	结肠镜
Pierog,2014	阑尾炎	1	6	可能	结肠镜

续表

第一作者，发表年份/年	不良事件	发生不良事件的例数/例	样本量/个	不良事件与FMT的因果关系	输注途径
Silverman,2010	尿路感染	2	7	可能	灌肠
Hohmann,2014	CMV肠炎	1	1	很可能	灌肠
De Leon,2013	UC短暂性复发	1	1	很可能	结肠镜
Schwartz,2013	诺如病毒胃肠炎	1	13	很可能	结肠镜
Brandt,2012	周围神经病变，Sjögren综合征，特发性血小板减少性紫癜，风湿性关节炎	4	77	可能	结肠镜
Mellow,2011	CDI复发	1	13	可能	结肠镜
Mandalia,2014	憩室炎，发热	1	1	很可能	结肠镜
Dutta,2014	发热，腹胀	5	27	很可能	小肠镜及结肠镜
Ray,2014	疼痛/恶心，腹胀/绞痛，胀气/恶心	4	20	很可能	结肠镜
	持续腹泻			可能	
Satokari,2015	轻度短暂发热	2	49	很可能	结肠镜
Sun,2014	多器官菌血症	1	1	很可能	结肠镜
Mandalia,2014	腹痛	1	29	很可能	结肠镜
Cammarota,2015	腹泻，腹胀及腹部绞痛	19	20	很可能	结肠镜

六、影响FMT治疗CDI效果的供体因素

（一）选择供者的一般方法

来自亲属供者的FMT治疗rCDI疗效好。目前还没有随机研究比较亲属与非亲属粪便供者FMT的疗效差异。病例系列研究中多由健康家庭成员捐赠粪便。FMT随机对照研究中供者都是非亲属健康志愿者。3个病例系列研究

使用了来自专业机构的粪菌；没有随机对照研究应用此队列的粪便。使用筛选过的匿名供者粪菌 FMT 更有优势，尤其在监管和可追溯性方面。供者年龄在 18~50 岁为佳。最近一项研究表明，年龄>60 岁与<60 岁供者粪便中拟杆菌与厚壁菌门的比例及微生物多样性相似。病例研究报道指出 CDI 患者接受了来自超重供者 FMT 治疗后体重明显增加，但其他文献未报道供者体重、BMI 与患者 FMT 后体重、BMI 的关联，大多数研究不同组间 BMI 随机分布。供者 BMI 范围在 18~30kg/m^2 都可接受。有些研究未提及供者 BMI，有些研究则已排除了 BMI 异常的供者。

（二）筛选供者的一般方法

FMT 在理论上具有传播感染性病原体的风险。鉴于大量研究描述了肠道微生物群紊乱与疾病相关，人们担心菌群移植也有传播疾病易感性的风险。虽然 FMT 对 rCDI 有效，但不良事件也可能与其有关，并且缺乏 FMT 长期安全性的随访资料。通过供者的问卷调查和病史回顾，排除潜在的可能有疾病传播风险供者，尽量减少 FMT 后不良事件。随机对照试验使用了多种预筛问卷，包括自我筛查血液传播性疾病高风险行为、潜在的可传播疾病的调查问卷，以及采用了美国血库协会的献血筛查问卷。一项随机研究使用 OpenBiome 调查问卷作为筛选问卷。一些随机试验的筛选方案中排除前 3~6 个月曾前往一些特定地区（通常是热带地区）的供者。另一个评估要点是供者近期的用药史，特别是抗生素的使用。抗生素对肠道微生物群的影响深远，理论上认为 FMT 前 3~6 个月使用抗生素可能促使耐药性细菌在肠道定植。越来越多证据表明肠道微生物群可能参与结肠直肠癌发病。因此，有个人或家族史（或危险因素）的供者应排除。供者年龄达 60 岁会增加情况的复杂性。英国开始内镜筛查结直肠癌的年龄为 55 岁，英国国家医疗服务体系开始肠癌筛查的年龄为 60 岁。因此，生活在 60 岁以前开始肠癌筛查国家的供者应完善检查且结果阴性/正常。尽管应该结合具体情况分析，但任何阳性结果通常都会导致供者被排除在捐赠名单之外。除了初步筛选供者阶段，随后时点也应需继续评估。

（三）供者的实验室检查

目前尚无血源性病原体经 FMT 传播的确诊病例，但严格的预防措施仍很重要，因为潜在的传播风险未知。许多 FMT 供者的实验室检查建议项目是由已有的献血筛查指南中扩展而来。病例系列研究至少筛查 HIV、乙肝和丙肝，其他研究（包括随机试验）中的血液筛查更全面。许多研究还实行"代谢/全面血液检查"，选出了还未被发现的慢性病供者。当患者处于免疫抑制状态，暴露于 EBV

和 CMV 会发生严重感染时,供者需行 EBV 和 CMV 检测。对供者进行粪便筛查的主要目的是尽量减少病原体传播的风险。FMT 治疗 CDI 的相对新颖性意味着这些风险目前还没有得到很好的界定。移植给 CDI 患者之前,应该筛查供者粪便是否含有 ESBL。常规筛查 VRE 相对不合理。MRSA 在健康成人中非常罕见,因此也没必要常规筛查。

(四)供者的复筛和捐赠途径

在捐赠粪便之时或捐赠之后评估每份粪便样本是否仍适宜纳入时,几乎所有研究的供者都至少复查过 1 次初筛阶段的某些指标。但不同研究间的方案差异很大,需进一步进行供体筛查,而不是将标本立即用于临床。在捐赠结束后,供者应该再次填写健康调查问卷,复查实验室指标。若供者的问卷结果及复查的实验室指标仍正常,则冷冻 FMT 可以从"隔离"中释放并使用。在捐赠前后都筛查供者是可行的最安全方法,也是首选方案。使用新鲜粪菌 FMT 时,确定捐赠者名单及粪便样本准备用于 FMT 时供者都应再填写健康调查问卷。应定期正规地重复面访 / 健康问卷和实验室检测,以确保供者仍符合纳入标准。这种重复筛选过程应至少每 4 个月进行 1 次。

总而言之,保证 FMT 安全性的一般原则如下。

(1)FMT 避免用于食物过敏状态患者。

(2)FMT 慎用于慢性肝病失代偿期的 CDI 患者。

(3)FMT 慎用于免疫抑制患者,虽然 FMT 对其有效且没有明显不利影响。

(4)免疫抑制患者若暴露于 EBV 或 CMV 则有严重感染风险,应仅接受来自 EBV 和 CMV 阴性供者的 FMT。

(5)rCDI 和 IBD 患者可以行 FMT,但应告知患者存在一定 IBD 病情恶化风险。

(6)尽管有其他并存症状,仍可考虑 FMT 治疗 rCDI。

(7)无论供者是否亲属均可。可能的话,FMT 最好来自健康非亲属供者的粪菌库。

(8)FMT 供者应该为 18~60 岁的成人,BMI 在 18~30kg/m^2。

(9)必须通过问卷调查和访谈筛选供者,明确是否存在可传播疾病的危险因素和影响肠道微生物群的因素。

(10)必须对供者进行血液和粪便检查。

(11)冻存的粪菌用于临床 FMT 之前,供者在捐献大便前后都应完成健康问卷和实验室检查,这是筛选供体的首选方式。

第六节 粪菌移植的远期随访

FMT 后随访时间、方式和后续方案在研究间差别很大,主要取决于研究设计。不仅研究之间、同一队列内的随访方案也有所不同,反映了许多早期 FMT 治疗 CDI 研究的回顾性、随访内容大多为实用的常规临床护理方法。随访方式包括门诊就诊、电话访谈和病例注释/查阅数据库。随访期从 60 天至 8 年,每个研究中随访时间差别很大。随访的这种可变性很大程度上反映了病例系列研究是回顾性分析的结果,没有前瞻性制订好方案。FMT 治疗成功的患者通常在 2~3 天内症状缓解。应告知家庭成员监测严重不良事件,征象包括但不限于发热、严重腹痛和呕吐。建议术后 1 周内进行电话随访,以确认疗效(少便、稀便或软便)及不良事件。虽然随访时间点各不相同,但如果术后 2~3 个月内不再出现 CDI 症状,通常认为 FMT 是成功的。所有接受 FMT 治疗的患者应定期随访。临床医师应对 FMT 受者进行足够长时间的随访,充分确定疗效/不良事件,共需至少 8 周。若初次 FMT 后不久症状复发,可以重复 FMT。治疗团队根据患者情况及研究中心的情况决定是否再次 FMT 之前对患者和供者进行重复筛查。

虽然没有证据支持,但建议如下。

(1)医生或护士在 FMT 后约 1 周通过电话随访,记录不良事件和 FMT 疗效。

(2)儿科消化医生在 FMT 后 2~3 个月内进行随访,记录 FMT 疗效和不良事件。评估长期不良事件时,不建议在无症状患者中检测艰难梭菌毒素。

(3)FMT 后 1 年随访的内容可包括但不限于体重波动、代谢性疾病发展、IBD 或其他基础疾病是否恶化。FMT 的晚期不良事件和长期疗效的监测非常重要,也是笔者推荐在有长期监测系统和完善安全记录的成熟中心实施 FMT 的原因。多中心长期随访研究将有助于阐明可能的并发症,应建议家庭成员发现任何不良事件时联系医护人员。

一、FMT 治疗后 CDI 痊愈

随访期间应判断 CDI 是否治愈/缓解。但对此没有统一定义,应该结合具体病例分析。成功 FMT 后 CDI 的症状相对迅速地缓解,虽然不同研究的描述不同(某些研究为几小时内,另一些研究中平均为 4~5 天)。没有 FMT 治疗后

CDI 治愈的统一定义,各研究定义的临床治愈 / 缓解时间点为 3~5 天至 6 个月。美国的一份共识文件建议"将症状缓解作为主要终点;FMT 后 8 周内症状消失作为次要终点"。

二、FMT 治疗 CDI 失败

治疗失败 / 复发应根据具体病例分析。不建议在 FMT 后常规检测艰难梭菌毒素,但 CDI 症状持续 / 疑似复发的情况下,可考虑进行检测。

三、FMT 治疗失败后的处理

初次 FMT 失败后可再次 FMT。如果患者对初次 FMT 治疗没有反应或反应轻微,可重复 FMT,且许多研究表明重复 FMT 成功率高。对于初次 FMT 治疗没反应而失败或延迟失败(缓解后 CDI 复发)的患者,第二次 FMT 的成功率高;但这些术语的定义在不同研究之间有差异。若推测患者第一次 FMT 治疗无反应,第二次 FMT 可在随后的 24~72 小时内实施。对于 FMT 治疗失败的假膜结肠炎患者,可每 3 天重复一次 FMT 直到症状缓解。另一种可成功治愈假膜性结肠炎的方案为初次 FMT 失败后,至下次 FMT 之前,重新开始 5 天的万古霉素疗程。其他研究表明初次 FMT 失败后进一步应用抗生素也可能治疗成功,包括重复 FMT 的间隔期使用万古霉素,或单独使用抗 CDI 抗生素。还有研究对 2 次 FMT 治疗都没有反应的患者进行 FMT 或抗生素治疗,甚至静脉注射免疫球蛋白。由于文献中的方法存在很大异质性,虽然首次 FMT 失败后重复 FMT 的证据充分,但对于重复 FMT 的方式和 / 或次数上限并没有推荐具体方案。

(郑玉花 编写 薛爱娟 翻译)

参考文献

［1］杨云生. 消化道微生态研究聚焦与展望. 中华内科杂志, 2015, 54 (5): 396-398.

［2］CAMMAROTA G, IANIRO G, TILG H, et al. European consensus conference on faecal microbiota transplantation in clinical practice. Gut, 2017, 66 (4): 569-580.

［3］DAVIDOVICS ZH, MICHAIL S, NICHOLSON MR, et al. Fecal Microbiota Transplantation for Recurrent Clostridium difficile Infection and Other Conditions in Children: A Joint Position Paper from the North American Society for Pediatric Gastroenterology, Hepatology, and

Nutrition and the European Society for Pediatric Gastroenterology, Hepatology, and Nutrition. J Pediatr Gastroenterol Nutr, 2019, 68 (1): 130-143.

［4］ EISEMAN B, SILEN W, BASCOM GS, et al. Fecal enema as an adjunct in the treatment of pseudomembranous enterocolitis. Surgery, 1958, 44: 854-859.

［5］ FILIP M, TZANEVA V, DUMITRASCU DL. Fecal transplantation: digestive and extradigestive clinical applications. Clujul Med, 2018, 91 (3): 259-265.

［6］ GOLDENBERG SD, BATRA R, BEALES I, et al. Comparison of Different Strategies for Providing Fecal Microbiota Transplantation to Treat Patients with Recurrent Clostridium difficile Infection in Two English Hospitals: A Review. Infect Dis Ther, 2018, 7 (1): 71-86.

［7］ JØRGENSEN SMD, HANSEN MM, ERIKSTRUP C, et al. Faecal microbiota transplantation: establishment of a clinical application framework. Eur J Gastroenterol Hepatol, 2017, 29 (11): e36-e45.

［8］ KNOX NC, FORBES JD, VAN DOMSELAAR G, et al. The Gut Microbiome as a Target for IBD Treatment: Are We There Yet？ Curr Treat Options Gastroenterol, 2019, 17 (1): 115-126.

［9］ LASZLO M, CIOBANU L, ANDREICA V, et al. Fecal transplantation indications in ulcerative colitis. Preliminary study. Clujul Med, 2016, 89 (2): 224-228.

［10］ LIMKETKAI BN, HENDLER S, TING PS, et al. Fecal Microbiota Transplantation for the Critically Ⅲ Patient. Nutr Clin Pract, 2019, 34 (1): 73-79.

［11］ MATHIAS F, CURTI C, MONTANA M, et al. Management of adult Clostridium difficile digestive contaminations: a literature review. Eur J Clin Microbiol Infect Dis, 2019, 38 (2): 209-231.

［12］ Milosevic I, Vujovic A, Barac A, et al. Gut-Liver Axis, Gut Microbiota, and Its Modulation in the Management of Liver Diseases: A Review of the Literature. Int J Mol Sci, 2019, 20 (2). pii: E395.

［13］ MOAYYEDI P. Fecal transplantation: any real hope for inflammatory bowel disease？ Curr Opin Gastroenterol, 2016, 32 (4): 282-286.

［14］ Mullish BH, Quraishi MN, Segal JP, et al. The use of faecal microbiota transplant as treatment for recurrent or refractory Clostridium difficile infection and other potential indications: joint British Society of Gastroenterology (BSG) and Healthcare Infection Society (HIS) guidelines. J Hosp Infect, 2018, 100 Suppl 1: S1-S31.

［15］ RAMAI D, ZAKHIA K, OFOSU A, et al. Fecal microbiota transplantation: donor relation, fresh or frozen, delivery methods, cost-effectiveness. Ann Gastroenterol, 2019, 32 (1): 30-38.

［16］ SCALDAFERRI F, PECERE S, PETITO V, et al. Efficacy and Mechanisms of Action of Fecal Microbiota Transplantation in Ulcerative Colitis: Pitfalls and Promises from a First Meta-Analysis. Transplant Proc, 2016, 48 (2): 402-407.

［17］ TARIQ R, SMYRK T, PARDI DS, et al. New-Onset Microscopic Colitis in an Ulcerative Colitis Patient After Fecal Microbiota Transplantation. Am J Gastroenterol, 2016, 111 (5): 751-752.

［18］ VAN NOOD E, VRIEZE A, NIEUWDORP M, et al. Duodenal infusion of donor feces for recurrent Clostridium difficile. N Engl J Med, 2013, 368 (5): 407-415.

［19］ WANG S, XU M, WANG W, et al. Systematic Review: Adverse Events of Fecal Microbiota Transplantation. PLoS One, 2016, 11 (8): e0161174.

［20］ ZHANG F, CUI B, HE X, et al. Microbiota transplantation: concept, methodology and strategy for its modernization. Protein Cell, 2018, 9 (5): 462-473.

第三篇 粪菌移植治疗儿童疾病的现状

第八章 粪菌移植治疗儿童抗生素相关性腹泻

滥用抗生素已经成为世界性难题。抗生素犹如一把"双刃剑":正面作用是抑菌、杀菌、清除病原体,宿主恢复健康,负面作用是肠道菌群紊乱、耐药性细菌产生、二重感染和毒副作用。近十年抗生素相关性腹泻(antibiotic associated diarrhea,AAD)是使用抗生素中最常见的不良反应,已经引起人们的重视。然而抗生素对人体的长远影响包括破坏菌群平衡、改变黏膜免疫应答模式、进一步增加一些疾病的风险正在受到密切关注。本章主要针对 AAD 进行分析讨论。

儿童是滥用抗生素的重灾区和最大受害者,AAD 是抗生素扰乱和破坏肠道菌群稳态而引起的腹泻,同时也包括抗生素本身的毒副作用导致的腹泻。AAD 的定义是在抗生素治疗 2 小时至 2 个月的过程中发生无其他已知原因的腹泻,这种腹泻时间超过 2 天,每天 2 次以上不成形稀便或水样便。对于那些使用抗生素后,腹泻症状轻微,持续时间小于 2 天的患者,则不考虑患 AAD。此外,还要排除其他病因(炎症性肠病、肠易激综合征、食物不耐受等)。

几乎所有抗生素均可以引起儿童 AAD,但以林可霉素、头孢菌素类、阿奇霉素、青霉素类(包括氨苄西林和阿莫西林等)为常见,尤其是第三代头孢菌素类抗生素。AAD 的发生率为 5%~39%,门诊儿童 AAD 的发生率为 6.2%,儿科肺炎使用抗生素后腹泻的发生率为 50%。据研究报道,泰国 225 例儿童使用阿莫西林 / 克拉维酸 AAD 的发生率为 6.2%。有学者比较阿莫西林 / 克拉维酸、阿莫西林和红霉素,AAD 发生率分别为 16.7%、6.9% 和 11.2%,以阿莫西林 / 克拉维酸引起 AAD 的发生率最高。据美国的一项研究显示,儿童使用各种抗生素所致 AAD 的发病率为 11%。其中 2/3 以上的儿童在使用抗生素期间发生 AAD，17% 的患儿停止使用抗生素后，AAD 的表现仍然持续存在，15% 的患儿停用抗生素 1 周后发生 AAD。发生 AAD 的时间是抗生素使用（5.3 ± 3.5）天出现。2 个月龄至 2 岁婴幼儿 AAD 发生率最高为 18%。表 3-8-1 列出了各个研究中报道的 AAD 的发生率。

表 3-8-1　抗生素相关性腹泻（AAD）的发生率

人群	年龄	国家	病例数	发生率
AAD 人群研究				
住院患者	>12 岁	瑞士	2 462 例	4.9%
门诊患者	1 个月至 15 岁	法国	650 例	11%
门诊患者	4 个月至 14.5 岁	泰国	225 例	6.2%
AAD 临床试验（设对照组）				
住院患者	>50 岁	英国	56 例	33.9%
住院患者	1~36 个月	波兰	36 例	33.3%
住院患者	6~36 个月	巴西	77 例	31%
住院患者	>18 岁	美国	134 例	29.39
住院和门诊患者	6 个月至 14 岁	波兰	127 例	23%
住院患者	儿童	日本	455 例	22.6%
门诊患者	>1 岁	英国	120 例	14%

抗生素的使用，在杀灭"非己"——致病菌的同时，也对"自己"——正常微生物群进行误杀。应用抗生素肠道微生物群近期改变的结果是，轻者为自限性腹泻，重者为致命性的假膜性结肠炎。

第一节　抗生素相关性腹泻的病因及发病机制

一、病因和风险因素

每一个个体发生 AAD 的风险存在很大差异。低胎龄、低体重、低日龄是导致住院新生儿发生 AAD 的一个主要危险因素。除年龄因素外，抗生素的种类、数量、使用时间及基础病的严重程度也是发生 AAD 的重要影响因素，另外，肠道疾病、免疫抑制、住院时间、外伤手术、鼻饲和抑酸剂的使用等也与 AAD 的发生有关。

　　研究报道 AAD 相关的抗生素及发生率有：青霉素 G 和 V（3%）、青霉素 A 和 M（11%）、阿莫西林 / 克拉维酸（23%）、头孢菌素类（9%）、大环内酯类（8%）、复方新诺明（6%），以及红霉素（16%）。阿莫西林 / 克拉维酸与其他种类抗生素比较，引发 AAD 的发生率最高，统计学有显著差异（P=0.003）。静脉使用抗生素 AAD 的发生率与口服抗生素几乎相同，主要取决于药物是否经过肝肠循环。儿童使用阿莫西林 / 克拉维酸导致腹泻的相对风险系数是 2.43（风险范围 1.4~4.21），小于 2 岁儿童的风险系数是 3.5（1.89~6.46）。因此，年龄<2 岁和抗生素的种类是 AAD 的两个风险因素。成人 AAD 与儿童相似，在接受氨苄西林治疗的患者中，其发生率为 5%~10%，而用阿莫西林 - 克拉维酸的患者中，AAD 的发生率为 10%~25%，使用头孢克肟治疗的患者中，发生率为 15%~20%。接受其他如头孢菌素类、氟喹诺酮、阿奇霉素、克拉霉素、红霉素、四环素发生率仅有 2%~5%。由于近年来抗生素的广泛使用，甚至是滥用，也造成了 AAD 的发生明显增多，因此须引起临床医师的高度重视。

　　口服或注射用抗菌药物在应用过程中均可发生腹泻，尤其当长期应用广谱抗菌药物后，敏感菌受到抑制而非敏感菌乘机大量繁殖。几乎所有口服抗菌药物均可引起腹泻，由于菌群交替所致，所以称为菌群交替性肠炎或与抗菌药物相关的肠炎。绝大多数 AAD 的病原菌尚未明了。艰难梭菌是已被肯定的 AAD 病原体，有 25%~33% 的 AAD 由艰难梭菌引起。其他的病原体如金黄色葡萄球菌、产肠毒素产气荚膜梭菌、产酸克雷伯菌和念珠菌属等可能也会导致 AAD，值得临床关注。采用分子分析和多元数据分析技术研究 AAD 患者的肠道微生物菌群的易感菌群，发现 8 个 16S rRNA 特定基因，这些特定基因具有高度特异性，误差仅有 2%，也为防治 AAD 在分子分析水平的临床应用提供了新的视角。

二、AAD 的发病机制

　　抗生素相关性腹泻的病因、发病机制复杂，目前尚未完全清楚。正常人体肠道生理菌群中 90% 以上是厌氧菌，少量是兼性厌氧菌和需氧菌，也有极少量过路菌（如肺炎克雷伯菌、金黄色葡萄球菌、铜绿假单胞菌、变形杆菌等）。肠道正常菌群在机体发挥着重要的生理功能，包括生物、化学、免疫屏障作用；促进机体代谢和营养作用；生物拮抗作用；免疫赋活作用；维持内环境稳定作用等。

（一）肠道菌群失衡紊乱

抗生素使用后,短期和长期的影响是肠道菌群的结构改变,多样性减少,菌群组成结构重新分布。肠道菌群结构的改变导致肠道可用资源和细菌种群之间相互作用的改变,开放病原菌侵入结合位点及导致定植抗力的丧失。抗生素所引起肠道菌群的多样性减少,延缓有益菌群如双歧杆菌或乳酸杆菌的定植,诱导耐抗生素机会菌株的定植。研究证实,8 种抗菌药物包括诺氟沙星、卡那霉素、氯霉素、环丙沙星、氨苄西林、红霉素、盐酸多西环素和四环素等均对肠道菌群的丰度有显著影响,90% 的厚壁菌门受到影响,受损细胞增多。拟杆菌属和双歧杆菌属低活化细胞增多。不同抗菌药物影响的途径不相同,如先用氨苄西林处理标本,隶属于梭菌属的柔嫩梭菌群(梭菌簇Ⅳ)增加 4~5 倍,再暴露其他药物则下降。

Ana Elena Pérez-Cobas 及其团队采用多种组学分析相结合的方法,分析了使用 β- 内酰胺类抗菌药物(第一天是氨苄西林/舒巴坦加头孢唑林,此后单用头孢唑林)治疗 14 天的患者每天粪便中肠道微生物菌群的 16S rDNA 和活化的 16S rRNA、宏基因组学、宏转录组学(mRNAs)、宏代谢组学和宏蛋白质组学等,进行动态研究分析,初步揭示了抗菌药物对整体微生物菌群结构及肠道微生态系统的代谢状态。结果观察到了一个动态往复的过程。肠道微生物菌群结构及代谢水平改变在抗生素使用第 6、11、14 天最为明显。使用抗菌药物第 3 天,菌群丰度显著增加的是毛螺菌属为 28.25%、罗氏菌属为 18.29% 和梭菌属为 11.43%。尽管拟杆菌属的丰度为 16.37%,却显示相对高的基因表达(90%)。值得注意的是,极低丰度的细菌在肠道活化很高,提示肠道微生物活化菌群中的拟杆菌门细菌活化丰度最高。到第 6 天,革兰氏阴性微生物减少,检测到厚壁菌门的胃瘤菌增加(34.81%),对青霉素和其他 β- 内酰胺耐药的细菌,如链球菌属、梭菌属和优杆菌属等呈现基因表达,表达率分别是 22.87%、11.27% 和 11.06%。接着第 11 天,肠道微生物多样性发生了"全面崩溃"的改变,肠道微生物菌群多样性和丰度减少到最低值,接着一些天然耐药微生物如拟杆菌属定植在消化道上部,在第 11~14 天成为结肠定植的优势菌属。到第 14 天,革兰氏阳性细菌重新生长,同时肠道微生物菌群多样性有所恢复。活化的细菌是以普氏菌属 74% 成为所有细菌门类的优势菌。停用抗菌药物 40 天后,肠道微生物菌群数量和活化构成恢复到用药之前水平。但是,一些门类如放线菌门(Slackia 属和双歧杆菌属)、β- 变形菌属、链球菌属、毛螺菌属、紫单胞菌属及梭菌目仍然缺失。最具活化细菌是变形菌门的伯克氏菌属。

肠屏障保护性菌群被消灭,条件致病菌数量异常增多,肠道黏膜屏障损伤,肠腔内微生物相关分子模式(microbe-associated molecular pattern,MAMPs)发生改变,这种变化被宿主肠上皮细胞(intestinal epithelial cell,IEC)表面的模式识别受体(pattern recognition receptors,PRRs)所感知,这种 IEC 与肠道优势菌之间的相互作用关系发生变化,导致肠壁的杯状细胞分泌的细胞间紧密连接蛋白量降低,增加了肠壁通透性,细菌移位和肠源性感染机会增加。尤其是小于 2 岁的儿童,肠道菌群处在发育和构建阶段,容易导致 AAD 发生。由抗生素引起肠道菌群失调的分类是:一度失调是抗生素抑制了一部分细菌,而促进了另一部分细菌的生长,这就造成了某些部位的正常菌群在组成和数量上的异常变化或移位,在诱发原因去掉后可逆转为正常比例;二度失调是不可逆的比例失调,在一度失调基础上菌群由生理波动转为病理波动;三度失调表现为原来的正常菌群大部分被抑制,只有少数非正常菌群逐渐成为优势状态。肠道菌群紊乱时有益菌数量明显下降,条件致病菌数量异常增多,肠道黏膜屏障损伤,消化吸收代谢受到影响,从而导致 AAD(图 3-8-1)。抗菌药物主要使双歧杆菌、乳酸杆菌和肠球菌数量显著下降,肠杆菌在菌群中所占比例相对升高,以及一些条件致病菌数量增多(主要包括艰难梭状芽孢杆菌、产气荚膜芽孢杆菌、金黄色葡萄球菌、产酸克雷伯菌、沙门菌属及白念珠菌等)。总之,抗生素使用致肠道菌群紊乱是 AAD 发生和发展的基础。

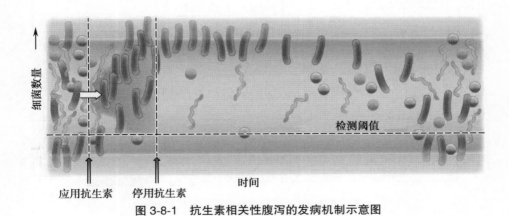

图 3-8-1　抗生素相关性腹泻的发病机制示意图

(二)抗生素导致肠道黏膜免疫异常改变

　　抗生素引起肠道菌群多样性减少,导致某些菌群消失,肠腔 MAMPs 量减少,NOD1 和 Toll 样受体(toll-like receptors,TLR)的刺激改变,微生物 - 宿主信号显著减少,导致肠黏膜固有免疫应答模式发生改变,如淋巴组织的发育、T细胞分化、中性粒细胞启动、抗菌多肽的产生和细胞因子的释放均表现为下调。肠道黏膜适应性免疫也有异常变化,如阿莫西林诱导肠道菌群改变,引起肠黏膜主要组织相容性复合体(major histocompatibility complex,MHC)基因的表达和血清IgG的水平下降。CDI患者的TNF-α、IL-6、IL-1β和IL-8显著增高,其中TNF-α和IL-6在CDI的全身炎症反应中起关键作用,IL-8在肠道局部炎症反应占据着主要作用。简而言之,肠道菌群结构变化就足以扰乱肠黏膜内稳态平衡而导致肠黏膜免疫缺陷,从而引起宿主对肠道感染的易感性增加。

(三)抗菌药物干扰糖和胆汁酸代谢

肠道生理性细菌明显减少,使多糖发酵成短链脂肪酸(short chain fatty acids,SCFA)减少,未经发酵的多糖不易被吸收,滞留于肠道而引起渗透性腹泻(图3-8-2);抗菌药物应用后使具有去羟基作用的细菌数量减少,特别是具有7α-去羟基功能的细菌数量很低时,致使鹅脱氧胆酸的浓度增加,强烈刺激大肠分泌,常继发分泌性腹泻。

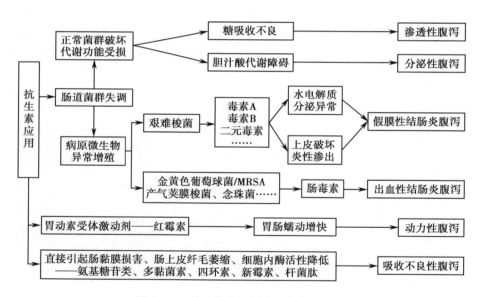

图3-8-2　抗生素相关性腹泻的发病机制

(四)抗菌药物的直接作用

变态反应、毒性作用可直接引起肠黏膜损害、肠上皮绒毛萎缩,引起细胞内酶,特别是双糖酶的活性降低,从而导致吸收障碍性腹泻;某些抗菌药物(如大环内酯类)是胃动素受体的激动剂,而胃动素为胃肠肽,可以刺激胃窦和十二指肠收缩,引起肠蠕动增快,导致腹泻、肠痉挛和呕吐。

婴幼儿胃酸度低,免疫系统发育不完善,血清免疫球蛋白和胃肠 sIgA 较低,补体水平低,对外界环境变化耐受力差,使用抗生素后容易发生 AAD。

第二节　抗生素相关性腹泻的临床表现

一、潜伏期

儿童 AAD 平均潜伏期是在使用抗生素期间的第 2~6 天,85%~92% AAD 病例在此期间出现腹泻症状,仅有 8%~15% 的 AAD 病例是在抗生素停止使用后发生。资料显示,门诊发生 AAD 的潜伏期为 2~5 天,住院病例为 4~6 天。成人 AAD 病例的潜伏期为 3~18 天,发病时间(使用抗生素期间发病 *vs.* 抗生素后延迟发病)与儿童 AAD 明显不一致,有研究报道称抗生素后延迟发病 AAD 病例为 74%。

二、临床表现

AAD 以腹泻为主要表现,其临床症状可轻可重。

(一)病变部位分型

依据结肠病变特点和程度分为:单纯腹泻型、结肠炎型、出血性结肠炎型、假膜性结肠炎型及暴发性结肠炎型。

(二)病情程度分类

1. **轻型 AAD**　患者仅表现解稀便,2~3 次 /d,持续时间短,恶心、呕吐少见,大便常规及大便培养无异常发现,多数停用抗生素后可自愈。该型属于一、二度肠道菌群失调,易被临床医师忽视。

2. **中型 AAD**　患者肠道菌群失调在二度和二度以上,临床腹泻次数时多时少,有时呈小肠性腹泻,有时呈结肠性腹泻,大便可出现红细胞及白细胞,反复大便普通培养找不到病原菌,可以合并肠道机会菌感染(如变形杆菌、肺炎克雷伯菌、非伤寒沙门菌等)。应值得注意的是,该型易被诊断为感染性肠炎而不断使用大剂量广谱抗生素,其结果导致抗生素与腹泻形成恶性循环,病情发展。

3. **重型 AAD**　是指在严重肠道菌群紊乱基础上往往继发有特殊条件致病菌感染(如艰难梭菌、金黄色葡萄球菌、白念珠菌等),其临床症状重,常腹泻水样便,10~20 次 /d,假膜性肠炎(pseudomembranous colitis,PMC)大便中可见漂浮的假膜,可伴有发热、腹部不适、里急后重。金黄色葡萄球菌性 AAD 患者粪便多为绿色水样便,量大,可伴发热、腹痛等症状。金黄色葡萄球菌假膜性肠炎首先触发小肠病变,有黄绿色假膜,与肠黏膜结合松散,易剥脱。患者粪便培养有大量金黄色葡萄球菌繁殖。

4. **暴发型**　少数极其严重者,如暴发性结肠炎,除有腹泻外还可发生脱水、电解质紊乱、低蛋白血症或败血症等,甚至出现中毒性巨结肠而表现高热、恶心 /呕吐及肠鸣音减弱,此时腹泻可能停止,也可能发生肠穿孔等危及生命。

(三)结肠镜下表现

第一阶段:黏膜正常镜下表现。

第二阶段:黏膜轻度红斑和水肿。

第三阶段:黏膜颗粒状或水疱隆起,脆性增加或出血。

第四阶段:黏膜假膜形成。

AAD 严重程度与以下因素有关:①抗生素使用时间越长,联合使用抗生素种类越多,腹泻的发生率越高;高级广谱抗生素种类越多,引起腹泻的危险性越高。有报道称广谱抗生素引起艰难梭菌相关性腹泻(clostridioides difficile associated diarrhea,CDAD)的概率是窄谱抗生素的 10~70 倍。其中林可霉素、氯霉素>人工合成青霉素>头孢菌素;二、三代头孢菌素易发 CDAD;喹诺酮类也可引起 CDAD;吸收不完全或分泌进入胆汁导致肠内高浓度的抗生素易发生CDAD。②医疗操作、检查和各种治疗措施,特别是有肠道损伤性检查、治疗措施越多,引起腹泻的发生率越高。③大便常规及普通培养的非特异性可使本病早期被误诊为一般的肠炎或菌痢,继续使用原先药物或加用针对杆菌的抗生素会使腹泻加重。④是否继发有细菌感染与何种细菌感染。

第三节　抗生素相关性腹泻的诊断

一、临床诊断

无腹泻患儿在使用抗生素期间的第 2~6 天,或近 2 周使用过抗生素后发生腹泻,大便性状改变如水样便、血便、黏液脓血便或见斑块条索状假膜,伴有发热 ≥38℃,或腹痛或腹部压痛、反跳痛,周围血白细胞升高,并能排除基础疾病或其他相关原因所致的腹泻,如轮状病毒性胃肠炎、细菌性痢疾、伤寒、食物中毒等即要考虑 AAD 诊断。若同时有肠道菌群紊乱证据,则 AAD 诊断基本成立。抗生素使用后出现严重腹泻,不但有肠道菌群紊乱证据,而且出现大量机会菌(如变形杆菌、克雷伯菌等)变为优势菌或检出特殊病原菌(艰难梭菌、金黄色葡萄球菌、白念珠菌)感染证据也是诊断 AAD 的有力证据。

二、实验室检查

(一)大便常规检查和培养

白细胞数量大多在正常范围,较严重的病例可出现白细胞数量增多及有红细胞,继发真菌感染时也可直接发现。

为确定 AAD 有无机会菌(如变形杆菌、克雷伯菌等)感染,应将患者的粪便作厌氧和需氧培养以获得机会菌优势生长的证据,尤其对怀疑假膜性肠炎 PMC 的病例应至少送 2 份粪便标本。大便厌氧培养对艰难梭菌检出率较低,约为 68.2%,靠培养方法来诊断 CDI 很困难。

(二)肠道菌群失调的检查

使用抗生素后肠道菌群紊乱是发生 AAD 的基础,因此,针对肠道菌群紊乱的检查是诊断 AAD 的基本检查。这类检查包括如下。

1. **大便直接涂片革兰氏染色观察法**　该法可以估计总细菌数和观察各类细菌组成比例的大致情况并由此判断肠道菌群紊乱程度。该方法简便快速,可直接发现肠道细菌量是否改变,革兰氏阳性菌与阴性菌的比例是否失调,球菌和杆菌的比例是否失调,有无真菌,因此,涂片检查与培养结果对判断 AAD 有一定的帮助,可提供临床参考,尤其适用于不具备肠道细菌培养的基层卫生机构。

2. **肠道各种细菌定量培养法**　选择不同的培养方法对肠道细菌进行培养并计数和判断菌群比例,但培养法费时费力且只能培养部分肠道细菌。

3. **分子生物学技术**　是近年不断兴起和逐渐开展使用的检测肠道菌群方法,为诊断肠道菌群紊乱和 AAD 提供了快速、准确的检测方法,如实时荧光定量聚合酶链反应、聚合酶链反应变性梯度凝胶电泳、聚合酶链反应温度梯度凝胶电泳、基因芯片等。

(三)艰难梭菌感染检查

详见第三篇第九章第三节。

(四)其他相关检查

1. **影像学检查**　多数 AAD 影像学检查并无特异性,部分病例腹部 X 射线显示肠腔胀气,严重病例可伴有小肠梗阻与小肠扩张、有气液平面。CT 检查可发现肠黏膜水肿、指压征、结肠增粗、直肠炎、直肠周围炎、有或无腹水。

2. 结肠镜检查　多数 AAD 结肠镜检查也无特异性,有学者将结肠镜下表现分为四个阶段(详见上述内容)。

第四节　抗生素相关性腹泻的治疗

一、立即停用抗生素或调整抗生素

一旦考虑本病,应停用原抗生素,避免进一步造成菌群失调。约有 22% 的病例在停用抗生素后 3 天内临床症状缓解。

抗生素应用的种类越多、剂量越大、疗程越长,发生 AAD 的风险也就越高,尤其是艰难梭菌相关性腹泻(CDAD)的风险会更大。因此,限制抗生素的使用是降低 AAD 发病最根本、最有效的方法。使用抗生素宜根据患儿具体病情选用对肠道菌群影响较小的药物。尽量选用窄谱或 AAD 发生率低的抗生素。Carling 等在 6 年的时间里对抗生素处方进行了以下 3 种干预管理:选择性用药、缩短疗程、将静脉用药改为口服给药,同时限制三代头孢菌素(包括氨曲南)的处方量,结果表明对抗生素的这种管理确实大大降低了 CD 感染的发病率(P=0.002),同时也降低了耐药革兰氏阴性杆菌感染的发病率(P=0.02)。

二、尽早补充益生菌,恢复肠道正常菌群

由于抗生素使用后,肠道菌群的结构改变,多样性减少,菌群组成结构重新分布。肠道菌群结构的改变导致肠道可用资源和细菌种群之间相互作用的改变,开放病原菌侵入结合位点及导致定植抗力的丧失,诱导耐抗生素机会菌株的定植,健康的肠道菌群稳态被破坏。恢复或重建健康肠道菌群的措施有:补充益生菌、特异性改变肠道菌群组成和粪菌移植。策略是在肠道菌群紊乱后,致病菌繁殖前及时进行干预。

益生菌生物功能的机制是通过:①降低 TNF-α 产生和增加 MUC2 表达,减少肠上皮凋亡和增加黏蛋白产生,增强肠屏障功能;②产生丁酸增加或上调防御素和抗菌肽水平,增强宿主抗微生物多肽产生;③产生小分子有机酸,降低肠腔 pH,以及产生细菌素或小菌素发挥抗菌作用;④直接或间接产生阻止致病菌黏附的蛋白,与致病菌竞争上皮结合黏附位点,发挥竞争拮抗作用;⑤减少 IL-8 分泌或阻断反调节因子 IκB 降解,阻断促炎症分子,增加 IgA 产生,增强黏膜免

疫等调节免疫模式；⑥阻断致病菌群体感应信号，干扰致病菌群体之间的联系。

有多个不同的益生菌作为预防成人和儿童 AAD 的研究报道，包括鼠李糖乳杆菌、嗜酸乳杆菌和保加利亚乳杆菌复合剂、嗜酸乳杆菌和婴儿双歧杆菌复合剂、芽孢乳杆菌、乳双歧杆菌和嗜热链球菌复合剂、长双歧杆菌、屎肠球菌 SF68、克劳氏芽孢杆菌、丁酸梭菌 MIYARI 和布拉氏酵母菌等，这些益生菌的使用可以降低 AAD 的风险。

国内一项 meta 分析研究结果表明，鼠李糖乳杆菌、布拉氏酵母菌和双歧杆菌 + 乳杆菌 + 嗜热链球菌复合制剂预防 AAD 的发生率明显低于对照组，*RR* 分别为 0.38、0.19 和 0.24。嗜酸乳杆菌 + 婴儿双歧杆菌、乳酸双歧杆菌 + 嗜热链球菌和长双歧杆菌 + 鼠李糖乳杆菌（KL53A）+ 植物乳杆菌（PL02）等复合制剂预防 AAD 的发生率与对照组差异不显著，*RR* 分别为 0.4、0.52 和 0.47。汇总分析结果显示益生菌预防 AAD 的发生率明显低于对照组，差异有统计学意义（*RR*=0.36）。

一项由英国西米德兰的卫生技术评估小组指导完成的 23 个随机对照试验的研究结果表明，益生菌显著降低 CDAD 的相对风险为 46%。使用不同益生菌预防 AAD 的 5 项荟萃分析试验，评估不同的益生菌、剂量、治疗的时间、治疗结束的端点和研究的人群等，荟萃分析结果表明，所用益生菌均能降低 AAD 风险。研究表明，鼠李糖乳杆菌和布拉氏酵母菌预防 AAD 效果突出。可能与这两种作为最常用的研究实验益生菌有关。循证医学数据库的系统回顾报道的大量文献表明，鼠李糖乳杆菌和布拉氏酵母菌在预防儿童 AAD 前景广阔。文献认为鼠李糖乳杆菌和布拉氏酵母菌每日提供 50 亿集落生成单位（colony-forming units，CFU）是临界值。

有几项评估益生菌预防新生儿、婴幼儿和儿童 AAD 的研究，嗜酸乳杆菌和保加利亚乳杆菌复合剂的剂量为 2 亿 CFU 对儿童使用阿莫西林引起的 AAD 无预防保护作用。乳双歧杆菌和嗜热链球菌作为添加剂添加在婴儿配方粉中、芽孢乳杆菌和低聚果糖复合剂、嗜酸乳杆菌和婴儿双歧杆菌复合剂，以及丁酸梭菌等益生菌预防婴儿和儿童 AAD 均有作用。

2015 年 Cochrane 发布益生菌预防儿童 AAD 研究报道，共纳入 23 项随机对照试验研究，入选儿童 3 938 例，年龄在 2 周 ~18 岁，试验所用益生菌为乳杆菌属、双歧杆菌属、芽孢杆菌属、丁酸梭菌、链球菌属、乳球菌属或布拉氏酵母菌等，单菌或复合制剂，剂量在 500 万 ~100 亿 CFU/d。抗生素与益生菌同时应用，益生菌使用时间范围 1~12 周。分析结果显示，益生菌组 AAD 发生率为 8%，安慰剂组为 19%（*RR*=0.46，95%*CI* 0.35，0.61；I^2=55%），具有显著差异（GRADE 分析为中等质量）。所有益生菌制剂中，仅有鼠李糖乳杆菌或布拉氏酵母菌剂量在50 亿 ~400 亿 CFU/d 具有预防 AAD 发生的作用（NNT=10），早产儿应用其他益生菌制剂预防 AAD 结论是有效安全的。益生菌耐受性较好，偶有轻微的不良反应，如皮疹、恶心、腹胀、肠鸣或便秘等。欧洲儿科胃肠病学、肝病学和营养协会益生菌预防 AAD 工作组的结论与 Cochrane 一致，其他益生菌菌株或复合菌株制剂缺乏有效的证据。

综上所述，抗生素导致肠道菌群紊乱，益生菌干预的最佳时机是致病菌繁殖或定植前。因此，益生菌早期干预可以有效降低 AAD 的发生率，临床上在使用抗生素同时应用益生菌是合理有效的。益生菌用于预防的效果与抗生素的种类、抗生素的疗程、年龄、住院时间及并发症等危险因素有关，益生菌的数量和菌株对疗效也有一定影响，推荐剂量为 ≥ 50 亿 CFU/d。

三、加强对症支持治疗

维持水、电解质及酸碱平衡，必要时可输注白蛋白或血浆等。补充锌等微量元素保护肠道黏膜，避免肠道进一步损伤。禁止使用复方地芬诺酯、阿托品、洛哌丁胺等抗蠕动药物及麻醉镇痛药等。

四、针对 AAD 中特殊细菌感染治疗

CDAD 的治疗较为困难。对有严重腹泻或明显结肠炎者，应该早期予以甲硝唑或万古霉素治疗。甲硝唑对厌氧杆菌和球菌都有较强的抗菌作用，疗效确定，价格便宜，长期应用不会诱发二重感染，是目前治疗 CDI 的首选药物，往往用于初次、轻至中度 CDI 的治疗。万古霉素对革兰氏阳性球菌和杆菌有强大的杀菌作用，口服不易吸收，在肠道的浓度极高，是甲硝唑的 50~200 倍。在肠道积聚快速杀菌，但应用后容易选择性产生耐万古霉素的肠球菌，且价格昂贵，目前主要用于治疗重症 CDI 患者、对甲硝唑耐药、口服甲硝唑不能耐受或疗效欠佳及复发者的治疗。有效的万古霉素和 / 或甲硝唑治疗而症状缓解后，有15%~35% 的复发率，也有报道高达 55% 复发率，往往在停药后 2 个月内，原因可以是原菌株的再燃，或不同菌株的再感染。甲硝唑或万古霉素有停药后多次复发现象，以及本身也可以引起艰难梭菌性肠炎。其他治疗药物：非达霉素、利福昔明、替加霉素等，其中非达霉素是一种大环内酯类药物，抗菌谱窄，对肠道正常菌群影响小，疗效与万古霉素相当，但复发率更低，有可能成为 CDI 患者口服

治疗的一线药物。其他新药有:一种是贝洛托单抗,对抗艰难梭菌毒素 B 的人类单克隆抗体,用于年龄 ≥ 18 岁以上,正接受抗菌药物治疗的感染和具有复发高风险患者的艰难梭菌感染复发者;另一种为 Tolevamer,是一种聚苯乙烯吸附剂,作用机制是结合艰难梭菌毒素 A 和 B。

五、感染控制措施,预防 CD 感染

绝大多数 CD 是外源性感染,而医院环境是 CD 的主要来源。医护人员的手、环境表面、病房用品和医疗器械、感染患者等是潜在医院 CD 的来源。研究显示,住院患者感染 CD 的风险随住院时间延长呈线性增长,住院 4 周后可高达 40%。因此,加强对医院环境的管理对 CD 感染的预防至关重要。与其他多数院内感染一样,首先要强调医护人员手卫生在预防 CD 感染中的重要作用。研究显示,医院监护人员的手 CD 培养阳性率为 59%。多项研究也证实医护人员在接触每个患者后洗手可明显降低 CD 院内感染的发生率,但遗憾的是,医护人员实际洗手的频率很低。由于 CD 的芽孢对酒精不敏感,建议用含氯己定的消毒剂或肥皂洗手以提高清除率。同时,戴手套与手卫生相结合可进一步降低传播 CD 的风险。工作服表面也存在污染 CD 的可能,因此医护人员在接触 CD 感染患者时应注意穿防护服、戴手套以避免接触传播。环境方面,建议用含氯的消毒剂或其他杀死芽孢的制剂消毒环境,同时对可能污染 CD 的病房用品和医疗器械进行严格消毒和及时更换,以减少 CD 的院内传播。研究证实,严格消毒医院环境不仅可降低 CDI 的发生风险,还可降低医护人员手上该菌的携带率,从而直接降低 CD 感染的发病率。

第五节　粪菌移植在儿童抗生素
相关性腹泻中的作用

一、粪菌移植治疗 AAD 的机制

抗生素尤其是广谱生素的使用,正常肠道微生物菌群的多样性减少,选择出潜在致病菌菌株或致病菌菌株,如变形杆菌、克雷伯菌、假单胞菌、艰难梭菌、金黄色葡萄球菌和白念珠菌等变为优势菌,菌群组成结构重新分布。肠道菌群结构的改变导致肠道可用资源和细菌种群之间相互作用的改变,开放病原菌侵入结合位点及导致定植抗力的丧失,诱导耐抗生素机会菌株的定植,健康的肠

道菌群稳态被破坏。恢复或重建肠道菌群平衡的方法有：益生菌、益生元、合生元、噬菌体治疗，FMT 和混合菌群移植（bacterial consortium transplantation，BCT）等。本节主要对 FMT 治疗 AAD 的机制进行讨论。

（一）肠道菌群重建或恢复

FMT 类似于器官移植，即"肠道微生物菌群器官"移植。研究证实，进行 FMT 后，可观察到受者粪便肠道菌群的构成与健康的捐赠者相似，并可维持长达 24 周以上时间。艰难梭菌感染患者肠道菌群多样性减少，拟杆菌门和厚壁菌门显著降低，而常见致病性病原菌变形菌门和疣微菌门数量显著增高。FMT 可很快重建肠道菌群多样性，粪便中的拟杆菌门和厚壁菌门恢复到占据优势菌群。在移植后 2 周和第 33 天，检测受者肠道菌群构成与捐赠者相似，以类杆菌门占优势。理论上讲，肠道菌群的重建或恢复，肠道菌群重要的生理功能，如生物拮抗作用、免疫赋活作用、肠屏障作用、促进机体代谢和营养作用，以及维持内环境稳定作用等部分或全部恢复，有助宿主机体恢复健康。

（二）增强免疫调控作用

一项小鼠结肠炎的动物实验表明，接受 FMT 后的结肠炎小鼠体重减轻，肠道菌群失衡状态明显改善，向正常微生态恢复，结肠长度增加，肠炎症状减轻，小鼠肠道固有层中的免疫细胞比例发生改变，树突细胞、单核细胞及巨噬细胞向结肠 T 细胞的细菌抗原呈递能力减弱，减少促炎因子表达，而增加抗炎因子 IL-10，提示 FMT 可诱导先天性和适应性免疫细胞（包括 CD4$^+$ T 细胞、iNKT 细胞、抗原呈递细胞）向分泌 IL-10 的细胞转化，促进肠内稳态恢复。IL-10 作为抗炎症因子，对肠道免疫稳态起着重要作用。FMT 具有恢复肠道屏障的潜力，是通过为肠上皮细胞再生、黏液和抗菌肽分泌提供必要足够强度的信号来实现的。总之，FMT 通过激活免疫系统和帮助维持肠道屏障，减少细菌跨上皮层移位和预防假膜性结肠炎发生。

（三）次级胆汁酸代谢恢复

结肠胆汁酸的组成是以次级胆汁酸为主要成分。初级胆汁酸在结肠细菌作用下，进行 7α- 脱羟基作用，分别从胆酸和鹅去氧胆酸产生次级胆汁酸（脱氧胆酸和石胆酸），而次级胆汁酸可阻断艰难梭菌的生长。抗生素治疗抑制参与二级胆汁酸代谢的细菌。FMT 迅速恢复次级胆汁酸代谢，艰难梭菌孢子萌发所需的初级胆汁酸转化的过程被抑制，粪便中胆汁酸的总成分变为与供体非常相似。

（四）耐药菌株减少

重建的肠道菌群通过与宿主相互作用可抵御抗生素耐药菌（antibiotic

resistant bacteria,ARB)产生,如厌氧革兰氏阳性菌可诱导产生抗微生物多肽,直接抑制 ARB 的生长,代谢产生短链脂肪酸,除为结肠上皮供能外,可诱导产生 IgA,减轻炎症反应,增加黏液层厚度等增强黏膜屏障功能,预防细菌移位。其他肠道菌群分泌细菌素直接抑制病原菌的生长。还有研究证实,肠道菌群的恢复,可通过抑制基因水平转移(horizontal gene transfer,HGT)来减少抗生素耐药菌的产生。抗生素耐药基因,如质粒和转座子,它们通过 HGT 传播到其他细菌,正常肠道菌群可能能够阻止这一过程。

二、粪菌移植治疗 AAD

FMT 治疗 AAD 是基于以下的主要作用机制:①直接与艰难梭菌竞争生态位;②在结肠初级胆汁酸转化为次级胆汁酸,抑制艰难梭菌孢子的萌发;③肠道黏膜免疫系统被激活,帮助维持肠道屏障功能,减少细菌移位。因此,FMT 是重建或恢复肠道菌群最有效的方法,主要用于治疗 AAD 中严重类型——艰难梭菌感染,平均治愈率为 87%~90%。在治疗艰难梭菌感染病例过程中,发现重建的肠道菌群通过与宿主相互作用可抵御抗生素耐药菌株的产生,减少抗生素耐药菌。

有数个小型病例研究报道,在粪便微生物群移植成功后的艰难梭菌感染患者,评估 FMT 对其他抗生素耐药菌脱定植的有效性。Wong 等在 2017 年总结了 18 项已经发表的研究,共 101 名患者使用 FMT 后,对受关注的 ARB,如耐万古霉素肠球菌、耐碳青霉烯肠杆菌、超广谱产 β- 内酰胺酶肠杆菌及其他耐药菌脱定植的数据汇总分析显示,82% 的患者在 FMT 后抗生素耐药菌脱定植或负荷量显著降低,脱定植时间 7 天 ~8 个月,负荷量降低维持时间 1 个月 ~2 年。但遗憾的是,艰难梭菌感染的患者愿意接受 FMT 治疗,抗生素耐药菌定植的患者通常无症状,不太愿意接受 FMT 治疗。据此推测,扩大 FMT 治疗全球数以百万计的抗生素耐药菌定植的人群,将是极具挑战性任务和工作。有关 FMT 治疗抗生素耐药菌脱定植的机制还需要做深入研究和探索。

随着粪菌移植技术的发展及优化,未来针对特定人群及个体进行个体化的使用益生菌也是研究热点。不仅如此,益生菌对整个肠道菌群的恢复是否起到有益的作用也正在研究中。最近一项研究显示,在使用抗生素后,与肠道自然恢复相比,采用多菌种的益生菌制剂的肠道菌群重建时间延迟、菌群重建持续不全面,且宿主转录组的稳态受到影响,自体粪菌移植则使肠道菌群的重建速度较快,数天内即能实现重建,且能够接近完全恢复,该研究还显示,在体外试验中,乳酸菌分泌的可溶性因子（Lactobacillus-secreted soluble factors）参与了益生菌介导的肠道菌群的抑制。益生菌与肠道菌群的相互作用仍需进一步研究。有学者设想，利用先进的生物工程技术，设计重组益生菌，在肠道能够表达具有生物活性的代谢物，发挥对抗生素耐药菌脱定植的作用。

（武庆斌）

参考文献

［1］　黄志华, 郑跃杰, 武庆斌. 实用儿童微生态学. 北京: 人民卫生出版社, 2014: 372-377.

［2］　武庆斌. 益生菌在儿童抗生素相关性腹泻病的应用. 中国实用儿科杂志, 2017, 32 (02): 98-101.

［3］　武庆斌, 郑跃杰, 黄永坤. 儿童肠道菌群: 基础与临床. 北京: 科学出版社, 2012: 288-299.

［4］　BOWMAN KA, BROUSSARD EK, SURAWICZ CM, et al. Fecal microbiota transplantation: current clinical efficacy and future prospects. Clin Exp Gastroenterol, 2015, 8: 285-291.

［5］　CHUA KJ, KWOK WC, AGGARWAL N, et al. Designer probiotics for the prevention and treatment of human diseases. Curr Opin Chem Biol, 2017, 40: 8-16.

［6］　FRANCINO MP. Antibiotics and the Human Gut Microbiome: Dysbioses and Accumulation of Resistances. Front Microbiol, 2016, 6: 1543.

［7］　GAGLIARDI A, TOTINO V, CACCIOTTI F, et al. Rebuilding the Gut Microbiota Ecosystem. Int J Environ Res Public Health, 2018, 15 (8): 1679-1703.

［8］　GOLDENBERG JZ, LYTVYN L, STEURICH J, et al. Probiotics for the prevention of pediatric antibiotic-associated diarrhea. Cochrane Database Syst Re, 2015, 12: CD004827.

［9］　GUARINO A, CANANI RB. Probiotics in Childhood Diseases: From Basic Science to Guidelines in 20 Years of Research and Development. J Pediatr Gastroenterol Nutr, 2016, 63 (Suppl 1): S1-S2.

［10］　JOHNSTON BC, GOLDENBERG JZ, VANDVIK PO, et al. Probiotics for the prevention of pediatric antibiotic-associated diarrhea. Cochrane Database Syst Rev, 2011, 11: CD004827.

［11］　KHORUTS A, SADOWSKY MJ. Understanding the mechanisms of faecal microbiota transplantation. Nat Rev Gastroenterol Hepatol, 2016, 13 (9): 508-516.

［12］　LAU C S, CHAMBERLAIN R S. Probiotics are effective at preventing Clostridium difficile-associated diarrhea: a systematic review and meta-analysis. Int J Gen Med, 2016, 9: 27-37.

［13］　MAURICE CF, HAISER HJ, TURNBAUGH PJ. Xenobiotics shape the physiology and gene expression of the active human gut microbiome. Cell, 2013, 152: 39-50.

［14］　MCFARLAND LV. Antibiotic-associated diarrhea: epidemiology, trends and treatment. Future Microbiol, 2008, 3 (5): 563-578.

［15］ MCFARLAND LV, OZEN M, DINLEYICI EC, et al. Comparison of pediatric and adult antibiotic-associated diarrhea and Clostridium difficile infections. World J Gastroenterol, 2016, 22 (11): 3078-3104.

［16］ PARAMSOTHY S, KAMM MA, KAAKOUSH NO, et al. Multidonor intensive faecal microbiota transplantation for active ulcerative colitis: a randomised placebo-controlled trial. Lancet, 2017, 389 (10075): 1218-1228.

［17］ PEREZ-COBAS AE, GOSALBES MJ, FRIEDRICHS A, et al. Gut microbiota disturbance during antibiotic therapy: A multi-omic approach. Gut, 2013, 62: 1591-1601.

［18］ SURAWICZ CM, BRANDT LJ, BINION DG, et al. Guidelines for diagnosis, treatment, and prevention of Clostridium difficile infections. Am J Gasroenterol, 2013, 108 (4): 478-498.

［19］ SZAJEWSKA H, CANANI R B, GUARINO A, et al. Probiotics for the Prevention of Anti-biotic-Associated Diarrhea in Children. J Pediatr Gastroenterol Nutr, 2015, 62 (4): 87-91.

［20］ WONG WF, SANTIAGO M. Microbial approaches for targeting antibiotic-resistant bacteria. Microb Biotechnol, 2017, 10 (5): 1047-1053.

第九章 粪菌移植治疗儿童艰难梭菌感染

艰难梭菌感染(CDI)和艰难梭菌相关性腹泻(CDAD)是由肠道致病性(产毒性)艰难梭状芽孢杆菌过度增殖并释放毒素引起的以肠道为主要表现的感染性疾病,是严重肠道菌群失调的表现之一。由于广谱抗菌药物的大量使用,抗生素相关性腹泻(antibiotic associated diarrhea,AAD)或抗生素相关性肠炎(antibiotic associated colitis,AAC)的发病日益增多,艰难梭菌肠炎是目前已知的抗生素相关肠炎的主要原因之一,占 AAC 的 20%~30%,也是假膜性肠炎(PMC)的病因。绝大多数 CDI 属于高危患者的内源性感染,但由于艰难梭菌易产生耐药性,在外界存活时间长,具有较强的传播性,容易向外源性感染转变,可以在医院内和护理机构中暴发流行。近年来,艰难梭菌流行株出现基因变异,其产生毒素的能力增加,如高毒力株 027/NAP1/BI(核酸分型为 027,脉冲场凝胶电泳分型为 NAP1,限制性内切酶分型为 BI)在欧洲和北美的暴发流行,严重病例数、复发率和病死率均明显上升,已经给该病的临床诊断和治疗提出新的挑战。

第一节 艰难梭菌感染的发病机制

艰难梭菌是一种厌氧的革兰氏阳性芽孢杆菌,分布于人和动物的肠道及粪便中,约占人体肠道菌群的 3% 以下,芽孢具有较强的抵抗力,可在外界环境存活数周至数月。本菌属于条件致病菌,是否致病主要取决于该菌的数量和产生毒素的量。在正常情况下,肠道中的艰难梭菌受到双歧杆菌、拟杆菌、优杆菌等优势菌群的抑制,处于劣势,不引起致病,只有在菌群失调情况下,艰难梭菌产毒菌株大量增殖并释放毒素,才会导致 CDI。

一、病因及发病机制

发生 CDI 的高危因素有使用抗菌药物、高龄、住院等,其中使用抗菌药物是最主要的危险因素。几乎所有的抗菌药物均可诱发本病,以林可霉素、克林霉素、半合成广谱青霉素、头孢菌素最常见。最近的研究提示,喹诺酮类也是导致 CDI 的主要危险因素之一。国内调查发现,使用头孢他啶、头孢曲松、哌拉西林、亚胺培南/西司他丁容易发生 CDI。抗菌药物无论单独或联合使用,口服或肠道外给药均可致病,但抗菌谱越广、联合使用抗菌药物种类越多、使用时间越长及口服使用,发生 CDI 的危险性越高。60 岁以上老年人,住院时间长,危重疾病,免疫力低下(肿瘤化学治疗、移植、长期卧床),医疗干预措施多(机械通气、透析、肠内营养),腹部大手术,使用抗肠蠕动药物如阿托品、抑酸剂如质子泵抑制剂和 H_2 受体拮抗剂和炎症性肠病也是发生 CDI 的危险因素。

CDI 的发病模式见图 3-9-1。

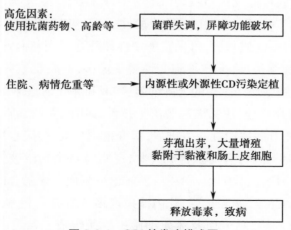

图 3-9-1　CDI 的发病模式图

CDI 是由产生毒素的艰难梭菌菌株介导的,当使用抗菌药物等破坏了正常结肠菌群后,内源性或外源性艰难梭菌大量增殖,在鞭毛和蛋白酶的协助下,进入黏液层,黏附于肠上皮细胞,产生毒素。产毒菌株至少可以产生两种外毒素:毒素 A 和毒素 B(TcdA 和 TcdB)。一般认为,毒素 A 为肠毒素,可以与肠黏膜刷状缘细胞上毒素受体结合,改变细胞肌动蛋白骨架,引起腹泻和肠炎;毒素 B 为细胞毒素,引起肠黏膜细胞凋亡、变性、坏死和脱落;毒素 B 仅在毒素 A 损伤肠黏膜细胞基础上而致病。但近十多年来,临床上出现的毒素 A 阴性而毒素 B 阳性的艰难梭菌的暴发性流行,证实毒素 B 无须毒素 A 的预先作用,可以直接致病,引起肠道局限性炎症。目前认为,毒素 A 也有一定的细胞毒性作用,但弱于毒素 B,这两种毒素攻击宿主细胞膜或肌动蛋白骨架,从而使其收缩、出血及坏死,增加肠上皮的通透性,引起肠液和电解质分泌增加,严重者坏死和脱落的细胞与渗出纤维素以及炎性细胞等形成假膜。毒素 A 是主要的致病因子,它通过激活巨噬细胞、肥大细胞及中性粒细胞而引起炎症变化;毒素 B 则对多种细胞产生病理效应,是假膜性肠炎的标志物。少数菌株还可以产生一种二元毒素(clostridium difficile binary toxin,CDT),该毒素可以导致细胞骨架破坏,增强毒素 A 和毒素 B 的作用,引起严重病变。另外,产毒菌株还可以产生动力影响因子和热敏毒素,参与致病。

二、病理变化

病变可发生于肠道的任何部位,以结肠,特别是乙状结肠最多见。在轻症患者中,结肠黏膜可能仅仅显示轻微的炎症或水肿,甚至于肉眼观察正常。在较重的患者,病变广泛并且严重,呈节段性受累,初期,隐窝表浅上皮肿胀、变性,少数细胞脱落,间质水肿,可见轻度中性粒细胞浸润和血管扩张,可有微血栓形成。病变继续进展,上皮细胞变性脱落增多,基底膜破坏,肠腔出现纤维素渗出,与炎性细胞连同脱落的上皮细胞、黏液和坏死细胞碎片,形成初期的假膜,紧覆于隐窝开口处,使黏液和脱落上皮及渗出的炎性细胞不能排出,而导致隐窝扩张。随着病情的进一步进展,病变范围扩大,假膜也增多,大小不一,微有突起,有的呈点状,有的融合成片状,严重时整个肠段被假膜所覆盖。假膜呈黄绿色或棕色,质软而脆,剥离后裸露出溃疡面。未融合的假膜之间可以见到正常水肿的黏膜,肠腔扩张,腔内液体增多。组织学上,假膜由纤维素、中性粒细胞、单核细胞、黏蛋白及坏死细胞碎片所组成。黏膜固有层内有中性粒细胞、浆细胞及淋巴细胞浸润。腺体因黏液排泄受阻而扩张并充满黏液,有的甚至破裂。黏膜下层因炎症和黏液渗出而增厚,伴有血管扩张、充血及血栓形成。坏死一般限于黏膜层,有的向黏膜下伸展,偶有波及肠壁全层而导致肠穿孔。

第二节 艰难梭菌感染的临床表现

　　艰难梭菌感染临床症状轻重不一,可以从无症状的携带者、轻至中度腹泻、到暴发性或致死性假膜性肠炎。腹泻通常在抗菌药物治疗的过程中第 1~10 天出现,但也有 1/3 的患者可在治疗结束后才出现症状,最晚可于停药后 3 周内发病。腹泻可以为水样泻、绿色黏液便、黏液血便、潜血阳性,大量血便罕见,严重者大便排出斑块条索状假膜。常伴有上腹痉挛性疼痛和腹胀、发热、外周血白细胞显著增高。腹泻一般在停药后第 5~8 天即停止,个别可持续 2~3 周,甚至 2 个月。应该注意,在极少数合并麻痹性肠梗阻的患者,除发热和腹痛外,可以有恶心、呕吐、明显腹胀、脱水、精神萎靡、心动过速等,由于肠道分泌液和粪便存留于运动障碍、扩张的肠道中,无明显腹泻或无大便排出。

　　严重患者可并发脱水、酸中毒及电解质紊乱、低血容量性休克、低蛋白血症及严重水肿、中毒性巨结肠、肠穿孔、弥散性血管内凝血(disseminated intravascular coagulation,DIC)、肾衰竭和脓毒症,甚至死亡。中毒型巨结肠是指结肠明显扩张伴有严重的全身中毒症状的临床诊断,腹部 X 射线显示小肠扩张、气液平面和由于肠黏膜下水肿出现的拇指样印迹征。中毒型巨结肠可以并发肠穿孔,临床出现严重腹痛、腹部压痛和反跳痛、腹肌紧张、肠鸣音减弱或消失,腹部 X 射线检查有腹腔内游离气体。

　　暴发性 CDI,以前称为严重有并发症的 CDI,是指出现低血压或休克、肠梗阻,或中毒型巨结肠。

　　根据临床表现及严重程度分为 4 型:无症状、轻度、中度、重度(表 3-9-1)。

表 3-9-1　艰难梭菌肠炎临床分型

严重程度分型	主要症状	并发症
无症状	无水样便,且大便次数<3 次 /24h	无
轻度	水样便 3~4 次 /24h,伴有低热及轻度腹痛	无
中度	水样便>4 次 /24h,伴有低热及轻至中度腹痛	不常见
重度	黏液血便、高热、寒战伴有并发症	低血压、脱水、休克、腹膜炎、肠梗阻、中毒性巨结肠

第三节　艰难梭菌感染的诊断

在接受抗菌药物治疗过程中,患者一旦出现腹泻、发热、腹痛、白细胞计数增高等症状,应高度警惕 CDI 的存在,否则将会延误治疗。但艰难梭菌感染的确诊有赖于实验室检查。

一、实验室检查

(一)粪便检查

粪便常规检查可以无异常,或有脓细胞和白细胞增多,隐血试验呈阳性;如果大便排出假膜,应该送病理学检查,可以见到假膜由纤维素、中性粒细胞、单核细胞、黏蛋白及坏死细胞碎片所组成。粪便菌群失调检测包括粪便直接涂片法和菌群分析,可有菌群失调的表现,有助于诊断。

(二)血液学检查

血液常规检查可有白细胞计数增高,可高达 $20 \times 10^9/L$ 以上,且以中性细胞为主,C 反应蛋白(C-reactive protein,CRP)增高。血液生化检查可有电解质紊乱,常伴有低钾、低钠及低蛋白血症。如有 DIC,可有相应的血液学异常。

(三)内镜检查

大多数病例累及远端结肠,可弯曲乙状结肠镜检查即可发现异常,镜下可见直肠、乙状结肠黏膜充血、水肿、糜烂、溃疡,有多发性隆起的斑片或融合为大片的灰绿色褐色假膜覆盖黏膜面,假膜脱离处可见溃疡,假膜邻近的黏膜可呈水肿、充血、触及易出血。有些病例侵及较近端的结肠而远端结肠并不受累,特别是假膜性病变主要发生在左侧结肠或全结肠,少数累及回盲部,需要进行结肠镜检查。

(四)X 射线检查

腹部 X 射线无特殊发现,严重病例可显示肠麻痹或肠曲扩张,可见气液平面,由于结肠水肿,可出现拇指样印迹征。腹部 CT 扫描对假膜性肠炎或暴发性 CDI 有一定诊断价值,特征性改变包括结肠壁增厚、结肠周围索条状影、手风琴征(accordion sign)、双晕征或靶环征(double-halo sign or target sign),腹水提示可能有低蛋白血症。

钡剂灌肠,在早期或轻型患者无特殊改变,晚期和重病者,可见结肠蠕动增快,黏膜增厚,肠曲痉挛、扭曲、黏膜溃疡等。虽然钡剂灌肠可进一步显示黏膜异常的细节,但是对活动性或重症病例可使病情加重,有穿孔的危险,故一般不主张施行。

（五）病原学检查

1. **细菌培养**　艰难梭菌属专性厌氧,常规厌氧培养生长不好,对培养基的要求较高,需要用环丝氨酸头孢西丁果糖琼脂选择性培养,在该培养基生长的菌落呈黄色,为粗糙型,脂酶、卵磷脂酶为阴性,在紫外线照射下呈黄绿色荧光。最近证明改良的环丝氨酸 - 甘露醇琼脂和环丝氨酸 - 甘露醇 - 血琼脂从粪便检出艰难梭菌的效果更好。粪便培养艰难梭菌需 3~4 天才能得到结果,只有小部分实验室能够进行,多次粪标本送检可提高敏感性。值得注意的是,在正常小于 1 岁婴儿的粪便中,经常可以检出艰难梭菌,在成人检出率明显降低。细菌培养的优点是能够检测艰难梭菌对抗菌药物的敏感性,并且可以对分离的菌株进行分子生物学分型和流行病学分析。细菌培养敏感性最高,但不能确定其是否产生毒素,要确定菌株是否产毒素,需要进一步进行细胞毒试验。艰难梭菌厌氧培养结合细胞毒试验已经成为评价其他实验室检测方法的标准。

2. **艰难梭菌共同抗原检测**　艰难梭菌在繁殖过程中会产生谷氨酸脱氢酶（glutamate dehydrogenase,GDH）,采用酶免疫测定法检测粪便中 GDH 抗原可以快速确定粪便标本中艰难梭菌的存在。但该方法不能确定艰难梭菌是否产毒素。

3. **细胞毒试验测定毒素**　采用细胞培养技术进行细胞毒试验可以检测毒素 B 或确定菌株是否产毒素,是目前毒素测定最为敏感的试验,可以检测出大约 10pg 的毒素 B,该方法也具有高度的特异性,被认为是检测毒素的"金标准"。但是细胞培养分析需要一定的条件和技术,且要待 24~48 小时后才可得到结果,在临床应用受一定的限制。

4. **酶免疫法测定毒素**　采用酶免疫测定法直接检测标本中毒素抗原,具有快速、简便、准确的优点,是目前缺乏细胞培养条件的实验室首选方法,但敏感性（70% 左右）低于细菌培养和细胞毒试验。要得到最佳的结果,检测腹泻粪便样本需要新鲜或在 24 小时内收集,且在 2~8℃冷藏。毒素的阳性检出率随结肠炎的严重程度而升高,其变动范围从应用抗菌药物后最常见类型的单纯腹泻的毒素检出率 20% 到明显假膜性结肠炎的毒素检出率 90% 以上,而在健康成人,其粪便毒素的检出率几乎为零。检测毒素 A 或毒素 A 和 B 的试剂盒已经市场化,后者检测全面,因为有少数的艰难梭菌菌株只产生毒素 B,故推荐。目前也有新型的酶联试剂盒,能对 GDH 及毒素抗原同时检测,从而增加了灵敏度和特异度。

5. **毒素基因检测**　核酸扩增试验(nucleic acid amplification test,NAAT)目前已经成为CDI的快速诊断的越来越重要的工具。已经有多种商用基因诊断试剂盒问世,用于粪便中毒素基因的直接放大检测,如使用real-time PCR检测毒素基因,与细胞毒性试验的"金标准"相比,NAAT具有灵敏度极高、特异度稍低等特点。

二、诊断与鉴别诊断

在接受抗生素治疗的过程中,患儿一旦出现腹泻、发热、腹痛、白细胞计数增加等症状,应高度警惕CDI的存在。CDI的确诊依赖于粪便中检测到难梭菌毒素或细菌培养出产毒素株,其中EIA测定毒素简便快速,但敏感性不如细胞毒试验和产毒素细菌株的培养。粪便中EIA检测GDH抗原虽然不能确定艰难梭菌是否产生毒素,但简便、快速、敏感性高,常用于筛查。NAAT检测毒素基因具有最高的敏感性。由于细菌培养和细胞毒试验测定毒素比较复杂,在临床上没有常规开展,所以应用于临床诊断的检测主要是NAAT、EIA检测GDH和毒素。

另外,由于当前假膜性肠炎罕见于葡萄球菌等病原引起,因此粪便或内镜检查发现假膜高度提示CDI。非特异性但可提示艰难梭菌感染的实验室检查结果有白细胞计数增多、低蛋白血症和大便可见白细胞。乙状结肠镜、结肠镜及腹部CT检查可协助诊断,但往往是非特异性的,对鉴别其他结肠炎有帮助。CDI与其他原因引起的AAD的临床鉴别见表3-9-2。

表3-9-2　CDI与其他原因引起的AAD的临床鉴别

特征	CDI	其他原因引起的AAD
表现	腹泻,常有结肠炎的表现,如发热、腹痛、粪便白细胞增高等	腹泻,通常轻至中度,无结肠炎的证据
CT或内镜所见	有结肠炎的证据	一般正常
粪便毒素测定	阳性	阴性
流行类型	可以流行	散发
对治疗反应		
终止抗菌药物治疗	可以缓解,常持续或进展	通常可以缓解
口服甲硝唑或万古霉素	有反应	无适用指征

(本表格根据文献修改:Bartlett JG,Gerding DN.Clinical recognition and diagnosis of clostridium difficile infection.Clinical Infectious Diseases,2008,46:S12-18)

各种病原体都可能引起腹泻,其大便形态也各有其特点。如细菌性腹泻(痢疾杆菌等)有明显的里急后重感和脓血便;轮状病毒性肠炎为黄色稀水便,酸臭味;真菌性腹泻大便呈泡沫样;寄生虫性腹泻如阿米巴痢疾大便为果酱色。因此,积极查找病原学依据对临床诊断和鉴别诊断具有重要意义。

第四节　艰难梭菌感染的治疗

治疗的关键在于及早认识,及时停用原抗菌药物,应用抗艰难梭菌的抗菌药物,服用调整肠道菌群的药物,以及给予液体和补充电解质等支持治疗。在用药时应避免使用复方地芬诺酯、阿托品、洛哌丁胺及麻醉镇痛药抑制肠蠕动的药物,以免肠内毒素的蓄积及掩盖症状,也要避免应用抑酸药物如质子泵抑制剂等。

一、停用原抗菌药物

原则上,一旦考虑本病,首先应停用原抗菌药物,避免进一步造成菌群失调,如果因原发疾病必须使用抗菌药物时,尽量选用窄谱、对肠道菌群影响小的抗菌药物,胃肠道以外给药。容易引起肠道菌群紊乱,造成抗菌药物相关性腹泻的抗菌药物有克林霉素、广谱青霉素类和头孢菌素类;大环内酯类、氨基糖苷类、磺胺类和喹诺酮类则不易引起。对许多 CDI 患者,在停用引起腹泻的抗菌药物以后,反应良好,并且不会导致感染的复发。

二、针对艰难梭菌抗菌药物治疗

对有严重腹泻或明显结肠炎表现者,或者病情不允许停用原抗菌药物,或者停用原抗菌药物后仍然不能有效改善腹泻者,应该早期经验性使用针对艰难梭菌的抗菌药物治疗,待诊断确立后,再决定是否终止或继续治疗。

(一)甲硝唑

甲硝唑对厌氧性革兰氏阳性、阴性杆菌和球菌都有较强的抗菌作用,且双歧杆菌对其耐药,长期应用不会诱发二重感染,价格便宜,疗效迅速确切,一般口服给药,儿童:30mg/(kg·d),分 4 次;最大剂量 250mg,4 次/d,或 500mg,3 次/d;疗程为 10~14 天,不能短于 10 天,否则容易复发。值得注意的是,静脉滴注、肛门栓塞应用甲硝唑均能迅速吸收,但疗效不如口服效果好,可能与其在肠道积聚的浓度较低有关,如患儿病情危重不能口服甲硝唑者,可以静脉滴注。

（二）万古霉素

其抗菌谱窄,对革兰氏阳性球菌和杆菌呈现强大的杀菌作用,对厌氧的艰难梭菌及耐甲氧西林的葡萄球菌尤为显著,且口服不易吸收,能在肠道积聚较高浓度快速杀菌,是治疗 CDI 的理想药物,已经被列入一线治疗药物。一般为口服,儿童:20~40mg/(kg·d),分 4 次;最大剂量 125mg,4 次/d;疗程 10~14 天或更长。

根据 2017 年美国感染病学会(Infectious Diseases Society of America,IDSA)/美国医疗保健流行病学学会(Society for Healthcare Epidemiology of America,SHEA)指南的推荐,对于儿童,甲硝唑和万古霉素均被列入治疗 CDI 的一线药物,轻至中度 CDI 选用甲硝唑和万古霉素都可以,但治疗重度 CDI 万古霉素优于甲硝唑。这些药物对大多数艰难梭菌感染都有效,如果治疗无效,需要评估依从性,寻找其他诊断依据,以及检查是否存在梗阻或中毒性巨结肠,因为这些症状的存在会阻止药物到达病变部位。对于存在梗阻的成人患者,需要使用大剂量的万古霉素口服制剂(500mg,4 次/d)才能使药物到达结肠内,或者通过胃管或肛管注射万古霉素或甲硝唑。对于极少数病情严重的患者,如果对甲硝唑或万古霉素无效,需要进行肠切除。治疗的预期效果是希望能够在 1 天内控制发热,4~5 天内控制腹泻。有严重的并发症患者(如中毒性巨结肠、肠梗阻、肠穿孔、血压过低)可以联合用药。静脉应用甲硝唑的同时,可给予万古霉素灌肠。

（三）非达霉素

非达霉素(fidaxomicin,dificid)是一种大环内酯类抗生素,主要是通过抑制细菌的 RNA 聚合酶而产生迅速的抗难辨梭状芽孢杆菌感染作用。与万古霉素比较,非达霉素体外活性更强,全身吸收少,并且对肠道菌群影响小。临床研究已经证实其和万古霉素有相似疗效,复发率低,安全性更好,也被列入成年人 CDI 的一线治疗,但是在年龄<18 岁的儿童缺乏安全性和有效性研究。

（四）其他抗菌药物

其他抗菌药物如杆菌肽、替考拉宁、夫西地酸等亦可用于治疗 CDI,但应用较少。与甲硝唑及万古霉素相比,杆菌肽疗效较差且价格较高,仅用于不能口服甲硝唑或万古霉素者。替考拉宁和夫西地酸疗效与甲硝唑或万古霉素近似,但无口服制剂。

利福平和利福昔明均有抗艰难梭菌的活性,后者口服肠道不吸收,可在肠腔内达高浓度,具有良好的安全性,但耐药菌株的出现限制了其应用。雷莫拉宁是一种新的糖肽类抗菌药物,主要作用于革兰氏阳性菌。该药物优点是肠道药物浓度高,与万古霉素无交叉耐药,能减少毒素产生,有效杀死芽孢并防止其再生。临床研究发现,雷莫拉宁治疗 CDI 的有效率与万古霉素相似,复发率高于万古霉素,但差异无统计学意义。

三、益生菌

益生菌已经广泛地应用于抗菌药物相关性腹泻包括艰难梭菌肠炎的治疗和预防,并取得了较为肯定的效果,使用的药物包含有双歧杆菌、乳杆菌、粪链球菌、酪酸梭菌、芽孢杆菌和布拉氏酵母菌等益生菌。随机对照临床研究结果显示,布拉氏酵母菌和鼠李糖乳酸菌对艰难梭菌肠炎的效果更好。

四、支持治疗

对于重症患者,应加强支持治疗,如积极纠正水、电解质紊乱,纠正低蛋白血症等。静脉丙种球蛋白既提高免疫力,又可拮抗毒素,还能形成免疫复合物激活补体系统,有利于清除病原体,推荐在重症患者中使用。

对于肠麻痹和中毒性巨结肠患者,应积极处理,密切观察患者病情变化,防止肠穿孔、肠出血等严重并发症的发生。

五、外科手术

少数重症或难治性假膜性肠炎患者,经过甲硝唑和万古霉素治疗效果不佳者,可以采用全结肠切除或部分结肠切除术。

六、复发和失败的治疗

易复发是本病的特点之一,发生率可达 20%~25%,尤其是使用抗艰难梭菌药物疗程过短时。通常在甲硝唑或万古霉素停用 3~21 天(平均 6 天)后出现症状的反复就提示感染复发。复发的原因还不十分明了,可能与以下因素有关:①原有治疗未能将艰难梭菌芽孢完全杀灭,当其转为繁殖体后再次引发肠炎;②外源性细菌进入肠道,引发新一轮的感染;③机体免疫功能低下;④肠道微生态环境未能恢复,缺乏对抗艰难梭菌的足量正常菌群。复发的危险因素有:年龄(65 岁以上),女性,既往 CDI 的次数,合并基础疾病,长期应用非抗艰难梭菌的其他抗菌药物,血清抗艰难梭菌毒素 A 抗体水平低等。最近一项 meta 分析发现,质子泵抑制剂的应用是艰难梭菌感染复发的原因之一,胃酸的减少增加了艰难梭菌营养细胞和孢子通过胃的机会,从而导致 CDI。

一旦复发,应重新开始抗菌治疗。原来使用甲硝唑的患者,可改用万古霉素;原来使用万古霉素的患者,可重新使用万古霉素,依然有效。有 3%~5% 的患者可以出现 6 次以上的复发,对于反复复发的患者,需要治疗 4~6 周来控制艰难梭菌感染,使肠道正常菌群能够重建。对于此类需要长时间治疗的患者,可以采用万古霉素间歇给药或递减疗法,这样既可以对肠道正常菌群影响最小,又可以待芽孢转为繁殖体后再予以杀灭。间歇给药即每隔一天给予万古霉素 125mg 口服;递减疗法即给予万古霉素儿童用量:10mg/(kg·次),最大 125mg/ 次,4 次 /d,共 7 天;2 次 /d,共 7 天;1 次 /d,共 7 天;每 2 天 1 次,共 6 天,每 3 天 1 次,共 9 天,总疗程为 36 天。其他治疗包括使用阴离子交换树脂来吸收艰难梭菌毒素(如考来烯胺 4g,3 次 /d),大剂量蒙托石制剂能否对吸附毒素有益,还在进一步的动物实验和临床评价中。

根据不同的临床分型选择治疗方案,儿童 CDI 感染的一线治疗方案见表 3-9-3。

表 3-9-3　儿童 CDI 的一线方案

临床分型	诊断依据	推荐的治疗方案
轻度症状	水样便 3~4 次 /24h,无明显全身中毒症状	停用当前抗生素,密切观察并反复评估
初发 - 中度症状(停抗生素后无好转)	水样便>4 次 /24h,伴有低热及轻至中度腹痛	给予甲硝唑 30mg/(kg·d),分 4 次口服。连用 10~14 天,最大剂量应<2g/d;或给予万古霉素 40mg/(kg·d),分 4 次口服。连用 10~14 天,最大剂量应<500mg/d
初发 - 重度症状	黏液血便伴有高热、寒战等全身中毒症状	给予万古霉素 40mg/(kg·d),分 4 次口服。连用 10~14 天,最大剂量应<500mg/d
初发 - 重度症状伴有并发症	黏液血便伴有高热、寒战伴有低血压、脱水、休克、腹膜炎、肠梗阻、中毒性巨结肠等并发症	给予万古霉素 40mg/(kg·d),分 4 次口服或鼻饲。同时加用甲硝唑 30mg/(kg·d),分 4 次口服,连用 10~14 天。如果肠梗阻,给予万古霉素直肠缓慢滴注(<2g/d)
1 次复发	—	根据病情的轻重程度,严格按照初发方案治疗
2 次复发	—	万古霉素阶梯式减量或间歇性给药治疗

七、预防

预防 CDI 发生的根本措施为合理应用广谱抗菌药物,避免肠道菌群失调。

对于 CDI 患者,应该实施隔离,并对环境特别是患者的粪便进行消毒处理。艰难梭菌芽孢对消毒剂有高度耐受性,生存期较长,使用含氯消毒剂如漂白粉对此病原有效,过氧化氢可以杀死环境中的孢子。医务人员在接触患者前后正确洗手。较多的研究显示,益生菌在高危人群中,对预防抗生素相关性腹泻和艰难梭菌肠炎有效,由于其安全、使用简便,值得推广。

第五节　粪菌移植在儿童艰难梭菌感染中的作用

FMT 可能通过重塑肠道菌群多样性和菌群代谢能力促使肠道功能恢复,并通过菌群间的一系列互相作用机制诱导肠道局部或者全身免疫反应,发挥抵御艰难梭菌及其产生的毒素的作用。这种把健康人粪便中混合的有益菌群及其代谢产物直接移植入患者肠道中的干预方式可以克服现有治疗现状中的不足:特定疾病的肠道菌群紊乱的复杂性、患者菌群的个体性及现有的益生菌菌株作用的有限性,在治疗菌群紊乱性疾病中具有广阔的应用前景。

一、复发性 CDI

FMT 治疗成人复发性 CDI 的安全有效性已获临床循证医学证据证实,并被列入临床治疗指南。FMT 于 2013 年被列入美国胃肠病学会临床指南。2013 年 5 月 FDA 宣布临床医师施行 FMT 前需递交临床试验新药申请,并鼓励 FMT 产业化。儿童 CDI 首次复发可选万古霉素,尤其适用于既往甲硝唑治疗的患儿。但随着重症病例的增多及耐药菌的增加,CDI 复发率上升,亟待寻求新的治疗方法。

我国中华预防医学会微生态分会儿科微生态学组于 2016 年制定了《关于儿童粪菌移植技术规范的共识》(下文简称共识),共识推荐 FMT 用于复发性艰难梭菌肠炎(至少 2 次标准治疗后未达到持久治愈)。2017 年美国感染病学会和美国医疗保健流行病学协会(IDSA/SHEA)制定的《成人和儿童艰难梭菌感染的临床实践指南》提出,若患儿经过 2 次以上规范的抗生素疗程后仍复发 CDI,推荐 FMT。欧洲儿科胃肠病学、肝病学和营养协会和北美小儿胃肠病、肝脏病和营养学会于 2019 年联合发布了 FMT 治疗儿童复发性 CDI 意见书(下文简称"2019 年意见书"),指出复发性 CDI 是 FMT 治疗指征。意见书中复发性 CDI 指治疗后 8 周内症状复发,并符合以下两种情况之一。

1. 至少 3 次轻至中度活动性 CDI 发作,6~8 周的万古霉素或其他替代的窄谱抗生素(如利福昔明、硝唑尼特)治疗失败。

2. 至少 2 次因 CDI 相关严重并发症发作而住院。

近期,上海交通大学附属儿童医院的前瞻性临床研究评估了 FMT 对 11 例儿童复发性 CDI 的疗效并探索治疗过程中的肠道菌群变化。纳入的患儿中位年龄为 3.5 岁,通过鼻肠管(13/16,81.2%)或下消化道途径(3/16,18.8%)进行 FMT。研究结果显示所有患儿均达到临床治愈(腹泻症状缓解且治疗后 3 个月内 CDI 未再复发)。其中 4 例患儿进行了 2~3 次 FMT,单次 FMT 的治愈率为 63.6%(7/11)。FMT 之后,患儿的肠道菌群多样性明显增高,菌群组成与供者及健康志愿者的粪便菌群组成更为相似。4 例患儿出现轻度不良反应,包括短暂腹泻、轻度腹痛、短暂发热及呕吐,表明 FMT 具有较高的安全性。

二、难治性或严重 CDI

国内 2016 年共识提出早期抗菌药物治疗失败的严重或者伴随严重并发症的艰难梭菌肠炎选择全结肠切除前可考虑 FMT。2019 年意见书中 FMT 治疗指征也包括使用含万古霉素的规范治疗 1 周以上无反应的中度活动性 CDI 及规范治疗超过 48 小时无反应的严重 CDI 或暴发性艰难梭菌结肠炎。

国内张婷教授的团队报道了 FMT 成功治疗 1 例幼儿重症假膜性肠炎,同时也提出在未取得充分儿童 FMT 的安全性和有效性证据之前,在经验治疗失败或无效的假膜性肠炎患儿中应用 FMT 仍需谨慎。目前 FMT 治疗严重暴发性 CDI 的临床数据还比较缺乏,各研究对 CDI 的严重程度分类及难治性的定义没有统一标准。Fischer 等的研究纳入 57 例对大多数保守治疗无效的难治性严重、复杂成人 CDI 患者,评估 FMT 的疗效。该研究根据患者有以下表现之一诊断为严重 CDI:因 CDI 收治重症监护病房(intensive care unit,ICU),无论有无升压药需求的低血压,发热 ≥38.5℃,肠梗阻,明显腹胀,精神状态改变,白细胞计数 ≥35×10^9/L 或 <2×10^9/L,血清乳酸水平 >2.2mmol/L 或终末器官衰竭(如肾衰竭或需机械通气)。患者经 FMT 治疗 1 个月后 91%(52/57)达到临床治愈,存活率为 94.7%,治疗 3 个月后的存活率为 78.6%。该研究提示对于一些严重 CDI 的治疗,FMT 可能比全结肠切除更有优势。早期行 FMT 是否能够降低重度 CDI 伴有严重的并发症患者的手术率及改善预后,值得探究。近期一项回顾性匹配队列研究纳入 48 名发生严重或暴发性 CDI 的 ICU 患者,该研究中严重肠炎定义为白细胞计数 ≥15 000 个 /ml 或者血清肌酐水平 >1.5mg/dl。暴发性肠炎定义为出现低血压或休克,肠梗阻或中毒性巨结肠。32 例患者接受抗生素治疗及常规护理,16 例接受抗生素及 FMT 治疗。研究发现 FMT 组在住院期间的死亡风险显著降低 77%［*OR*=0.23(0.06~0.97)］;严重不良事件(如菌血症、肠穿孔)发生率为 12.5%,而常规护理组严重不良事件发生率为 43.8%。该研究表明对于严重暴发性 CDI 的重症患者,FMT 比常规护理更有助于降低死亡率。

三、初发 CDI

指南或共识并未推荐 FMT 用于初发 CDI。当前研究表明初发 CDI 没有必要用 FMT 治疗。挪威的一项多中心临床试验纳入 2015 年 2 月—2017 年 11 月共 21 例成人急性 CDI 患者,随机分为常规治疗组(口服甲硝唑)及 FMT 组。两组患者接受治疗 70 天后治愈率(粪便成形或者每天排便 ≤ 3 次,无艰难梭菌感染证据)差异没有统计学意义。

四、特殊人群的 CDI

免疫低下状态的患者,包括炎症性肠病、造血干细胞移植、实体器官移植等需要使用激素、免疫抑制剂的患儿,发生 CDI 风险更高。对合并 CDI 的此类患儿行 FMT 更需要考虑基础疾病特点及 FMT 可能带来的风险。

IBD 本身的肠道微生态较 CDI 更为复杂。IBD 一旦合并 CDI,可增加疾病严重程度、复发率和死亡率。Fischer 等回顾分析了多中心的病史资料,评估了 FMT 对 67 例 IBD 合并 CDI 患者治疗效果:CDI 的治愈率为 79%,同时 47% 的患儿 IBD 病情有所改善,2.9% 的患儿症状复燃,未见明显 FMT 相关不良事件。Bluestone 等报道了 3 例患儿异基因造血干细胞移植后因 CDI 复发而行 FMT 治疗的病史。3 例患儿初次 FMT 的年龄分别为 12 岁、8 岁及 2 岁,平均随访时间 34 周。1 例患儿经历 1 次 FMT 后症状缓解且艰难梭菌检测转阴;其余 2 例患儿在 FMT 后 CDI 再次复发,其中 1 例因 CDI 多次复发进行了 6 次 FMT。3 例患儿均可耐受 FMT 且未发生不良反应。Spinner 等报道了 FMT 成功治疗 1 例接受过心脏移植患儿的复发性 CDI。患儿在 5 月龄时行心脏移植,移植后第 9 个月发生 CDI,并在随后 6 个月内经历了 5 次 CDI 复发。经过 FMT 之后患儿的症状明显缓解,粪便的 16S rRNA 测序结果显示患儿肠道菌群多样性明显增高。患儿对 FMT 耐受,并且在长达 4 年的随访时间中 CDI 未再复发。

总体上来说,FMT 用于治疗 CDI 合并免疫低下患者是有效的,少有不良反应发生,且并未增加患者发生感染性并发症的风险。但研究间的异质性较大,尚待开展大样本高质量的临床研究验证 FMT 在免疫低下人群中治疗的有效性和安全性。

五、展望

FMT 用于儿童 CDI 治疗现处于起步阶段,相关问题依然存在。如 FMT 治疗儿童 CDI 有效性仍缺乏随机对照试验证实;供体选择尚缺乏统一标准;供体和受体菌群组成在 FMT 治疗中作用,以及 FMT 中具有潜在治疗作用的微生物和生物活性物质也存在未知;移植流程的规范化,移植途径的安全性与耐受性有待进一步提高,应用非传统治疗方式时也必须考虑许多临床和监管因素;儿童使用成人供体的长期安全性未知。当前研究围绕着这些问题进行了一些探索。

(一) 提高 FMT 疗效、降低 CDI 复发

疗效是临床治疗方案关注的重点,因此探索影响 FMT 疗效的因素是当前研究的热点之一。Nicholson 等的多中心回顾性儿童 CDI 队列(n=372) 研究分析了与 FMT 治疗有效(治疗后 2 个月内 CDI 未再复发)的相关因素。回归分析结果表明新鲜供者粪便[OR=2.66(1.39~5.08)]、结肠镜途径[OR=2.41 (1.26~4.61)]、未置鼻饲管[OR=2.08(1.05~4.11)]及 FMT 前 CDI 发作次数每减少 1 次[OR=1.20(1.04~1.39)]与 FMT 治疗有效有关。Fischer 等的多中心回顾性研究评估了成人 CDI 行 FMT 失败的相关因素。研究将 FMT 失败定义为 8 周内经历 2 次 FMT 后腹泻仍持续,且艰难梭菌检测阳性(PCR 或毒素)。第一次行 FMT 时为住院患者[OR=7.01(2.37~20.78)],发生假膜性肠炎[OR=3.53 (1.1~11.33)]及处于免疫低下状态[OR=3.56(1.45~8.72)]等因素是第 2 次 FMT 失败的危险因素。

Staley 等通过检测 FMT 后的肠道菌群组成预测 CDI 复发情况。研究对 89 例 CDI 患者进行 100 粒胶囊 FMT(来自 8 个供体),并随访患者 4 个时段(治疗后 2~6 天,7~20 天,21~60 天和 60 天以上)的菌群组成,以及治疗后 60 天内 CDI 复发情况。结果发现 FMT 后 1 周,治愈患者与复发患者的肠道菌群组成明显不同,且 FMT 治愈患者的肠道菌群更接近于供者。Staley 等进一步根据 FMT 后 7 天时的患者肠道菌群组成建模,使用 8~20 天的肠道菌群组成作为该模型参数预测 CDI 复发风险的准确率能够达到 97%。

免疫应答是 CDI 发病和恢复的关键驱动因素,因此监测 FMT 前后的免疫反应对于寻找 CDI 患者疗效相关的免疫靶点也十分重要。最近 Frisbee 等详细

阐述了 FMT 治疗 CDI 期间,各种类型的免疫应答在致病菌清除、组织修复及炎症损伤中的作用机制,并介绍了菌群 - 免疫的互作机制及其可能对治疗产生的影响:FMT 可通过恢复菌群产生的短链脂肪酸及次级胆汁酸调控免疫应答,Th1、Th2 及 Th17 型免疫应答均受共生菌群的调控。此外,IFN$^+$ ILC1 等介导的 Ⅰ 型免疫应答、炎性小体、中性粒细胞等参与对艰难梭菌的杀伤及清除;肠道嗜酸性粒细胞及 ILC2 活化后产生的 2 型细胞因子(IL-33 及 IL-25 等)可促进肠道上皮的修复;IL-23 及 Th17 细胞等介导的炎症反应可导致组织损伤,TLR2 及 IL-6 信号通路的过度活化也参与其中。

随着高通量测序技术及菌群变化评估方法的进展,将来可能建立起基于菌群功能或基因层面更为准确的预测模型。对于 FMT 治疗 CDI 中关键物种和微生物预测因子的作用机制的进一步认知,将有助于实现更为个体化、精准的 FMT 治疗方案的制订。

(二)优化 FMT 方法

各研究报道的 FMT 各个环节均存在差异。当前研究从合理匹配供受体,FMT 前检测受体菌群,FMT 前抗生素处理受体,FMT 制剂选择(粪悬液需新鲜、冷冻或冻干),给药途径选择(传统方式、内镜或口服胶囊给药),调整 FMT 频率和剂量等各环节优化临床 FMT 流程。

近期,南京医科大学第二附属医院张发明教授团队整合了临床、动物实验和体外试验的证据,首次提出洗涤菌群移植(washed microbiota transplantation,WMT)的概念:基于智能化粪菌分离系统及严格质控漂洗过程的 FMT。张发明教授团队的研究以洗涤菌群数量为衡量指标实现了对移植菌群的定量,证明WMT 在提高临床治疗安全性方面明显优于传统的手工制备 FMT。WMT 的不良反应发生率显著低于传统的手工制备 FMT。动物实验中通过给小鼠腹腔注射粪菌上清液评估不良反应,结果表明离心洗涤次数是影响粪菌毒性的重要因素;并通过宏基因组测序和质谱分析发现离心洗涤的过程去除了某些病毒和促炎代谢产物,进一步验证 WMT 的安全性。

总之,目前各临床试验中 FMT 供者的筛选、粪便悬液量、频率、输送方式、随访时间、疗效评价标准等各不相同。亟待多中心、长期随访的大型临床随机对照试验的开展,验证 FMT 治疗儿童 CDI 的有效性和长期安全性,实现粪菌库的标准化管理及 FMT 流程的规范化。

(郑跃杰 黄 瑛)

参考文献

［1］黄志华, 郑跃杰.《儿童粪菌移植技术规范的共识》解读. 中国微生态学杂志, 2017, 29 (10): 1188-1191.

［2］向丽园, 张发明. 粪菌移植在艰难梭菌感染治疗中的应用. 临床荟萃, 2018, 33 (5): 385-389.

［3］肖咏梅, 王佳怡, 车艳然, 等. 粪便微生物移植治疗幼儿重症伪膜性肠炎 1 例并文献复习. 中国循证儿科杂志, 2014, 9 (1): 37-40.

［4］游洁玉, 张文婷. 粪菌移植治疗儿童艰难梭菌感染. 中华实用儿科临床杂志, 2017, 32 (7): 494-496.

［5］郑跃杰, 张国成. 儿童艰难梭菌感染. 儿科临床杂志, 2011, 29: 501-505.

［6］ALLEGRETTI J R, MEHTA S R, KASSAM Z, et al. Risk Factors that Predict the Failure of Multiple Fecal Microbiota Transplantations for Clostridioides difficile Infection. Dig Dis Sci, 2021, 66 (1): 213-217.

［7］BLUESTONE H, KRONMAN MP, SUSKIND DL. Fecal Microbiota Transplantation for Recurrent Clostridium difficile Infections in Pediatric Hematopoietic Stem Cell Transplant Recipients. J Pediatric Infect Dis Soc, 2018, 7 (1): e6-e8.

［8］DAVIDOVICS ZH, MICHAIL S, NICHOLSON MR, et al. Fecal Microbiota Transplantation for Recurrent Clostridium difficile Infection and Other Conditions in Children. J Pediatr Gastroenterol Nutr, 2019, 68 (1): 130-143.

［9］FISCHER M, KAO D, KELLY C, et al. Fecal Microbiota Transplantation is Safe and Efficacious for Recurrent or Refractory Clostridium difficile Infection in Patients with Inflammatory Bowel Disease. Inflamm Bowel Dis, 2016, 22 (10): 2402-2409.

［10］FISCHER M, SIPE B, SIPE B, et al. Fecal microbiota transplant in severe and severe-complicated Clostridium difficile: A promising treatment approach. Gut Microbes, 2017, 8 (3): 289-302.

［11］FRISBEE AL, PETRI WA. Considering the Immune System during Fecal Microbiota Transplantation for Clostridioides difficile Infection. Trends Mol Med, 2020, 26 (5): 496-507.

［12］JUUL FE, GARBORG K, BRETTHAUER M, et al. Fecal Microbiota Transplantation for Primary Clostridium difficile Infection. N Engl J Med, 2018, 378 (26): 2535-2536.

［13］LI X, GAO X, HU H, et al. Clinical Efficacy and Microbiome Changes Following Fecal Microbiota Transplantation in Children with Recurrent Clostridium Difficile Infection. Front Microbiol, 2018, 9: 2622.

［14］LOUIE TJ, MILLER MA, MULLANE KM, et al. Fidaxomicin versus vancomycin for Clostridium difficile infection. N Engl J Med, 2011, 364 (5): 422-431.

［15］MCDONALD LC, GERDING DN, JOHNSON S, et al. Clinical Practice Guidelines for Clostridium difficile Infection in Adults and Children: 2017 Update by the Infectious

Diseases Society of America (IDSA) and Society for Healthcare Epidemiology of America (SHEA). Clin Infect Dis, 2018, 66 (7): 987-994.

［16］ NICHOLSON MR, MITCHELL PD, ALEXANDER E, et al. Efficacy of Fecal Microbiota Transplantation for Clostridium difficile Infection in Children. Clin Gastroenterol Hepatol, 2020, 18 (3): 612-619.

［17］ SPINNER JA, BOCCHINI CE, LUNA RA, et al. Fecal microbiota transplantation in a toddler after heart transplant was a safe and effective treatment for recurrent Clostridiodes difficile infection: A case report. Pediatr Transplant, 2020, 24 (1): e13598.

［18］ STALEY C, KAISER T, VAUGHN BP, et al. Predicting recurrence of Clostridium difficile infection following encapsulated fecal microbiota transplantation. Microbiome, 2018, 6 (1): 166.

［19］ TIXIER EN, VERHEYEN E, UNGARO RC, et al. Faecal microbiota transplant decreases mortality in severe and fulminant Clostridioides difficile infection in critically ill patients. Aliment Pharmacol Ther, 2019, 50 (10): 1094-1099.

［20］ ZHANG T, LU G, ZHAO Z, et al. Washed microbiota transplantation vs. manual fecal microbiota transplantation: clinical findings, animal studies and in vitro screening. Protein Cell, 2020, 11 (4): 251-266.

第十章　粪菌移植治疗儿童炎症性肠病

炎症性肠病（inflammatory bowel disease，IBD）是指一组病因不明的非特异性慢性胃肠道炎症性疾病，包括克罗恩病（Crohn's disease，CD）、溃疡性结肠炎（ulcerative colitis，UC）和未分型炎症性肠病（inflammatory bowel disease unclassified，IBDU）。近年来随着生活方式变化及诊断水平的提高，儿童 IBD 的发病率在全球呈逐年增高的趋势，据报道全球范围内儿童 IBD 的发病率为 4~7/10 万，国外报道在 21 世纪早期每年以 5%~8% 的速度增加，上海地区 2000—2010 年 IBD 的发病率已从 0.5/10 万上升至 6/10 万，并且多达 25% 的 IBD 患者在儿童期或青春期开始发病，逐渐引起临床重视，目前 IBD 已成为儿童消化系统疾病的重点研究方向之一。研究证明肠道菌群失调在炎症性肠病的发生发展中起着非常重要的作用，因此，维持恢复肠道稳态是治疗炎症性肠病的方向之一。本章将阐述粪菌移植在 IBD 患者中的应用现状。

第一节　炎症性肠病的病因及发病机制

炎症性肠病的病因和发病机制尚不明确，大多数研究认为 IBD 是环境及肠道感染、肠黏膜上皮细胞损伤、肠道微生态紊乱、食物及代谢影响等因素共同作用下，肠壁炎症介质、细胞因子、氧自由基不断释放及堆积，从而使肠道免疫功能紊乱所致。

一、免疫因素

机体免疫系统异常是诱发 IBD 的重要原因，目前普遍认为无论遗传学改变还是环境因素的影响,能否导致免疫缺陷才是 IBD 发病的关键因素。肠黏膜上皮细胞、基质细胞、肥大细胞、内皮细胞等与免疫细胞间相互作用,调节肠黏膜免疫的动态平衡,维持肠黏膜结构的稳定,这些因素之间相互作用失调,可以造成组织损伤和慢性炎症,引起 IBD 的发生。中性粒细胞、巨噬细胞、T 和 B 淋巴细胞等免疫细胞释放的抗体、细胞因子和炎症介质均可引起组织破坏和炎性病变。Th1、Th2、Th17 等效应细胞与调节细胞共同参与黏膜动态平衡。效应细胞过度增殖,或者调节细胞的功能下降都将加重黏膜炎症。除了免疫细胞,还有许多炎症因子及炎症信号通路参与炎症反应。如 TNF-α 被认为是 IBD 炎症反应的中心分子,在黏膜炎症中起主导地位。NF-κB、有丝分裂原激活蛋白激酶也是肠道炎症反应中的重要信号传导通路,在 IBD 的炎症反应中起重要作用。促炎细胞因子与抗炎细胞因子之间的失衡是引起 IBD 发病的一个重要环节,研究表明 CD 患者 TNF-α、IL1α、IL-6、IL-10、IL-12、IL-27、IL-17 表达上调,UC 患者 TNF-α、IL-6、IL-12、IL-17、IL-13 和 IL-5 表达上调。

二、遗传因素

　　研究已经证实,IBD 的发病是一种多基因复杂病,流行病学调查通过种族差异、家族聚集现象、同卵双生子高患病率的证据表明遗传基因在 IBD 发病中起着重要的作用。CARD15/NOD2 是首个发现的克罗恩病特异性易感基因,CARD15/NOD2 突变所致患者具有发病时间早、小肠受累、并发狭窄和 / 或瘘管等特点,而结肠较少累及。随着二代测序水平的进步,全基因组关联分析已报道 200 多个与 IBD 发病相关的遗传易感位点,比如 *HLA* 基因、*VDR* 基因、极早发型炎症性肠病(very early onset IBD,VEO-IBD)易感基因等。VEO-IBD 起病早,病情重,病死率高,病变范围广,肛周脓肿多见,常规治疗效果不佳,具有单基因遗传特点。目前已有 50 余种与 VEO-IBD 肠道炎症相关的单基因突变。已识别 VEO-IBD 致病单基因突变包括:TTC7A、EPACM、FERMT1、IKBKG、ADAM17 等基因突变影响肠道上皮屏障功能;CYBB、CYBA、NCF1、G6PC3 等基因突变影响中性粒细胞或其他吞噬细胞功能;IL-10/IL-10R 基因突变致肠道炎症反应失调;FOXP3、ICOS、LRBA、IL-21、STAT3 等基因突变影响 T 细胞或 B 细胞功能等。

三、环境因素

　　流行病学数据表明工业化国家儿童 IBD 的发病率高于非工业化国家,城市儿童 IBD 的发病率高于农村和山区,提示各种环境因素如感染、肠道菌群、饮食、吸烟等均可能参与了 IBD 的发病。

(一)感染

有研究者从 IBD 动物模型观察到在无菌环境下肠道不会发生炎症,仅在恢复肠道菌群状态时才会出现炎症,且细菌定植最多的肠段(如回肠末端和结肠)是 IBD 的好发部位,并且 IBD 的一些临床特征与肠道感染性疾病相类似,因此有学者试图寻找致病原,认为多种病原微生物参与到 IBD 的发病中,如副结核分枝杆菌、志贺菌、麻疹病毒、蠕虫、白念珠菌、耶尔森菌、空肠弯曲菌、沙门菌等,但至今还没有足够的依据证明哪种病原微生物可作为 IBD 的特异性病原。但普遍认为感染可能作为一种始动因子,在 IBD 患者肠道内启动了肠道炎症,肠道内源性细菌产生的诸如脂多糖(lipopolysaccharide,LPS)、甲基蛋氨酰寡肽等炎症刺激物激活肠黏膜巨噬细胞、淋巴细胞,释放各种炎性因子,产生一系列炎症反应和组织损伤,最终导致 IBD 的发生。

(二)肠道菌群

详见本章第二节。

(三)饮食

也有学者认为饮食结构的改变也是 IBD 发病的因素之一,但难以证实某种食物抗原与 IBD 相关。重复使用食用油、化学添加剂可能是发病的危险因素,蔬菜、水果及高纤维素饮食降低了 IBD 的发病。饮食因素中的硫和硫酸盐与病情复发相关,摄入较多的牛奶产品或较少膳食纤维可能与 UC 复发有关。有研究显示母乳喂养对于 IBD 早期发病可能具有保护性预防作用。

(四)吸烟

有研究显示被动吸烟可增加儿童患 IBD 的风险,且对克罗恩病的影响明显大于 UC,具体机制尚未明确,可能与吸烟产生的尼古丁、自由基和一氧化碳等物质相关,这些物质会影响肠黏膜层的完整性、细胞因子的产生、巨噬细胞的功能等,从而影响 IBD 的发生发展。

(五)其他

研究显示幽门螺杆菌感染与 IBD 的发生呈负相关,阑尾炎切除将增加 CD 的患病风险,降低 UC 的患病风险;病例对照研究显示非甾体抗炎药与 IBD 的发生呈正相关。维生素 D 的水平与 CD 的发病率呈负相关。抑郁、压力、睡眠、神经行为也是影响 IBD 发病的因素。

第二节 肠道菌群在炎症性肠病发病中的作用

人体肠道中存在着数百万亿微生物,这些微生物对于营养物质的吸收、代谢、维生素的合成、肠道动力的维持、免疫系统的调节等均有重要的作用。肠道菌群与肠道黏膜免疫存在复杂的交互作用,从而维持肠道稳态。如果肠道稳态失衡,肠道菌群则可导致或参与疾病的发生发展。

由于 IBD 的发病多见于直肠、结肠、回肠等细菌存在最多的部位,最初许多学者推测肠道内某种病原体可能是 IBD 的潜在病因,并可能参与 IBD 的发病。随着微生态学的发展,肠道菌群与 IBD 发病的关系日益受到关注,大量研究证实 IBD 患者肠道菌群与健康者有很大区别,不仅表现为细菌组成的变化,而且菌群空间分布上也发生了变化。肠内某些共栖菌,如大肠埃希菌、粪肠球菌,甚至是一些真菌类,在免疫功能异常的情况下,可发生菌群结构和功能的改变,产生致病作用。故研究认为,肠道菌群是参与 IBD 发病的始动和持续因素。

一、IBD 患者肠道菌群的变化

肠道菌群的变化受年龄、性别、饮食、居住环境及抗生素的使用等因素的影响。多项研究表明 IBD 患者的肠道菌群构成与正常人相比,菌群多样性减少,稳定性降低及细菌数量异常,这些变化对肠道炎症的发生有重要意义。

(一) CD 患者肠道菌群变化

CD 患者的肠道菌群构成与正常人有明显差异,主要表现在厚壁菌门数量减少,拟杆菌门及变形菌门(以肠杆菌属为主)数量增加。Lewis 等检查了 90 例年龄 <22 岁的活动期(PCDAI>10 分)CD 患儿,结果发现普氏菌、真菌、罗氏菌、瘤胃球菌、阿克曼菌、拟杆菌等丰度减低,埃希菌、克雷伯菌、肠球菌、韦荣球菌丰度增加。Joossens 等的研究发现 CD 患者粪便中柔嫩梭菌属、双歧杆菌、小类杆菌属增多,而瘤胃球菌减少。Assa 等检测了 10 例初发 CD 患儿和 15 例正常对照组儿童回肠和回盲部黏膜菌群,结果发现瘤胃球菌明显增多。CD 患者肠道菌群的组成在疾病不同时期存在差异,不同的病变部位也存在明显差异。Shaw 等检测了 19 例儿童 IBD 患儿及 10 例正常对照组儿童肠道菌群,发现 IBD 组、对照组、治疗应答组、无应答组肠道菌群(如阿克曼菌、粪球菌属、粪杆菌属、梭杆菌、韦荣球菌)存在显著差异。Morgan 等的研究也发现活动期 CD 患者肠杆菌和酵母菌增加,双歧杆菌和乳杆菌下降,而缓解期的 CD 患者双歧杆菌有回升,但仍明显低于正常人。Seksik 的研究提示与缓解期及健康人群相比,CD 活动期患者拟杆菌门的多样性下降。Willing 等发现回肠型相较结肠型 CD 患者肠杆菌属和瘤胃球菌属的菌群数量明显增加,而柔嫩梭菌属及罗斯氏菌属的菌群数量明显减少,甚至消失。Kohlo 等发现治疗应答组患儿肠道 6 组细菌(如双歧杆菌、梭状芽孢杆菌、真菌、梭菌、弧菌和链球菌)的丰度显著高于无应答患儿。Goyal 等前瞻性研究检测了 21 例儿童轻至中度难治性 IBD 患儿粪便的肠道菌群,发现肠杆菌科、肠球菌科、嗜血杆菌属明显增多,毛螺菌科明显减少;有临床应答患儿梭菌属明显升高。

综上所述,CD 患者存在肠道菌群失调,主要表现为优势菌群(如双歧杆菌属、乳酸杆菌属、柔嫩梭菌属、球形梭菌属等)数量减少与条件致病菌(如肠球菌、肠杆菌等)的过度增加,且活动期患者较缓解期患者肠道菌群失调现象更为明显。

(二) UC 患者肠道菌群变化

研究显示 UC 患者肠道微生物菌群失调,其特征是生物多样性减少,变形菌和肠杆菌科比例增加,厚壁菌门和拟杆菌比例降低。Michail 等检测了 27 例重度 UC 患儿和 26 例正常对照组患儿的粪便,结果发现 UC 患儿肠道黏膜上拟杆菌门及厚壁菌门细菌数量明显降低,变形菌门细菌数量明显增加。牛敏等采用粪便需氧培养检测肠道菌群,发现 UC 组中变形杆菌属、克雷伯菌属、阴沟肠杆菌、肠球菌属和溶血性链球菌等条件致病菌的优势生长率明显高于对照组。UC 患者肠道菌群在不同病程阶段也不相同,即使缓解期 UC 也存在菌群失调。刘原等发现活动期 UC 患者粪便中肠杆菌、肠球菌、拟杆菌数明显高于缓解期 UC 患者,而小梭菌、真杆菌、乳酸杆菌、消化球菌、双歧杆菌水平明显低于缓解期 UC 患者。刘志威等检测了 46 例 UC 患者(20 例缓解期 UC,26 例活动期 UC)和 28 例正常人肠道菌群,结果发现 UC 组大肠埃希菌数量显著高于对照组,UC 组双歧杆菌和乳酸杆菌数量显著低于对照组,UC 缓解期患者大肠埃希菌数量显著低于活动期患者,UC 缓解期患者双歧杆菌和乳酸杆菌数量显著高于活动期患者。研究发现 UC 复发前类菌体、埃希菌属、乳酸菌属、瘤胃球菌属减少。国内外研究均证实了 UC 患者存在肠道菌群失调,主要体现在优势菌数量减少,但由于这些研究收集样本的方法、样本检测方法及地域差异等因素的影响,UC 患者肠道菌群变化的结果仍存较大差异,结论亦有差异。但目前观点比较一致的是 UC 患者肠道中肠杆菌、肠球菌、酵母菌及小梭菌数量增加,梭菌、双歧杆菌、乳杆菌和真杆菌数量减少。

二、肠道菌群在 IBD 发病中的作用

IBD 其发病因素主要涉及环境、遗传易感性和免疫异常。近年研究发现肠道内致病菌与正常细菌比例失调可能是导致 IBD 发病的主要诱因之一。肠道菌群参与炎症性肠病的发病机制可能有以下几点。

（一）肠道菌群失调直接诱发或促进炎症性肠病的发生发展

IBD 患者肠道菌群的多样性及数量都明显减少，厚壁菌门中的柔嫩梭菌群及脆弱拟杆菌这些益生菌数量减少，会引起机体产生调节性免疫的能力下降，抗炎物质生成减少。而肠杆菌、韦荣球菌等致病菌增多，可以直接侵袭及损伤肠上皮细胞，使肠黏膜屏障遭到破坏。因此，肠道菌群整体多样性的下降及致病菌的增多与 IBD 炎症的产生密切相关。此外，在肠道菌群失调时，细菌 DNA 基序或细菌产生的脂多糖、糖蛋白 - 多糖甲酰寡肽等，可以直接诱发肠道炎症的发生。

（二）肠道菌群通过物质代谢影响炎症性肠病的发生发展

正常状态下，肠道菌群可将食物中的膳食纤维分解为短链脂肪酸（short-chain fatty acid，SCFA）如乙酸盐、丙酸盐、丁酸盐等，一方面抑制条件致病菌和过路菌的生长，在维持肠道黏膜屏障方面发挥着重要的作用；另一方面这些有机酸可降低肠道 pH，促进升高的肠道渗透性的正常化，减少细菌毒素的吸收，从而减少内毒素血症。其中丁酸是肠上皮细胞特别重要的能量来源，在细胞分化和生长中起着特别重要的作用。研究发现 IBD 患者大便中产丁酸菌明显减少，并可增加黏液素和 AMPs 的产生，抑制促炎因子的信号传递；而具有损伤作用的硫酸盐还原菌增加，可产生硫化氢，引起肠道黏膜炎症。当某一类细菌过度定植时，会影响肠上皮细胞的能量代谢，导致上皮细胞损伤，使肠道发生炎症反应。

（三）肠道菌群的改变损伤肠黏膜屏障功能

肠黏膜屏障由肠上皮细胞的紧密连接、肠道菌群产生的抑菌肽、帕内特细胞分泌的抗微生物肽、sIgA 及一系列免疫细胞构成，肠道正常菌群与肠黏膜紧密结合构成"肠道生物屏障"，通过多种机制抑制病原菌入侵，比如占据上皮细胞的空间，参与了致病菌之间生存与繁殖的时空竞争、定居部位竞争及营养竞争，以限制致病菌群的生存繁殖。同时肠道菌群形成致密的膜菌群，构成微生物屏障，抑制外来细菌对肠道的黏附、定植和入侵。健康状态下，肠道菌群、各种毒素不会侵入肠黏膜或机体引起免疫反应，机体对肠道菌群处于耐受状态，当肠道菌群发生改变，肠道黏膜屏障功能受损，促使炎症性肠病的发生和发展。当肠道菌群失调时，产生细菌蛋白酶及各种毒素，破坏肠上皮细胞屏障。肠黏膜屏障受损

后,会引起肠黏膜下层及全身免疫系统的免疫反应,导致炎症的发生,并且进入血液的细菌及其产物可通过 Toll 样受体或 NOD2 信号通路激活单核细胞或巨噬细胞,进一步刺激炎症因子的释放,加重炎症反应。

第三节　炎症性肠病的诊断

IBD 的诊断缺乏"金标准",需要结合临床表现、实验室检查、影像学检查、内镜检查和组织病理学表现综合分析,排除感染性疾病。若诊断存在疑虑,需要一定时间后复查内镜及组织学检查。

一、克罗恩病的诊断

(一)临床表现

克罗恩病(Crohn's disease,CD)的临床表现多样化,包括消化道、全身、肠外表现和并发症。消化道表现主要有反复发作的右下腹或脐周腹痛、腹泻,可有血便;与成人 IBD 相比,青少年儿童期 CD 的肠外表现或全身症状更常见且可发生于肠道症状出现之前。包括关节损害(如外周关节炎、脊柱关节炎等),皮肤黏膜表现(如口腔溃疡、结节性红斑和坏疽性脓皮病),眼部病变(如虹膜炎、巩膜炎、葡萄膜炎等),肝胆病变(如脂肪肝、原发性硬化性胆管炎、胆石症等)、血栓栓塞性疾病,淀粉样变性等;全身表现主要为体重减轻、食欲缺乏、发热、营养不良、贫血、低蛋白血症和生长发育迟缓等。肠外表现肛周病变可为少部分 CD 的首诊表现,应给予注意。

常见的并发症包括肠瘘、腹腔脓肿、肠狭窄和梗阻、肛周病变(肛周脓肿、肛周瘘管、皮赘、肛裂等),病程长者可发生癌变。

(二)实验室检查

初步的实验室检查应包括血常规、C 反应蛋白、血沉、血清白蛋白等;血钙、25-(OH)D_3、叶酸、维生素 B_{12} 水平测定有助于营养状态的评估;有条件者可做粪便钙卫蛋白检测评估疾病的活动度。抗酿酒酵母菌抗体(anti-saccharomyces cerevisiae antibody,ASCA)或抗中性粒细胞胞质抗体(antineutrophil cytoplasmic antibody,ANCA)不作为 CD 的常规检查项目。

(三)内镜检查

1. **结肠镜检查**　结肠镜检查和黏膜组织活检是 CD 诊断的常规首选检查项目,结肠镜检查应达末端回肠。一般表现为节段性、非对称性、跳跃性分布的各种黏膜炎症,病变间黏膜可完全正常。其他有特征性表现为非连续性病变、纵行溃疡和卵石征等。无论结肠镜检查结果如何,均需明确小肠和上消化道的累及情况。

2. 胃镜检查 少部分 CD 病变可累及食管、胃和十二指肠,但一般很少单独累及。原则上胃镜检查应列为 CD 的常规检查项目,尤其是伴有上消化道症状的患儿和 IBDU 患儿。

3. 小肠内镜检查 胶囊内镜主要适用于疑诊 CD 但结肠镜及小肠放射影像学检查阴性的患儿。小肠镜检查主要适用于其他检查(如胶囊内镜或放射影像学)发现小肠病变或尽管上述检查阴性而临床高度怀疑小肠病变需进行确认及鉴别者。小肠 CD 的内镜表现特征同结肠镜下表现。

(四)影像学检查

1. CTE 或 MRE 是评估小肠炎性病变的标准影像学检查。可反映肠壁的炎症、病变分布的部位和范围、狭窄的存在及其可能的性质(炎症活动性或纤维性狭窄)及肠外并发症,如瘘管形成、腹腔脓肿或蜂窝织炎等。活动期 CD 典型表现为肠壁明显增厚(成人肠壁增厚>4mm),肠黏膜明显强化伴有肠壁分层改变,黏膜内环和浆膜外环明显强化,呈"靶征"或"双晕征";肠系膜血管增多、扩张、扭曲,呈"木梳征";相应的系膜脂肪密度高、模糊,肠系膜淋巴结肿大。

2. 钡剂灌肠和小肠钡剂造影 X 射线可见多发性、跳跃性病变,表现为裂隙状溃疡、鹅卵石样改变、节段性的肠管僵硬、狭窄,以及肠梗阻、瘘管等。

3. 腹部超声 主要表现为肠壁增厚;回声降低,正常肠壁层次结构模糊或消失;受累肠管僵硬,结肠袋消失;透壁炎症时可见周围脂肪层回声增强,即脂肪爬行征;肠壁血流信号较正常增多;内瘘、窦道、脓肿和肠腔狭窄;其他常见表现有炎性息肉、肠系膜淋巴结肿大等。

(五)病理组织学检查

黏膜病理组织学检查需多段(包括病变部位和非病变部位)、多点取材,连同周围淋巴结一起行组织病理学检查。手术标本应沿纵轴切开(肠系膜对侧缘),大体观如下。

(1)节段性或局灶性病变。

(2)融合的纵行线性溃疡。

(3)卵石样外观、瘘管形成。

(4)肠系膜脂肪包绕病灶。

(5)肠壁增厚、肠腔狭窄。

光学显微镜下特点如下：

（1）固有膜炎性细胞局灶性不连续浸润，呈节段性、穿壁性炎症。

（2）以淋巴细胞和浆细胞为主的慢性炎性细胞浸润，以固有膜底部和黏膜下层为重，常见淋巴滤泡形成，手术标本可见透壁性散在分布的淋巴样细胞增生。

（3）黏膜下淋巴管扩张，晚期黏膜下层增宽或出现黏膜与肌层融合。

（4）裂隙状溃疡。

（5）非干酪样坏死性肉芽肿。

（6）肠道神经系统异常，神经节增生和 / 或神经节周围炎。

（7）隐窝结构异常，腺体增生，个别可见隐窝脓肿。其中，局灶性的慢性炎症、局灶性隐窝结构异常和非干酪样肉芽肿一般是最为重要的特点。

世界卫生组织曾提出 6 个诊断要点的 CD 诊断标准（表 3-10-1）。

表 3-10-1　世界卫生组织推荐的 CD 诊断要点

诊断要点	临床	影像学	内镜	活检	标本
1. 非连续性或节段性改变		+	+		+
2. 卵石征或纵行溃疡		+	+		+
3. 全壁性炎症病变	+（腹块）	+（狭窄）	+（狭窄）		+
4. 非干酪样肉芽肿				+	+
5. 裂沟、瘘管	+	+			+
6. 肛周病变	+				

注：具有 1、2、3 者为疑诊，再加上 4、5、6 三者之一可确诊；具备第 4 项者，只要加上 1、2、3 三者之二即可确诊。"+"代表有此项。

（六）儿童 CD 的疾病评估

1. 临床类型　推荐按蒙特利尔 CD 表型分类法（2011 年儿科巴黎修订版）进行分型（表 3-10-2）。

表 3-10-2　CD 的蒙特利尔和巴黎分型

确诊年龄（A）	A1a	<10 岁
	A1b	10~17 岁
	A2	17~40 岁
	A3	>40 岁

续表

病变部位（L）	L1	回肠远端 1/3 及局限性回盲部病变
	L2	结肠
	L3	回结肠
	L4a	高于十二指肠悬韧带（又称屈氏韧带）的上消化道病变
	L4b	低于十二指肠悬韧带至回肠末端 1/3 处
疾病行为（B）	B1	非狭窄非穿透
	B2	狭窄
	B3	穿透
	B2 B3	狭窄穿透共存
生长（G）	G0	无生长迟缓
	G1	生长迟缓

2. 疾病活动性的严重程度 可根据儿童 CD 活动指数（（Pediatric Crohn's Disease Activity Index，PCDAI）估计病情程度和活动程度及评价疗效（表 3-10-3）。活动指数 0~10 分表示不活动；活动指数 11~30 分表示轻度；活动指数 ≥31 分表示中 / 重度。

表 3-10-3 儿童 CD 活动指数（PCDAI）

项目	评分 / 分	项目	评分 / 分
腹痛		一般情况	
无	0	好,活动不受限	0
轻度,不影响日常生活	5	稍差,偶尔活动受限	5
中 / 重度、夜间加重、影响日常生活	10	非常差,活动受限	10
每日便次		体重	
0~1 次稀便,无血便	0	体重增长	0
一两次带少许血的糊状便或 2~5 次水样便	5	体重较正常轻 ≤10%	5
6 次以上水样便或肉眼血便或夜间腹泻	10	体重较正常轻 ≥10%	10

续表

项目	评分/分	项目	评分/分
身高（诊断时）或身高速率		1个表现	5
身高下降1个百分位等级内或身高生长速率在–1个标准差之内	0	≥2个表现	10
身高下降1~2个百分位等级内或身高生长速率在–1~–2个标准差之内	5	血细胞比容（%）	
身高下降2个百分位等级内或身高生长速率在–2个标准差之内	10	男、女（<10岁）≥33岁；女（10~19岁）≥34岁；男（11~15岁）≥35岁；男（>15~19岁）≥37岁	0
腹部		男、女（<10岁）28~32岁；女（10~19岁）29~33岁；男（11~15岁）30~34岁；男（>15~19岁）32~36岁	2.5
无压痛无肿块	0	男、女（<10岁）<28岁；女（10~19岁）<29岁；男（11~15岁）<30岁；男（>15~19岁）<32岁	5
压痛或者无压痛肿块	5	红细胞沉降率（mm/h）	
压痛、肌抵抗、明确的肿块	10	<20	0
肛周疾病		20~50	2
无或症状皮赘	0	>50	5
1~2个无痛性瘘管、无窦道、无压痛	5	白蛋白（g/L）	
活动性瘘管、窦道、压痛、肿块	10	>35	0
肠外疾病		25~35	5
无	0	<25	10

二、溃疡性结肠炎的诊断

（一）临床表现

溃疡性结肠炎（ulcerative colitis，UC）临床表现为持续或反复发作的腹泻，为血便或黏液脓血便，不伴有明显体重减轻。其他临床表现还包括腹痛、里急后重和发热、贫血等不同程度的全身症状,病程在 4~6 周以上,可有关节、皮肤、眼、口及肝胆等肠外表现。常见的并发症包括中毒性巨结肠、肠穿孔、下消化道大出血、肛周感染、肛瘘、上皮内瘤变及癌变等。

（二）实验室检查

同 CD。

（三）结肠镜检查

结肠镜检查及黏膜组织学病理是 UC 诊断的主要依据。病变从直肠开始,连续近端发展,呈弥漫性分布。轻度炎症特征为红斑、黏膜充血、血管纹理模糊紊乱或血管网纹消失;中度炎症特征为血管形态消失,黏膜糜烂,常伴有黏膜质脆(接触性出血)和脓性分泌物附着,亦可见黏膜粗糙、呈颗粒状,病变明显处可见多发性糜烂;重度炎症则表现为黏膜自发性出血及溃疡。缓解期可见正常黏膜,部分患者可有假息肉及桥形黏膜形成,或瘢痕样改变。病程较长者可导致结肠袋囊变浅、变钝或消失(铅管状),肠腔狭窄、肠管变短等(表 3-10-4)。

（四）钡剂灌肠检查

无条件行结肠镜检查时,可行钡剂灌肠检查,主要表现如下。

(1)黏膜粗乱和 / 或颗粒样改变。

(2)肠管边缘呈锯齿状或毛刺样改变,肠壁多发性小充盈缺损。

(3)肠腔狭窄,袋囊消失呈铅管样,肠管缩短。

（五）组织学病理检查

活动期及缓解期组织学表现不同。

1. 活动期

(1)固有膜内弥漫性、急性或慢性炎性细胞浸润,包括中性粒细胞、淋巴细胞、浆细胞、嗜酸性粒细胞等,尤其是上皮细胞间有中性粒细胞浸润和隐窝炎,或形成隐窝脓肿。

(2)隐窝结构改变:隐窝大小、形态不规则,排列紊乱,杯状细胞减少。

(3)可见黏膜表层糜烂、溃疡形成和肉芽组织增生。典型的 UC 组织学表现有:结肠表浅炎症性病变,远端最重,直肠均累及,伴有不同程度的连续性进展,见表 3-10-4。

2. 缓解期

(1)固有膜内中性粒细胞浸润减少或消失,慢性炎性细胞浸润减少。

(2)隐窝结构改变可加重,隐窝减少、萎缩。

(3)腺上皮与黏膜肌层间隙增大,帕内特细胞化生。

表 3-10-4　儿童溃疡性结肠炎的诊断表型

类型	内镜下表现	组织学特征
典型	从直肠开始的连续性病变	隐窝结构改变;黏膜基底部淋巴细胞、浆细胞浸润;越靠近远端病变越重;无肉芽肿
不典型		
直肠未累及	直肠乙状结肠黏膜无典型内镜下表现	与典型表现相同
病程短	从直肠开始的连续性病变	可能无慢性炎症及隐窝结构破坏,其他同典型表现
盲肠斑块	累及直肠开始的左半结肠及盲肠	典型表现;盲肠部位活检可能为非特异性炎症
上消化道累及	胃内糜烂或小溃疡,但非匍匐形或纵行溃疡	散在或局灶炎症,无肉芽肿(隐窝周围除外)
急性重症结肠炎	从直肠开始的连续性病变	可有黏膜全层炎症或深溃疡,其他特征典型;无淋巴细胞浸润,V 形裂隙样溃疡

（六）疾病评估

　　完整的诊断包括疾病的临床类型、病变范围、严重程度、病情分期及肠外表现和并发症,利于全面评估病情和预后,制订治疗方案。

　　1. **临床类型**　可分为初发型和慢性复发型。初发型是指既往无病史,首次发作;慢性复发型:病情缓解后复发,临床上最常见。

　　2. **病变范围**　推荐采用蒙特利尔分型(2011 年儿科巴黎修订版)(表 3-10-5)。

表 3-10-5　UC 病变范围的蒙特利尔和巴黎分型

分型	分布	结肠镜下所见炎症累及的最大范围
E1	直肠	局限于直肠,未达到乙状结肠
E2	左半结肠	累及左半结肠(脾曲以远)
E3	广泛结肠	病变累及肝曲远端
E4	全结肠炎	累及肝曲近端乃至全结肠

　　3. **疾病活动性的严重程度**　UC 病情分为活动期和缓解期,按严重程度活动期疾病分为轻度、中度和重度。可参照儿童溃疡性结肠炎活动指数(pediatric ulceative colitis's activity index,PUCAI)进行评定。PUCAI 总评分＜10 分为未发

病；10~34 分为轻度活动；35~64 分为中度活动；≥ 65 分为严重活动（表 3-10-6）。

表 3-10-6 儿童溃疡性结肠炎活动指数

项目	评分 / 分
腹痛	
无	0
腹痛可忽略	5
腹痛无法忽略	10
便血	
无	0
量小，仅 50% 次数的大便中带血	10
量小，但大多数的大便中带血	20
量大，而且大于大便容量的 50%	30
大便性状	
成形	0
部分成形	5
完全不成形	10
24 小时内大便次数	
0~2 次	0
3~5 次	5
6~8 次	10
>8 次	15
患儿是否因为需夜间排便而被迫起夜	
否	0
是	10
活动受限情况	
无活动受限	0
偶尔活动受限	5
严重的活动受限	10

三、未分型炎症性肠病的诊断

根据临床表现、内镜及组织病理学检查综合分析判断后已诊断为 IBD,但病变局限于结肠,近端结肠病变重而远端结肠病变轻,病理检查肯定为肠道慢性炎症性病变但不能区分是结肠 CD 或 UC、也不提示淋巴细胞性或过敏性结肠炎,可考虑为未分型炎症性肠病(IBDU)。波尔图标准(2014 年)提供了一个 IBU 诊断的常规方案,如表 3-10-7 所示。

表 3-10-7　未分型炎症性肠病的特点及诊断思路

发展成 UC 的可能性	特点	诊断
类型 1 : 不可能	• 胃肠道任何一处远离破坏隐窝的肉芽肿 • 小肠或上消化道:深匐匍形溃疡、卵石样改变或狭窄肠内瘘或肛瘘 • 回肠末端炎症,盲肠正常 • 空、回肠肠壁增厚或其他小肠明显炎症表现(不包括少量糜烂) • 内镜下或病理节段性病变 • 大的炎性肛门皮赘	诊断 CD
类型 2 : UC 可能性极小(＜5%)	• 直肠在内镜下及组织学表现提示炎症,其他表现符合 UC 生长迟缓(生长速率<2 个标准差),不能用其他原因来解释 • 组织学提示全层黏膜炎,但内镜下不是严重结肠炎,其他表现符合 UC • 十二指肠或食管溃疡,不能用其他原因来解释(Hp,NSAID) • 胃内多发阿弗他溃疡,不能以其他原因解释 • 近端黏膜病变重于远端 • ASCA 阳性、pANCA 阴性	至少 1 条符合,诊断 IBDU
类型 3 : 不常见(5%~10%)	• 胃及十二指肠严重的水波纹样改变,不能以其他原因来解释 • 多处活检提示局灶性的十二指肠慢性炎症,不能以其他原因来解释 • 对结肠镜有炎症表现的组织进行 1 处以上活检,结果提示局灶性活动性结肠炎 • 十二指肠或食管溃疡,不能以其他原因来解释 • 腹泻不伴便血 • 结肠或上消化道阿弗他溃疡	至少 2~3 条符合,诊断为 IBDU

第四节 炎症性肠病的治疗

炎症性肠病具有反复发作、慢性发展的特点，UC 和 CD 的治疗原则总体一致：氨基水杨酸制剂用于轻至中度患者；皮质激素用于氨基水杨酸类药物不能控制的中重度患者；免疫调节剂用于激素无效或激素诱导缓解后的维持治疗患儿；免疫调节剂无效者应用生物制剂，目前也有专家主张早期应用生物制剂治疗。从国内的临床经验来看，CD 治疗效果不如 UC，疾病过程中病情复杂多变，更强调个性化治疗原则，更注重营养治疗。

一、营养治疗

营养治疗是指经胃肠道用口服或管饲的方法，为机体提供代谢所需的营养基质及其他各种营养素。全肠内营养（extensive enteral nutrition，EEN）是指排除常规饮食，将肠内营养（enteral nutrition，EN）作为唯一的饮食来源；部分肠内营养（partial enteral nutrition，PEN）则是指要素饮食占饮食来源的 50%，其余营养由常规饮食补充。一项随机对照试验研究显示，EEN 对促进黏膜愈合、维持骨密度和促进生长发育的效果优于激素，EEN 治疗显著减少激素治疗的不良反应。2014 年欧洲克罗恩病和结肠炎组织及欧洲儿科胃肠病学、肝病学和营养协会联合共识和 2012 年北美小儿胃肠病、肝脏病和营养学会推荐 EEN 作为诱导轻、中度活动期儿童 CD 缓解的一线治疗；但对于重度全结肠型 CD 及孤立性口腔或肛周病变的疗效尚无足够的临床证据。推荐 PEN 可联合其他药物用于部分 CD 患儿的维持缓解，不推荐 PEN 单独用于维持缓解治疗。EEN 治疗持续时间为 6~8 周，甚至可达 12 周，如果治疗 2 周无明显临床效果，则需考虑其他替代治疗。EEN 的蛋白来源建议使用整蛋白配方，除非有牛奶蛋白过敏等其他疾病才改用要素配方。目前还没有 EEN 治疗结束后如何逐步引入正常饮食的建议，一般为每 2~3 天在奶粉减量同时加普通食物的摄入，持续 2~3 周。

IBD 任何阶段都可能出现营养不良状态，普通饮食上推荐高蛋白、高糖类及正常脂肪含量食物。疾病非活动期时增加膳食纤维，细菌产生的脂肪酸可能有利于黏膜健康。对于小肠 CD，可能暂时需要低乳糖或乳糖酶替代。回肠疾病应用抗生素抑制细菌过度生长时应补充不断丢失的脂溶性维生素。对于严重 CD，患者对流质饮食或肠内营养形式补充热量的耐受性好，且可促进生长发育。

除总热量之外,注意有无铁、钙及维生素,特别是维生素 D、微生物 B$_{12}$ 等物质的缺乏,并作相应的处理。饮食疗法对 UC 疗效较差,对重症患儿可予以肠外或肠内营养。

目前认为 EEN 诱导 CD 缓解的机制可能与平衡促炎和抗炎因子的产生、调节肠道菌群有关。活动期 CD 患儿经 EEN 诱导缓解后,肠道内具有保护作用的细菌(如柔嫩梭菌)及其代谢产物(如丁酸)反而较治疗前下降,提示 EEN 可能通过调节肠道菌群的整体结构来诱导 CD 缓解。一项研究分析在 EEN 治疗前、中、后的 CD 患儿粪便菌群变化及与健康儿童的差异,结果显示患儿粪便菌群的多样性在 EEN 治疗过程中显著下降,且菌群结构与健康儿童的差异也随着 EEN 的治疗而进一步扩大,但治疗结束后,获得缓解的 CD 患者的肠道菌群较未缓解患者更接近健康人群。有研究发现,经过 EEN 诱导缓解的克罗恩病患儿粪便菌群中某些特定的菌科,如拟杆菌科、瘤胃菌科和紫单胞菌科等与疾病的活动度和炎症因子及调节性 T 细胞的含量显著相关,提示 EEN 可能通过改变肠道菌群的组成来调节肠道炎症反应。

二、药物治疗

1. **氨基水杨酸盐类** 2014 年欧洲克罗恩病和结肠炎组织 / 欧洲儿科胃肠病学、肝病学和营养协会联合共识仅推荐 5- 氨基水杨酸(5-Aminosalicylic acid,5-ASA)用于轻度 CD 患儿诱导缓解;但对激素缓解后的维持治疗疗效不确定。5-ASA 可用于儿童 UC 诱导缓解和维持缓解治疗,根据受累部位可选用局部治疗(栓剂或灌肠剂)、口服药物治疗。5- 氨基水杨酸制剂可分为片剂、颗粒剂和缓释片剂型,剂量 50~80mg/(kg·d),分 2~3 次口服。最大剂量 4g/d。

2. **皮质激素** 2014 年欧洲克罗恩病和结肠炎组织 / 欧洲儿科胃肠病学、肝病学和营养协会联合共识推荐糖皮质激素用于非 EEN 治疗的中至重度活动性儿童 CD 的诱导缓解治疗;对于轻至中度回盲部 CD,推荐布地奈德替代全身激素治疗;对于结肠远端轻度病变,可选用灌肠制剂;不推荐糖皮质激素用于维持缓解治疗。2012 年欧洲克罗恩病和结肠炎组织 / 欧洲儿科胃肠病学、肝病学和营养协会联合共识指出口服糖皮质激素可用于儿童 UC 的诱导缓解,但不能用于维持缓解。主要适用于伴有全身症状的中度 UC、无全身症状的重度 UC 及 5- 氨基水杨酸治疗未达完全缓解的 UC。如有全身症状的重度 UC 需要使用静脉糖皮质激素治疗,首选甲基泼尼松龙,2mg/(kg·d),最大剂量 60mg/d,静脉滴注,剂量加大不会增加疗效,但剂量不足会降低疗效。

激素推荐剂量:活动性 CD 口服泼尼松(泼尼松龙或等效)1mg/(kg·d),最大剂量 40mg/d,如疗效不佳,可增加至 1.5mg/(kg·d),最大剂量 60mg/d;严重或活动性病变口服治疗无效时可改为静脉使用;足量应用至症状完全缓解开始逐步减量,每周减原量的 1/8 或 1/10(最多减少 5mg),减至半量时每周减半量的 1/8(最多减少 2.5mg)至停用或者按照表 3-10-8 进行减量。布地奈德口服起始量 9mg(最大剂量 12mg),诱导缓解 4 周后开始减量,每 7~10 天减量 1 次,10~12 周内逐渐减量。

表 3-10-8 皮质类固醇(泼尼松 / 泼尼松龙)使用剂量表 /mg·d⁻¹

第 1 周	第 2 周	第 3 周	第 4 周	第 5 周	第 6 周	第 7 周	第 8 周	第 9 周	第 10 周	第 11 周
40	40	30	30	25	25	20	15	10	5	0
35	35	30	30	25	20	15	15	10	5	0
30	30	30	25	20	15	15	10	10	5	0
25	25	25	20	15	15	15	5	5	5	0
20	20	20	15	15	12.5	10	7.5	5	2.5	0
15	15	15	12.5	10	10	7.5	7.5	5	2.5	0

3. 免疫抑制剂 用于儿童 CD 的免疫抑制剂主要包括巯嘌呤(硫唑嘌呤、6-巯基嘌呤)及甲氨蝶呤。根据欧洲克罗恩病和结肠炎组织 / 欧洲儿科胃肠病学、肝病学和营养协会联合共识,巯嘌呤和甲氨蝶呤可用于预后不良的无激素依赖 CD 患儿的维持缓解治疗,不推荐用于诱导缓解治疗;甲氨蝶呤还可以作为巯嘌呤治疗失败后的替代药物。硫唑嘌呤(azathioprine,AZA)和 6-巯基嘌呤(6-mercaptopurine,6-MP)同为硫嘌呤类药物,疗效相似。使用 AZA 出现不良反应患儿转用 6-MP,部分患儿可耐受。巯嘌呤类药物治疗无效或不能耐受者,可考虑换用甲氨蝶呤。

欧洲克罗恩病和结肠炎组织 / 欧洲儿科胃肠病学、肝病学和营养协会联合共识推荐巯嘌呤用于 5-氨基水杨酸不耐受或频繁复发(1 年内复发 2~3 次)或激素依赖的 UC 患儿的维持缓解治疗;激素诱导缓解后的维持缓解治疗;但不用于诱导缓解。

欧美推荐 AZA 的目标剂量为 2.0~2.5mg/(kg·d),一般认为亚裔人种剂量宜偏低,如 1mg/(kg·d);6-MP 目标剂量为 0.75~1.5mg/(kg·d)。使用巯嘌呤类药物需要注意以下几点。

(1)巯嘌呤类药物达到最大疗效需要 8~12 周,最佳剂量取决于硫唑嘌呤甲基转移酶(thiopurine methyltransferase,TPMT),治疗开始前应评估 TPMT 以确定药物剂量:对于 TPMT 酶缺乏的个体,选用 MTX;中度 TPMT 酶缺乏,可将 AZA 或 6-MP 的剂量减少 50%。在一些依从性差或剂量需要调整的病例,需要专门确定红细胞 AZA 和 6-MP 的代谢产物。治疗过程中应根据疗效和不良反应进行剂量调整,还应注意氨基水杨酸制剂会增加巯嘌呤类药物骨髓抑制的毒性。

(2)在最初治疗的 1 个月内应每隔 1~2 周监测全血细胞计数和转氨酶,使用巯嘌呤类药物者应每 3 个月定期监测。

(3)使用巯嘌呤类药物治疗 6 周内有发生急性胰腺炎的风险,如发生需停药。

甲氨蝶呤的推荐剂量为每周 15mg/m^2,最大剂量 25mg,MTX 起效时间通常是 2~3 周,如几个月后持续完全缓解,炎性指标趋于正常,可减量至每周 10mg/m^2,最大剂量 15mg。甲氨蝶呤给药途径建议皮下注射或静脉注射,如疾病活动性较低或已经维持缓解,可考虑改为口服。MTX 给药 24~72 小时后均应口服叶酸以减少不良反应发生,剂量为每周 5mg 或每天 1mg,持续 5 天。另外,需要定期监测全血细胞计数和肝功能水平。

4. **生物制剂**　2014 年欧洲克罗恩病和结肠炎组织/欧洲儿科胃肠病学、肝病学和营养协会联合共识推荐,抗 TNF-α 治疗用于慢性活动性肠腔型 CD 的诱导及维持缓解治疗;激素耐药的活动性 CD 的诱导缓解治疗;预后不良高风险因素(主要包括结肠部位深溃疡、足量诱导治疗效果不佳、病变广泛、显著生长发育迟缓、严重骨质疏松、起病时有狭窄和透壁性病变、严重肛周病变)CD 患儿,作为首选诱导和维持缓解治疗;合并肛周瘘管患儿建议同时进行抗生素治疗及外科干预(如瘘、脓肿切开或挂线引流);合并严重肠外表现者,如重度关节炎、坏疽性脓皮病等,应早期使用抗 TNF-α 治疗。对于 UC 患儿,英夫利昔单抗(infliximab,IFX)可用于持续活动期患儿、激素依赖者、服用 5-ASA 及巯嘌呤治疗无效患儿。对于接受抗 TNF-α 治疗,应监测药物谷浓度,以指导药物剂量调整。

TNF-α 单抗主要有 3 种:英夫利昔单抗、阿达木单抗及赛妥珠单抗,均证实对治疗儿童 CD 有效,英夫利昔单抗是我国目前批准用于儿童 IBD 治疗的唯一生物制剂。使用方法为 5mg/kg,静脉滴注,第 0、2、6 周分别给予一次作为诱导缓解,以后每隔 8 周给予相同剂量维持治疗,使用过程中,需要监测药物谷浓度及抗体情况,以调整药物剂量及用药周期。使用 IFX 前接受激素治疗时应继续原来的治疗,在取得临床完全缓解后将激素逐步减量直至停用。对原先使用免疫抑制剂无效者,不必继续合用;但对 IFX 治疗前未接受过免疫抑制剂治疗者,IFX 与 AZA 合用可提高撤离激素缓解率及黏膜愈合率。另外,需要注意的是国内儿童结核感染发病率较国外高,对合并这类感染的患儿往往不推荐使用生物制剂治疗,因此使用生物制剂前需要排除结核感染。

5. 沙利度胺　用于难治性 IBD、合并瘘管的 CD 或合并结核感染的 CD 患者有显著疗效。Lazzerini 等的多中心随机对照试验,对儿童及青少年难治性IBD 使用沙利度胺,治疗 8 周后,治疗组临床缓解率及长期维持缓解率均高于对照组。但欧洲克罗恩病和结肠炎组织 / 欧洲儿科胃肠病学、肝病学和营养协会联合共识指出目前没有足够的证据推荐沙利度胺用于治疗 IBD,仅可作为抗TNF-α 药物不耐受或无反应患儿的维持治疗的替代药物。青少年口服剂量为50mg/d,儿童 1.5~2mg/(kg·d)。沙利度胺不良反应包括致畸、嗜睡、眩晕、烦躁、焦虑、幻觉、皮炎、周围神经炎等。沙利度胺不良反应具有剂量依赖性,用药累积剂量>28g 可能会出现周围神经病变。故临床实践中应谨慎使用沙利度胺,并严密监测并发症的发生。建议服用沙利度胺的患儿每 6 个月进行一次详细的神经肌肉和心理检查,一旦确定发生周围神经炎或出现眩晕、多梦、焦虑、幻觉等需停药,且在治疗期间必须严格避孕。

6. 抗生素　欧洲克罗恩病和结肠炎组织 / 欧洲儿科胃肠病学、肝病学和营养协会联合共识指出抗生素(如甲硝唑或环丙沙星)主要用于肛周瘘管治疗;对于严重的肛周瘘管,抗生素需要联合其他治疗;对伴有小腹腔脓肿而无瘘管和未使用免疫抑制剂治疗的患儿,可考虑单用抗生素或联合手术治疗;不推荐使用抗分枝杆菌抗生素或长期使用抗生素。儿童推荐剂量:甲硝唑 10~20mg/(kg·d),环丙沙星 20mg/(kg·d)。对轻至中度的儿童 CD 可考虑用阿奇霉素和利福昔明诱导缓解。共识中不推荐儿童 UC 常规接受抗生素治疗。

三、外科治疗

2017 年欧洲儿科胃肠病学、肝病学和营养协会儿童 CD 手术治疗指南推荐手术指征为:药物治疗无效的局限型小肠或结肠 CD,采用局部肠段切除术;小肠多处狭窄伴有临床症状的患儿,采用狭窄成形术;应尽量避免广泛的小肠切除,以免发生短肠综合征;对于全结肠病变患儿,应首先行结肠次全切除和回肠造瘘术,如无明显肛周病变,可后期进行回肠直肠吻合术,不推荐一期吻合。欧洲克罗恩病和结肠炎组织/欧洲儿科胃肠病学、肝病学和营养协会联合共识指出,接受 5- 氨基水杨酸、免疫抑制剂、抗 TNF-α 治疗后仍处于疾病活动期或激素依赖或存在结肠不典型增生病变 UC 患儿,可择期行结肠切除术。

第五节　粪菌移植在儿童炎症性肠病中的作用

FMT 因治疗难辨梭状芽孢杆菌感染的疗效显著而备受关注,应用 FMT 治疗 IBD 的相关研究近年来逐渐成为热点。

首例关于 IBD 的粪菌移植研究由 Bennet 等于 1989 年在《柳叶刀》杂志报道,诊断长达 7 年 UC 患者用健康人的粪便保留灌肠 6 个月后,临床症状缓解。此后又有多项关于 FMT 治疗 IBD 的研究,但目前探索 FMT 对 IBD 治疗效果的随机对照研究数量较少,尤其缺乏 FMT 在儿童患者中应用的高质量证据。Colman 等系统性综述和 meta 分析,纳入 18 项研究(其中 9 项前瞻性研究,5 项病例分析,3 项病例报道,1 项随机对照研究),包括 122 例 IBD,其中 79 例 UC,39 例 CD,4 例 IBDU,临床缓解率达到 45%。

一、粪菌移植治疗溃疡性结肠炎

2018 年 Imdad 等在 Cochrane 系统综述中纳入了 4 项随机对照研究,这些研究均是 FMT 治疗成人发作期 UC 诱导缓解的疗效观察,系统综述中共纳入 277 例轻至中度成人 UC 患者,分析结果显示治疗 8 周时 FMT 组与对照组的临床缓解率分别为 37%(52/140)与 18%(24/137),提示 FMT 可有效诱导 UC 临床缓解[RR=2.03(1.07~3.86)]。FMT 治疗组在第 8 周时的内镜缓解率也高于对照组[RR=2.96(1.60~5.48)]。其中 Moayyedi 等的双盲随机对照研究中,70 例轻至中度 UC 患者完成试验,其中 FMT 治疗组 36 人,安慰剂对照组 34 人,每周 1 次 50ml 灌肠液保留灌肠,持续 6 周,第 7 周评估疗效。治疗组缓解率为 24%,对照组缓解率为 5%,统计学有显著差异,但不良反应没有显著差异。Paramsothy 等 2017 年发表于 Lancet 的双盲随机对照研究,通过结肠镜将粪菌液灌注到轻至中度活动期 UC 患者末端回肠或盲肠,每周 5 天,连续 8 周,与前两项研究不同的是粪菌液来自 3~7 个捐献者。8 周后评估疗效,FMT 组和对照组临床应答率分别为 54% 和 23%,临床缓解率分别为 44% 和 20%,内镜表现改善率分别为 13% 和 10%,差异有统计学意义;内镜缓解率无显著差异(12% *vs.* 8%)。Shi 等的

meta 分析结果显示 141 例 UC 患者行 FMT 治疗后的总临床缓解率为 40.5%，随访 1~18 个月，纳入研究中的患者临床症状及肠镜下表现维持缓解，提示 FMT 治疗 UC 可能维持长期有效性。

FMT 对成人 UC 的治疗有一定疗效，但仅有例数较少的研究报道了 FMT 对儿童 UC 的疗效。Kunde 等对 10 例 7~21 岁的轻至中度 UC（儿童 UC 活动指数 15~65）的儿童和青年人进行 FMT，首先将来自健康成人供者提供的粪菌样本制备成 240ml 混悬液并通过灌肠输入患儿肠道，1 次 /d，共 5 次，结果显示，78%（7/9 例）的患儿在 1 周内获得临床应答，且 67%（6/9 例）的患儿在 FMT 后 1 个月仍维持临床应答。33%（3/9 例）的患儿在 FMT 后 1 周内达到临床缓解。Yodoshi 等报道日本 2 例难治性极早发 UC 接受 FMT 治疗，可分别获得短期（3 周）或长期（24 个月）临床缓解。Kellermayer 等报道 3 例 14~16 岁 UC 患者在免疫调节剂维持治疗期间接受一次肠镜及多次灌肠途径 FMT，第 4 周时实现无免疫调节剂维持症状缓解。Goyal 等前瞻性研究 FMT 对儿童难治性 IBD 的疗效，对 14 例 UC/IC（12 例 UC，2 例 IC）患儿实施单次 FMT，结果显示 FMT 后 1 个月和 6 个月的患儿的临床应答率分别为 50% 和 21.4%；没有 1 例达到临床缓解。而也有研究显示 FMT 对于儿童 UC 的疗效并不明显，Suskind 等报道 4 例 13~16 岁中度活动性 UC 患儿接受单次鼻胃管 FMT 治疗，结果所有患儿均未获得临床改善。

二、粪菌移植治疗克罗恩病

目前尚缺乏 FMT 治疗克罗恩病患者的随机对照试验，多为队列研究或病例报道，FMT 对克罗恩病的疗效并不确切。有一项评价 FMT 对难治性克罗恩病患者的治疗疗效、安全性、可行性的研究，纳入了 30 例难治性克罗恩病患者，结果显示，1 个月后临床好转率和临床缓解率分别为 86.7%（26/30）、76.7%（23/30），血红蛋白、红细胞沉降率、C 反应蛋白、清蛋白等指标明显好转。Fang 等的 meta 分析（包括 9 项队列研究）显示 FMT 对 94 例克罗恩病患者的总体诱导缓解率为 30%。这 9 项队列研究中有两项研究对象包含儿童克罗恩病。Suskind 等的一项前瞻性研究中纳入 9 例 12~19 岁的轻至中度克罗恩病（儿童克罗恩病活动指数 10~29）患儿，经鼻胃管进行 FMT，随访 2、6、12 周。结果显示，2 周后 78%（7/9 例）临床症状缓解，随访至 6 周、12 周，55.6%（5/9 例）在停用其他药物的情况下仍达到临床缓解。Goyal 等前瞻性研究 FMT 对儿童难治性 IBD 的疗效，对 7 例克罗恩病患儿实施单次 FMT，结果显示 FMT 后 1 个月及 6 个月的患儿的临床应答率分别为 71% 和 43%；临床缓解率分别为 57% 和 28%。

三、FMT 治疗 IBD 的安全性

FMT 常见的不良反应包括腹痛、恶心、积气、腹胀、上呼吸道感染、头痛、头晕及发热。严重不良反应包括病情恶化并需要静脉使用激素或手术、发生艰难梭菌或巨细胞病毒感染、小肠穿孔及肺炎等。Imdad 等的系统综述中 FMT 治疗 UC 的严重不良反应发生率分别为 10/140，对照组为 5%（7/137），两组的严重不良事件发生率没有统计学差异［RR=1.40（0.55~3.58）］。两组常见不良事件的发生率分别为 50/64 和 49/65，差异没有统计学意义［RR=1.03（0.81~1.31）］。Goyal 等的前瞻性研究纳入了 21 例儿童轻至中度难治性 IBD 患儿实施单次 FMT 后随访 6 个月，不良反应发生率为 57%（12/21），主要包括轻至中度腹痛、腹泻、腹胀、呕吐、便血、恶心、发热等。没有严重的不良反应。Suskind 等的前瞻性研究中纳入 9 例 12~19 岁的轻至中度克罗恩病患者随访 12 周，未见严重的不良反应。Kunde 等对 10 例 7~21 岁的轻至中度克罗恩病（儿童 UC 活动指数 15~65）的儿童和青年人进行 FMT，随访 4 周仅有一些轻度的不良反应（包括一过性发热、胀气、腹痛、腹泻），未见严重的不良事件。总体而言，IBD 患者接受 FMT 治疗耐受性良好，但长期安全性尚不明确。

目前 FMT 治疗儿童 IBD 疗效及安全性的临床证据有限，FMT 在这些病例报道中常作为一种挽救性治疗方案应用于儿童难治性 IBD，并且研究之间患者治疗前用药、FMT 剂量、途径、频率及评估临床缓解的时间点等并不一致。因此，需要设计更好的多中心随机对照临床研究来进一步证实 FMT 对儿童 IBD 的疗效及安全性。

（王玉环　黄　瑛）

参考文献

［1］ ANANTHAKRISHNAN AN. Epidemiology and risk factors for IBD. Nat Rev Gastroenterol Hepatol, 2015, 12 (94): 205-217.

［2］ BECKER C, NEURATH MF, WIRTZ S. The Intestinal Microbiota in Inflammatory Bowel Disease. ILAR J, 2015, 56 (2): 192-204.

［3］ BRUSAFERRO A, CAVALLI E, FARINELLI E, et al. Gut dysbiosis and paediatric Crohn's disease. J Infect, 2019, 78 (1): 1-7.

[4] CUI B, FENG Q, WANG H, et al. Fecal microbiota transplantation through mid-gut for refractory Crohn's disease: safety, feasibility, and efficacy trial results. J Gastroenterol Hepatol, 2015, 30 (1): 51-58.

[5] D'ODORICO I, DI BELLA S, MONTICELLI J, et al. Role of fecal microbiota transplantation in inflammatory bowel disease. J Dig Dis, 2018, 19 (6): 322-334.

[6] FANG H, FU L, WANG J. Protocol for Fecal Microbiota Transplantation in Inflammatory Bowel Disease: A Systematic Review and Meta-Analysis. Biomed Res In, 2018, 2018: 8941340.

[7] GOYAL A, YEH A, BUSH B R, et al. Safety, Clinical Response, and Microbiome Findings Following Fecal Microbiota Transplant in Children with Inflammatory Bowel Disease. Inflamm Bowel Dis, 2018, 24 (2): 410-421.

[8] IMDAD A, NICHOLSON MR, TANNER-SMITH EE, et al. Fecal transplantation for treatment of inflammatory bowel disease. Cochrane Database of Systematic Reviews, 2018, 11 (11): CD012774.

[9] KELLERMAYER R, NAGY-SZAKAL D, HARRIS RA, et al. Serial Fecal Microbiota Transplantation Alters Mucosal Gene Expression in Pediatric Ulcerative Colitis. Am J Gastroenterol, 2015, 110 (4): 604-606.

[10] MATSUOKA K, KANAI T. The gut microbiota and inflammatory bowel disease. Semin Immunopathol, 2015, 37 (1): 47-55.

[11] NG SC, SHI HY, HAMIDI N, et al. Worldwide incidence and prevalence of inflammatory bowel disease in the 21st century: a systematic review of population-based studies. Lancet, 2017, 390 (10114): 2769-2778.

[12] O'BRIEN CL, PAVLI P, GORDON DM, et al. Detection of bacterial DNA in lymph nodes of Crohn's disease patients using high throughput sequencing. Gut, 2014, 63 (10): 1596-1606.

[13] PARAMSOTHY S, KAMM MA, KAAKOUSH NO, et al. Multidonor intensive faecal microbiota transplantation for active ulcerative colitis: a randomised placebo-controlled trial. Lancet, 2017, 389 (10075): 1218-1228.

[14] REINSHAGEN M, STALLMACH A. Multidonor intensive faecal microbiota transplantation for active ulcerative colitis: a randomised placebo-controlled trial. Z Gastroenterol, 2017, 55 (8): 779-780.

[15] ROSSEN NG, FUENTES S, VAN DER SPEK MJ, et al. Findings from a Randomized Controlled Trial of Fecal Transplantation for PatientsWith Ulcerative Colitis. Gastroenterology, 2015, 149 (1): 110-118.

[16] SHI Y, DONG Y, HUANG W, et al. Fecal Microbiota Transplantation for Ulcerative Colitis: A Systematic Review and Meta-Analysis. PLoS One, 2016, 11 (6): e157259.

[17] SUSKIND D L, BRITTNACHER M J, WAHBEH G, et al. Fecal microbial transplant effect on clinical outcomes and fecal microbiome in active Crohn's disease. Inflammatory Bowel Diseases, 2015, 21 (3): 556-563.

[18] WANG S, YAO L, LIU Y. Fecal microbiome from patients with ulcerative colitis is potent

to induce inflammatory responses. Int Immunopharmacol, 2018, 59: 361-368.

［19］ WEINGARDEN AR, VAUGHN BP. Intestinal microbiota, fecal microbiota transplantation, and inflammatory bowel disease. Gut Microbes, 2017, 8 (3): 238-252.

［20］ YODOSHI T, HURT T L. Fecal Microbiota Transplantation to Patients with Refractory Very Early Onset Ulcerative Colitis. Pediatr Gastroenterol Hepatol Nutr, 2018, 21 (4): 355-360.

第十一章　粪菌移植治疗儿童食物过敏性疾病

早年 Bergmann 提出过敏过程（allergic march）的概念，指出过敏性疾病的发生发展具有年龄特征，伴随着年龄的增长，过敏症状可能得到缓解，也可能被其他症状所替代。婴幼儿最早出现的过敏是食物过敏和特应性皮炎，一岁以后逐渐得到缓解，继而出现哮喘，哮喘发病率在学龄期达到高峰，到青春期哮喘可能得到暂时性缓解，但是会出现过敏性鼻炎，可能持续数年。

儿童过敏性疾病主要包括变应性鼻炎、过敏性结膜炎、支气管哮喘、特应性皮炎、荨麻疹、变应性胃肠炎等，近年发病率呈上升趋势。2006 年世界变态反应组织公布了在 33 个国家进行的过敏性疾病流行病学调查，结果显示这些国家的 13.9 亿人口中，约 22% 患有不同种类的过敏性疾病。

第一节　儿童过敏性疾病的发病机制

过敏性疾病的发生取决于遗传和环境两种因素，人类基因表型不可能在短时间内发生明显变异，故认为环境因素对于近年来过敏性疾病发病率的增高更为重要。经典的"卫生假说"认为，生命早期细菌、病毒、寄生虫等微生物的暴露减少，导致免疫系统发育异常，进而增加了患过敏性疾病的可能性。"Th1/Th2 细胞功能失衡"是"卫生假说"的免疫学基础（Th：辅助性 T 细胞）。细菌和病毒感染引发的自然免疫可以诱导 Th1 型细胞因子的释放，胎儿及出生时免疫反应表现为 Th2 型优势，随着生后环境中抗原的刺激，免疫反应逐渐向 Th1 型转化，达到"Th1/Th2 平衡"。由于公共及个人卫生条件不断改善,"过度卫生"的环境使得婴幼儿受环境中抗原刺激的机会减少,造成机体免疫反应向 Th2 偏移,Th2 细胞分泌的 IL-4、IL-5 和 IL-13 等细胞因子增高,刺激 B 细胞产生 IgE 和嗜酸性粒细胞活化、增殖,释放各种炎性介质和细胞因子,从而导致过敏性疾病的发病率增加。并非所有微生物的暴露对过敏性疾病都有保护作用,如呼吸道合胞病毒、人类偏肺病毒等一些呼吸道病毒感染对哮喘无保护作用。研究显示,Th2 介导的过敏性疾病和 Th1 介导的自身免疫性疾病(如 1 型糖尿病)发病率都呈上升趋势,故不能完全用"Th1/Th2 平衡"学说来解释上述现象。

生命早期抗原暴露减少,除导致"Th1/Th2 平衡"偏移外,也延缓了免疫耐受的形成,这一机制在过敏性疾病的发生发展中也起着重要作用。有研究者提出"菌群学说",认为工业化国家中抗生素使用和饮食变化引起肠道菌群紊乱,并影响菌群介导的黏膜免疫耐受,导致变应性气道疾病的发病率增加。

Rook 和 Brunet 提出了"老朋友假说",其中的"老朋友"是指哺乳动物在经过长期进化后体内存活下来的相对无害的微生物,这些微生物被宿主免疫系统识别为无害,并对调节性树突状细胞(regulatory dendritic cells,regulatory DC)的成熟起关键作用,后者通过产生转化生长因子 -β(TGF-β)和 IL-10 促进调节性 T 细胞(regulatory T cell,Tregs)的分化,使"老朋友"免受宿主免疫系统的杀灭,同时宿主对自身细胞、肠内容物、过敏原等产生耐受。一旦"老朋友"缺乏,自身细胞、肠内容物、过敏原等将与宿主发生免疫反应,导致过敏性疾病的发生。Th17 是 CD4$^+$ 效应 T 细胞的亚群,能分泌 IL-17、IL-21、IL-22、IL-26 和 TNF-α 等多种细胞因子,在过敏性疾病的发生发展中也起到重要作用。IL-17 诱导产生趋化因子 IL-8,进而募集中性粒细胞浸润。另外,IL-17 可能对哮喘患者气道腺体高分泌、气道高反应性及气道重塑起作用。皮肤屏障的损害对过敏性疾病的发生也起到一定作用。表皮层受损导致皮肤通透性增加,致使外源性抗原由皮肤进入,经表皮层朗格汉斯细胞等抗原提呈细胞的呈递,促发局部和全身的免疫反应,最终可导致过敏性疾病的发生。近年来多项研究显示,角质纤丝聚集蛋白(filaggrin,FLG)基因功能缺失性突变是导致湿疹和湿疹相关的过敏性气道疾病的高危因素。

第二节 肠道菌群在过敏性疾病中的作用

一、肠道菌群的生物学意义

既往认为胎儿时期肠道是无菌的,近期研究发现健康新生儿其母亲孕期羊水、胎盘、胎膜及脐血中也有细菌存在。出生后数小时各种菌群开始按一定顺序在肠道定植,在大约 3 岁时形成与健康成人类似的稳定菌群。出生后 2~3 年是肠道菌群建立和达到平衡的重要时期,分娩方式、双胎或多胎的出生顺序、喂养方式、环境因素和应用抗生素等均可影响生命早期肠道菌群的建立,肠道菌群建立以后是相对稳定的,但也受抗生素等外部因素的影响而变化。

二、肠道菌群紊乱先于过敏性疾病发生

研究表明,过敏性疾病患儿和健康儿童肠道菌群组成存在显著差异,且肠道菌群紊乱先于过敏性疾病的发生。肠道是人体最大的免疫器官,大量资料显示分娩方式、喂养方式、微生物接触和应用抗生素等均可影响生命早期肠道菌群的建立。动物实验证实,肠道菌群紊乱可导致过敏性疾病的发生。

肠道菌群对免疫系统的作用:

1. **促进肠道和全身免疫系统的发育成熟** 动物实验显示这一作用主要是通过树突状细胞(dendritic cell,DC)实现的,有研究显示益生菌能上调髓样树突状细胞(myeloid dendritic cell,mDC)表达 CD80、CD86、CD40 和 MHC-Ⅱ类分子,增加 IL-10 的释放。

2. **刺激肠道分泌 sIgA** sIgA 可黏附于肠道黏液层,阻止病原微生物黏附于肠上皮细胞,并促使其随着肠道蠕动排出体外。

3. **维持和增强肠道屏障** 肠道菌群可通过占位性保护效应、营养竞争、产生有机酸和抑菌物质等机制,从而发挥生物屏障功能,还可通过促进肠上皮细胞发育成熟、肠黏膜修复和黏蛋白合成与分泌等机制维持机械屏障。

4. **参与免疫耐受的形成** 这一作用主要是由 Toll 样受体(toll-like receptor,TLR)途径介导,通过调节 DC 实现的。

三、肠道菌群与过敏性疾病的流行病学研究

一项前瞻性研究对 24 例爱沙尼亚儿童和 20 例瑞典儿童分别于出生后 5~6

日龄、1 月龄、6 月龄、12 月龄进行菌群测定,并随访受试儿童 2 岁内过敏性疾病发生的情况,发现日后出现过敏性疾病的患儿,其 1 月龄时肠球菌减少,3 月龄时梭菌增高,6 月龄时金黄色葡萄球菌增高,1 年内多次测定双歧杆菌计数均偏低。这项研究表明在过敏性疾病出现症状之前,肠道菌群紊乱已经存在,而非继发现象。Penders 等统计了数项观察性研究,结果发现梭菌属、肠杆菌科、链球菌属可增加过敏性疾病的发生风险。但目前尚未发现对过敏性疾病有明确促进或预防作用的菌种。一项分子生物学方法的研究表明,出生后第 1 个月肠道菌群多样性的减少与变应性湿疹的发生有关,然而,在过敏性疾病的发展过程中,整体菌群多样性的减少和特殊菌种的缺失相比,何者起更重要的作用仍需进一步研究。

肠道菌群通过促进免疫系统发育成熟、刺激肠道分泌 slgA、维持和增强肠道屏障、参与免疫耐受形成等机制调节机体的免疫功能。多项研究证实,过敏性疾病患儿的肠道菌群构成和正常儿童有显著差异,生命早期肠道菌群的紊乱先于过敏性疾病的发生。

四、益生菌对过敏性疾病的预防和治疗作用

世界卫生组织定义益生菌为给予一定数量、能够对宿主健康产生有益作用的活的微生物。早期认为其作用主要是调节肠道菌群的构成,近年研究发现,益生菌可调控 DC、自然杀伤细胞(NK cell)和 Tregs 细胞的功能。益生菌可黏附在肠上皮细胞表面并被 PPs 捕获,进而直接调控 DC 的增殖和活化;益生菌可刺激 mDC 产生 TNF-α 和 IL-6,促进机体免疫反应向 Thl 型转化,成熟 DC 还可通过分泌 IL-12 和 IL-15 诱导 NK 细胞活化、增殖和细胞毒作用;益生菌还可通过诱导 Th1、Th3 和 Tr1 类型的细胞因子起到减缓过敏反应的作用。孕妇和哺乳母亲服用乳酸杆菌,可以增加母乳中 Trl 类型细胞因子和 TGF-β 的含量。此外,益生菌能够通过增加上皮紧密连接蛋白,抑制上皮细胞凋亡,增加黏蛋白和 sIgA 的产生,促进抗生物肽的产生,与病原体竞争黏附等作用,维持肠道黏膜屏障功能。挪威一项包含 40 614 例样本的大规模队列研究表明,母亲孕期服用含益生菌乳制品的儿童,其 3 岁时过敏性湿疹、结膜炎的发病率较对照组降低,但哮喘的发病率却未见显著差异。然而,与此结果不同的是,至少有 17 项研究认为,益生菌对过敏性疾病的初级预防效果不确定,关于使用益生菌的剂量、最佳给药时间、用药疗程等尚有很多疑问。

益生菌对过敏性疾病的影响主要是通过调节 DC 增殖、活化和细胞因子的

释放实现的,然而尚无足够证据支持其用于过敏性疾病的预防和治疗。世界变态反应组织认为,益生菌在治疗或预防过敏性疾病方面尚无明确作用,没有一种或一类益生菌已被证实对过敏性疾病的预防和治疗有效,尚需进一步流行病学、免疫学、微生物学、基因组学和临床研究探索。

第三节　粪菌移植在儿童过敏性疾病中的作用

近年来,随着社会的快速发展和医疗卫生条件的不断改善,感染性疾病特别是传染病的发病率明显降低,但在世界范围内过敏性疾病的发病率显著升高,已经严重影响到人们的生活,成为全球关注的公共卫生问题。有人预测,在未来的日子里,过敏性疾病的发病率将以每 10 年 2~3 倍的速度增加。

儿童时期主要的过敏性疾病包括支气管哮喘、过敏性鼻炎、过敏性结膜炎、特应性皮炎及食物过敏等,通常并不是所有病症同时出现。儿童在不同的年龄阶段可表现为不同的疾病。

为了减少过敏性疾病的发病率,降低过敏历程中新的过敏性疾病发生的风险,目前主要提倡早期预防(三级预防措施):①一级预防,阻断过敏原对机体的免疫致敏,尤其是 IgE 的产生;②二级预防,抑制致敏后的疾病表达;③三级预防,避免疾病表达后的症状出现或对慢性病患者采取有效的治疗方案,防止病情恶化和降低疾病对生活质量、学习能力的不良影响。

一、婴儿出生后选择最佳喂养方式

婴儿出生后纯母乳喂养至少 4 个月,是国际和国内的专业学会和指南推荐的最佳喂养方式,对预防高危婴儿的过敏性疾病尤其是婴儿早期的食物过敏和湿疹,是有效的措施。如果母乳不足或不能母乳喂养的婴儿,推荐使用已经被临床实验证实为安全有效的适度水解配方奶(partially hydrolyzed formula,pHF)和深度水解配方奶(extensively hydrolyzed formula,eHF)。

二、合理添加辅食

食物抗原的常规暴露是建立口服免疫耐受的关键。过早地添加辅食容易发生食物过敏,延迟添加辅食又错过了建立口服免疫耐受的关键时机,从而使食物过敏和自身免疫性疾病的发病风险增高。婴儿出生后 4~6 个月的时期是生命早期建立口服免疫耐受的关键时期,欧洲、美国和我国的婴儿喂养指南均推荐 4~6

个月开始摄入固体食物,对具有过敏高风险的婴儿引入高过敏的食物,如鸡蛋、花生、坚果和鱼,可推迟至 2~3 岁;在出生早期 6 个月给予益生菌和益生元,适当补充 ω-3 不饱和脂肪酸、抗氧化的药物或含维生素 C、维生素 E、β- 胡萝卜素丰富的食物,可以降低 1~3 岁食物过敏的发生,减轻婴儿湿疹的严重程度。

三、家庭环境干预

儿童的被动吸烟、环境中的尘螨是常见的致敏原,也是哮喘患儿的主要过敏原。其他的环境干预措施包括将宠物从居室中移走、室内装修时使用环保材料等。

四、变应原特异性免疫治疗

变应原特异性免疫治疗(specific immunotherapy,SIT)开始于 19 世纪末,主要采用过敏性疾病患者长期使用的过敏原提取物,调整体内免疫系统,使机体出现免疫耐受,缓解临床症状,唯一一种已被证明是可以改变过敏反应自然进程的治疗方法。目前最常用的给药方法有皮下特异性免疫治疗(subcutaneous immunotherapy,SCIT) 和舌下特异性免疫治疗(sublingual immunotherapy,SLIT)。临床研究表明,SCIT 的临床疗效已经得到肯定,除短期疗效外,经过几年的 SCIT 后,在长时间的非治疗期间,其临床有效性仍然可以持续存在。由于 SLIT 引起全身和局部不良反应的风险较小,给药方式更简便,可以避免长期皮下注射带来的痛苦,患儿依从性更好,家长也更容易接受。

近年来,变应原特异性免疫治疗方法已经有了一些新的研究进展,如肽类免疫治疗(peptide immune-therapy,PIT)、DNA 疫苗及重组变应原分子。共同的机制为通过改变变应原分子的结构,诱导 Th1 型免疫应答,同时抑制 Th2 型免疫应答,以调节 Th1/Th2 细胞功能,阻止 IgE 的产生。

五、药物治疗

药物治疗为三级预防措施之一,包括抑制生物活性介质合成和释放的药物,如阿司匹林、色甘酸钠、肾上腺素和前列腺素 E 等;拮抗生物活性介质的药物,如抗组胺药、抗白三烯药等;改善效应器官反应性的药物,如肾上腺素、葡萄糖酸钙、维生素 C 等。药物的作用是暂时的,且有些过敏介质没有相应的拮抗剂。故此治疗方法今后还需要大样本、多中心、随机的对照研究,才能明确以上药物制剂的安全性和干预过敏性疾病自然进程的有效性。

六、粪菌移植治疗

粪菌移植是一项新型的治疗方法。2013 年 4 月,美国 Surawicz 等将粪菌移植首次写入临床指南,用于治疗复发性难辨梭状芽孢杆菌感染。这种成分含糊不清的"偏方"在西方国家有了正式的医学地位,是 FMT 在其医学史上的标志性进步。粪菌移植用于儿童过敏性疾病的治疗目前仍处于探索阶段。

2013 年,Zhang 等报道 FMT 成功治疗严重克罗恩病合并肠内瘘感染,为 FMT 适应证扩大到腹腔感染性病变或脓肿提供了新依据,这是第 1 例用标准化粪菌移植(经中消化道)成功治疗严重克罗恩病合并肠内瘘感染,随访 1 年内维持缓解。

2015 年,Cui 等报道 FMT 直接或者联合激素治疗脱离激素依赖型状态,提出 FMT 升阶治疗策略(step-up FMT strategy)。2016 年,日本研究者报道了 FMT 成功治疗高剂量激素依赖的溃疡性结肠炎案例;FMT 成功治疗急性移植物抗宿主反应的激素依赖和激素抵抗。这些研究均为传统概念中的免疫性疾病的治疗打开了新的视窗,其发挥作用的关键是依靠整体菌群。2017 年,澳大利亚学者在 *Lancet* 杂志发表了其开展的随机对照研究,结果支持 FMT 可有效治疗溃疡性结肠炎。

2017 年,华中科技大学同济医学院附属同济医院儿科医生张建玲报道了粪菌移植用于治疗儿童过敏性结肠炎的有效性。作者认为儿童过敏性结肠炎(allergic colitis,AC)是一种由外来食物蛋白引起的、非 IgE 免疫介导、以直肠和结肠炎性改变为主要表现的过敏性胃肠道疾病之一。患儿常表现为腹泻和/或不同程度的血便,伴有或不伴有黏液,少数患儿可表现为贫血、营养不良或低蛋白血症。目前研究也表明了肠道菌群失调、肠道黏膜屏障受损可能与非 IgE 介导型食物过敏有关。作者认为对于经食物改变、益生菌治疗无效的过敏性结肠炎患者,可以通过重建肠道菌群的平衡,修复肠道黏膜的屏障而获得症状改善。文章设定儿童粪菌移植成功的标准为:腹泻停止或显著好转;粪常规中白细胞及黏液明显减少或正常;儿童生长发育正常,睡眠改善,体重增加;肠道功能菌群的数量增加;肠道黏膜病变显著好转。但同时也强调了儿童肠道不是成人的缩影,儿童粪菌移植对于供者和受者的筛选也更为严格。试验中供者大部分都是同年龄、同性别的健康儿童,少数是妈妈们。

2017 年,《临床儿科杂志》发表了深圳儿童医院朱忠生、郑跃杰等的"粪菌移植治疗幼儿严重食物过敏性胃肠病 1 例并文献复习"一文,文章中 2 岁男患儿经过相关抗感染及对症治疗无效后,最终通过粪菌移植治疗后好转出院,且随访 2 个月未见不良反应。同样,华中科技大学同济医院儿科医生何嘉怡等在"儿童粪菌移植"一文中也提到了该院 40 余例过敏性结肠炎采用粪菌移植治疗的情况,这些患儿在常规治疗下(抗过敏奶粉、回避过敏原等)症状未得到缓解,经过 3~6 次的 FMT 治疗后,临床症状基本消失,体重增长满意,且无明显的不良反应。同时利用宏基因组学前后对比治疗患儿的肠道菌群变化,发现治疗后肠道菌群结构和数量发生明显变化,在门水平上主要表现为拟杆菌门数量增加和变形菌门数量减少。但粪菌移植治疗过敏性结肠炎的具体机制仍不甚明了。虽然国外文献检索,儿童粪菌移植用于难辨梭状芽孢杆菌感染(CDI)和炎症性肠病(IBD)中,有效率分别为 90%~100% 和 55.6%~100%;而国内文献同样提示,粪菌移植在儿童 CDI 和抗生素相关性腹泻病中,有效率为 100%,且均未见严重不良反应。但是对用于儿童严重过敏性胃肠病的治疗病例数仍较少,且其具体作用机制仍有待进一步研究探索。

众多研究报道,肠道菌群可能与许多非胃肠道疾病的发病机制相关,同样,过敏性疾病中也有许多表现为非胃肠道疾病症状。美国麻省总医院在 2013 年进行的 FMT 相关研究,从体形肥胖和纤瘦的人中提取粪便微生物群,并分别植入到实验鼠体内,结果发现,被给予纤瘦者粪便提取物的老鼠明显变瘦。另外,也有研究显示,对 13 例孤独症谱系障碍儿童进行肠道菌群分析,结果与 9 名正常儿童相比,发现孤独症谱系障碍儿童肠道内梭状菌属的数量和种类明显增多。据报道 2 例孤独症谱系障碍儿童在接受 FMT 治疗后,孤独症样症状均有所改善。此外,还有将 FMT 应用于多发性硬化症、代谢综合征、类风湿关节炎、特发性血小板减少性紫癜等相关疾病的报道。综上所述,FMT 可用于非胃肠道表现的过敏性疾病,但其治疗在儿童过敏性疾病的道路仍任重道远,尚有待进一步的探索。

七、粪菌移植的未来展望

粪菌移植的现状已经定位,至少在别无选择的情况下,它是严重肠道疾病,尤其是复发性难辨梭状芽孢杆菌感染、严重肠道菌群失调、慢性难治性肠病的最佳治疗方案。在将来,随着粪菌移植在炎症性肠病、肠易激综合征、慢性便秘、自身免疫相关性肠病、食物肠道过敏、代谢综合征、神经发育异常与神经退行性疾病、新型耐药菌治疗等领域的发展,其临床适应证将得到明确界定。粪菌移植的标准化、人性化将推动其迅速发展,并获得广泛应用。

（蒋丽蓉）

参考文献

［1］何嘉怡, 黄志华. 儿童粪菌移植. 中国实用儿科杂志, 2017, 32 (2): 129-132.

［2］李在玲. 儿童食物过敏. 临床儿科杂志, 2014, 32 (3): 299-300.

［3］刘艳, 黄志华. 儿童粪菌移植现状及前景. 中华实用儿科临床杂志, 2017, 32 (7): 483-487.

［4］朱忠生, 郑跃杰, 蔡华波, 等. 粪菌移植治疗幼儿严重食物过敏性胃肠病 1 例并文献复习. 临床儿科杂志, 2017, 35 (4): 247-252.

［5］BAUER S, HANGEL D, YU P. Immunobiology of toll-like receptors in allergic disease. Immunobiology, 2007, 212 (6): 521-533.

［6］BISGAARD H, LI N, BONNELYKKE K, et al. Reduced diversity of the intestinal microbiota during infancy is associated with increased risk of allergic disease at school age. J Allergy Clin Immunol, 2011, 128 (3): 646-652. e1-e5.

［7］BJORKSTEN B, SEPP E, JULGE K, et al. Allergy development and the intestinal microflora during the first year of life. J Allergy Clin Immunol, 2001, 108 (4): 516-520.

［8］BOYLE RJ, ISMAIL IH, KIVIVUORI S, et al. Lactobacillus GG treatment during pregnancy for the prevention of eczema: a randomized controlled trial. Allergy, 2011, 66 (4): 509-516.

［9］BRAND S, TEICH R, DICKE T, et al. Epigenetic regulation in murine offspring as a novel mechanism for transmaternal asthma protection induced by microbes. J Allergy Clin Immunol, 2011, 128 (3): 618-625. e1-e7.

［10］DE ROOCK S, VAN ELK M, VAN DIJK ME, et al. Lactic acid bacteria differ in their ability to induce functional regulatory T cells in humans. Clin Exp Allergy, 2010, 40 (1): 103-110.

［11］DOTTERUD CK, STORRO O, JOHNSEN R, et al. Probiotics in pregnant women to prevent allergic disease: a randomized, double-blind trial. Br J Dermatol, 2010, 163 (3): 616-623.

［12］MOLLOY MJ, BOULADOUX N, BELKAID, Y. Intestinal microbiota: shaping local and systemic immune responses. Semin Immunol, 2012, 24 (1): 58-66.

［13］PRESCOTT SL, BJORKSTEN B. Probiotics for the prevention or treatment of allergic diseases. J Allergy Clin Immunol, 2007, 120 (2): 255-262.

［14］PALOMARES O, YAMAN G, AZKUR AK, et al. Role of Treg in immune regulation of allergic diseases. Eur J Immunol, 2010, 40 (5): 1232-1240.

［15］SHAW MH, KAMADA N, KIM YG, et al. Microbiota-induced IL-1beta, but not IL-6, is critical for the development of steady-state TH17 cells in the intestine. J Exp Med, 2012, 209 (2): 251-258.

［16］SJOGREN YM, JENMALM MC, BOTTCHER MF, et al. Altered early infant gut microbiota in children developing allergy up to 5 years of age. Clin Exp Allergy, 2009, 39 (4): 518-526.

［17］ TAYLOR AL, DUNSTAN JA, PRESCOTT SL. Probiotic supplementation for the first 6 months of life fails to reduce the risk of atopic dermatitis and increases the risk of allergen sensitization in high-risk children: a randomized controlled trial. J Allergy Clin Immunol, 2007, 119 (1): 184-191.

［18］ WATANABE S, NARISAWA Y, ARASE S, et al. Differences in fecal microflora between patients with atopic dermatitis and healthy control subjects. J Allergy Clin Immunol, 2003, 111 (3): 587-591.

［19］ ZHANG F, LUO W, SHI Y, et al. Should we standardize the 1700-yezr-old fecal microbiota transplantation？Am J Gastroenterol, 2012, 107 (11): 1755-1756.

［20］ ZYREK AA, CICHON C, HELMS S, et al. Molecular mechanisms underlying the probiotic effects of Escherichia coli Nissle 1917 involve ZO-2 and PKCzeta redistribution resulting in tight junction and epithelial barrier repair. Cell Microbiol, 2007, 9 (3): 804-816.

第十二章　粪菌移植治疗肠易激综合征

第一节　肠易激综合征的病因及发病机制

肠易激综合征（irritable bowel syndrome，IBS）是一种肠道功能紊乱性疾病，也是较常见的慢性胃肠疾病。其特征为伴随排便的腹部疼痛或腹部不适及排便习惯的改变（如腹泻、便秘），腹胀和排便紊乱是常见的伴随症状。目前调查显示亚太地区国家 IBS 的患病率有所上升，主要发病年龄为 15~65 岁，在某些情况下，症状往往可能回溯到童年时期。

2016 年的罗马Ⅳ诊断标准中也包括了对青少年儿童肠易激综合征的诊断标准。诊断前至少 2 个月必须符合以下所有条件：①每个月至少有 4 天出现腹痛，且符合以下至少 1 项：a. 与排便相关；b. 发作时伴有排便频率改变；c. 发作时伴有大便性状改变。②伴有便秘的儿童，疼痛不会随着便秘的好转而缓解（如疼痛缓解则为功能性便秘，而不是 IBS）。③经过适当评估，症状不能用其他疾病来完全解释。儿童 IBS 可按类似于成人的亚型进行分型，反映了主要的排便模式，如便秘型（IBS-C）、腹泻型（IBS-D）、便秘和腹泻交替的混合型（IBS-M）和未定型 IBS。腹痛为 IBS 的主要症状，伴有排便异常或便后缓解，有时进食可诱发症状。腹痛多位于下腹部或其他部位，工作或睡眠中腹痛很少发作。腹泻是另一症状，通常表现为大便次数增多，稀糊便，一般无脓血，禁食后腹泻停止。有的主诉便秘，或腹泻与便秘交替。有的伴有腹胀，往往白天症状明显。在儿童中以腹痛、腹胀、排便习惯及大便性状的改变等表现最为常见，部分患儿还可有肠道外表现包括疲劳、失眠、焦虑、抑郁、面色苍白、心悸、多汗、头昏、头痛、腰背痛，其·中头痛在儿童青少年中最为明显。

目前 IBS 的发病机制尚不明确,以往研究表明肠道动力改变、内脏敏感性增高及脑 - 肠轴调节障碍、精神心理因素是 IBS 发病的重要原因。而越来越多的临床证据表明肠道菌群失调及肠道菌群介导的黏膜炎症、肠道免疫激活可能与 IBS 有关。尽管这些发病机制已在大多数 IBS 患者中得到论证,但是至今尚无可明确解释 IBS 所有症状的病因及发病机制,IBS 的发病是上述因素之间相互作用、相互影响的结果。

一、消化道动力改变

胃肠道动力异常是 IBS 的重要发病机制,不同 IBS 亚型的肠道动力改变有所不同,其中结肠动力异常为研究最多的部分,主要表现在结肠平滑肌电活动、收缩功能、结肠反射,以及传输时间的变化。腹泻型 IBS 患者各段结肠推进性蠕动明显增加,并伴有高幅推进性收缩增加,而便秘型 IBS 患者则多表现为无推进作用的痉挛性收缩,即阶段性收缩增加,高幅推进性收缩减少。另有胃 - 结肠反射异常在腹泻型与便秘型 IBS 患者中存在明显不同。结肠传输时间在不同亚型 IBS 中表现不同,部分腹泻型 IBS 患者已被证实结肠传输速度加快,而部分便秘型 IBS 患者结肠传输速度减慢。近年来对全消化系动力的研究发现,结肠并非唯一存在功能异常的部位,IBS 患者的食管、胃、小肠,甚至胆囊等在一定程度上也存在动力学异常。IBS 患者消化期小肠高幅性收缩明显增加,消化间期移行性复合运动异常。腹泻型 IBS 患者小肠传输时间明显缩短,而便秘型 IBS 患者传输时间明显延长。除小肠运动异常外,还有研究发现 IBS 患者食管下括约肌压力较低,并有少数研究发现 IBS 患者胃排空延迟。然而,关于 IBS 胃肠运动的改变,目前尚无特征性的标志,复杂多变的动力异常目前也无统一的定论。这可能与 IBS 症状表现的多样性与动力检测方法等的不同有关。IBS 患者胃肠动力异常可能是其发病机制在胃肠道的表现,引起胃肠动力异常的原因也是有多种因素相互作用,包括中枢神经、脑 - 肠轴、肠神经系统功能的紊乱,多种炎性介质通过多种机制影响胃肠动力等。

二、内脏高敏感

内脏高敏感也是 IBS 的核心发病机制之一,在 IBS 症状发生和疾病发展中发挥重要作用,IBS 患者常表现有腹痛或腹部不适感,这些症状无法单纯以肠道动力异常解释。大多数研究认为 IBS 患者存在内脏高敏感状态,即内脏组织对于刺激的感受性增强,包括痛觉过敏和痛觉异常,主要表现为腹痛或腹部不适。

IBS 患者内脏高敏感主要表现在对胃肠道扩张或肠肌收缩等生理现象极为敏感,痛阈降低,这在成人及儿童 IBS 的研究中均有报道。除了机械刺激外,IBS 患者对于化学与电刺激等也存在内脏高敏感状态。IBS 患者存在广泛的内脏高敏感状态,不仅表现为结直肠内脏高敏感性,小肠、胃和食管等消化道各段亦可表现出明显的高敏感状态。内脏高敏感的部位具有个体化的特性。

三、脑 - 肠轴

脑 - 肠轴调节及中枢神经系统对肠道刺激的感知异常可能参与 IBS 的发生,中枢神经系统可对脊髓后角神经元上传的肠道信号产生调节作用。近年来,多项研究证实 IBS 患者存在中枢感觉异常。精神状态和心理因素可通过中枢神经系统的加工影响患者对内脏刺激的感知;作用于中枢神经系统的疗法,如催眠疗法、心理治疗和抗焦虑抑郁治疗等对 IBS 患者有效;睡眠时中枢神经系统活动减弱,IBS 患者症状相对减轻。以上研究很好地证实了 IBS 患者存在中枢神经系统对肠道刺激的感知异常。而反之,一些前瞻新研究发现部分患者精神心理情绪症状的出现要晚于功能性胃肠道疾病,由此可提示至少在一部分患者中消化道功能性疾病可能是精神情绪障碍的促发因素。目前推测可能有两种模式参与发病,一种是自上而下的模式,即发病是由大脑通过脑 - 肠轴传递到身体外周器官导致症状出现,比如焦虑、抑郁及不良生活事件等,大脑由此产生的神经递质通过复杂的神经网络系统传递到消化道产生消化道症状,另一种是自下而上的模式,即消化道的应激因子可以影响中枢神经系统并改变大脑皮质对于内脏刺激的反应从而产生 IBS 症状。如肠道感染、炎症反应、动力改变、消化道过敏、肠道菌群变化等均可改变肠道的通透性并出现肠道神经系统的异常反应,肠道可以通过位于颅内及背侧神经根的初级传入神经元来影响大脑的感知觉。

脑 - 肠轴是在不同层次将胃肠道与中枢神经系统联系起来的神经 - 内分泌网络,机体通过脑 - 肠轴各个环节的交互作用对胃肠道功能进行调节。IBS 患者大脑相应的脑区活化,继而引起神经、内分泌通路的改变,致敏肠神经系统,包括肠神经重构及神经内分泌递质释放异常等,这些信号可进一步上传增强脑区活化。神经 - 内分泌介质在 IBS 患者脑 - 肠轴中起到了搭建桥梁和调控功能的作用,研究较多的为 5- 羟色胺(5-hydroxytryptamine,5-HT)和促肾上腺皮质激素释放激素(corticotrophin releasing hormone,CRH)。大量证据表明 5- 羟色胺在 IBS 的发病中有重要作用,IBS 患者 5- 羟色胺通过脑 - 肠轴调节,是出现消化道症状如腹胀、恶心、呕吐等的主要介质,也是中枢神经系统包括情绪、食欲、记忆、学习等重要的信号分子,最终可影响胃肠道动力和内脏感觉。研究发现先给予心理应激,再进行直肠扩张的 IBS 患者血浆中 CRH 水平也明显升高。除了以上主要调节介质外,组胺、NO 及褪黑素的介质作用也越来越受到重视。

四、精神心理因素

大量研究表明精神心理因素与 IBS 密切相关,IBS 患者比健康人会更多地抱怨生活中的应激事件,并且症状的发生、严重程度与应激的强度有关。相当比例的 IBS 患者伴有不同程度的心理精神情绪障碍,包括焦虑、紧张、抑郁、压力、失眠及神经过敏等。抑郁或焦虑障碍是 IBS 的危险因素,严重影响 IBS 的发生、发展和预后,同时功能性胃肠病也会相应地增加抑郁或焦虑等精神心理异常疾病的发病率。心理社会因素是中至重度 IBS 患者决定就诊的一个重要决定因素,并影响着 IBS 患者的临床表现与疾病转归。如果患者处于长期的社会应激与不良的心理应对,会严重加重 IBS 患者的临床症状及降低生活质量。已有大量研究表明,心理精神情绪障碍使 IBS 患者的生命质量明显低于健康人,甚至低于一些胃食管反流病、糖尿病和肾终末期疾病患者。IBS 特异性调查问卷研究表明 IBS 患者存在明显的心理情绪障碍,给予抗抑郁与心理治疗可以明显改善 IBS 患者的临床症状,提高生命质量。精神心理因素与周围 / 中枢神经内分泌和免疫系统的相互作用,可能导致 IBS 症状,调节症状的严重程度,影响疾病的发展和生命质量。精神心理因素与消化道生理功能之间通过脑 - 肠轴相互影响,可以改变肠道运动,提高内脏的敏感性,调节肠道菌群、激活肠道黏膜炎症反应,诱导免疫激活并且影响肠上皮功能等,在 IBS 发病机制中起着重要作用。总之,心理情绪精神障碍可以放大中枢对内脏信息的感知,导致肠道功能改变,从而产生并加重 IBS 患者的临床症状。IBS 患者腹痛、腹胀和排便异常等肠道功能的变化又可以反过来强化传入中枢的神经信号,从而加重 IBS 患者的心理情绪障碍。

五、肠道菌群

此外现有大量证据显示 IBS 患者的肠道菌群不同于健康人群,表明肠道菌群的失衡可能参与 IBS 的发病及病理生理过程。肠道微生态失衡包括微生物构成比例的改变和 / 或微生物代谢活性的改变。研究显示 IBS 粪便乳酸杆菌和双歧杆菌的数量降低,由链球菌和大肠埃希菌为主的兼性厌氧菌数量增多,厚壁菌门的比例增加,拟杆菌和厌氧生物体(如梭菌)计数更高,厚壁菌对拟杆菌的比例增加,菌群多样性减少。肠道菌群在 IBS 患者代谢活动的改变包括短链脂肪酸产量增加,继而导致 5- 羟色胺的释放增加,上述代谢改变均可介导消化道出现 IBS 症状。此外,IBS 患者还存在明显的小肠细菌过度增殖现象(small intestinal bacterial overgrowth,SIBO),正常情况下,小肠中汇集胃液、胆汁及胰液,并且蠕动较快,造成细菌定植困难,致使十二指肠和空肠内细菌数量降低。当出现胃酸分泌缺乏造成杀菌能力降低、胃动力减弱导致细菌在胃潴留、小肠动力障碍、小肠结构异常、肠道存在异常通道、机体免疫功能下降,以及患有自身免疫性疾病或肝脏疾病等情况时,结肠内的细菌菌群便有机会转移至小肠内繁殖并生长,引起 SIBO。多项研究显示 IBS 常伴有 SIBO 发生,并且 SIBO 的发生对 IBS 可能有促进作用,而纠正 SIBO 后 IBS 的症状可明显缓解,这些研究提示 SIBO 与 IBS 的发生有密切联系。由于肠道微生态环境复杂多变,肠道菌群受多种因素调控,因此,关于 SIBO 与 IBS 的相互关系仍存在着许多不同观点。另外,抗生素的使用、心理和生理应激、食物、肠道免疫反应等多种因素可诱发菌群失调,进而导致肠道微生态失衡。

六、其他因素

其他参与 IBS 的发病因素较为复杂,除上述几种病因外,大量研究报道也发现性别、饮食、遗传等也与 IBS 有关。33%~66% 的 IBS 患者出现食物不耐受,可因乳糖酶缺乏发生乳糖类消化不良,致使肠道黏膜通透性改变。很多 IBS 患者可因进食或食用刺激性食物,致使肠腔扩张和肠蠕动功能紊乱而发病。此外,IBS 患者存在明显的家族集聚倾向。国外 33% 的患者有家族史,国内情况与此接近,而且同一家族中 IBS 患者的临床表现雷同,同卵双生患者双方发病率显著高于异卵双生患者。目前还有新的研究发现 IBS 与 SCN5A 基因突变有关,其编码的钠离子通道蛋白在肠道 Cajal 细胞及平滑肌细胞上均有表达。还有,5- 羟色胺转运系统的基因多态性、线粒体基因多态性及细胞因子基因多态性均与 IBS 相关。

综上所述,IBS 是多种发病机制共同作用的结果,这些发病机制相互联系、相互影响,在不同亚型、不同个体、同一个体的不同时期主要的发病机制都有可能有所不同。目前普遍认为,肠动力异常和内脏感觉异常为 IBS 的病理生理基础,而脑 - 肠轴在发病网络中起了关键作用,其他各种因素均可通过上述机制引起 IBS 症状。但是 IBS 的各种发病机制相互影响,联系复杂,绝非一种机制可以解释 IBS 的全部症状,随着研究的深入,这多种因素间的复杂关联也会逐渐被人们所探知。

第二节　IBS 发病机制与肠道菌群的相互关系

健康人的肠道中存有大量的细菌,有 500~1 000 多种,其中主要包括双歧杆菌属、乳酸杆菌属、类杆菌属、真杆菌属等。虽然整个肠腔内都存在大量细菌,但分布和密度不一。空肠段细菌含量很低,通常少于 10^4~10^5/ml,包括乳酸杆菌、酵母菌和厌氧链球菌等;回肠段,特别是回肠末端细菌浓度为 10^6~10^7/ml,以革兰氏阴性的专性或兼性厌氧杆菌为主;结肠段细菌数量远远大于小肠,为 10^{11}~10^{12}/ml,98% 以上的细菌为专性厌氧菌,包括厌氧的革兰氏阳性菌如消化球菌、消化链球菌、肠球菌及不同种的肠杆菌科细菌等,总体而言,厌氧菌占 99% 以上,需氧菌仅占不到 1%,这些正常菌群参与了机体对食物的消化和吸收过程,增强机体的免疫力,且与衰老、肿瘤的发生和其他多种疾病有关。当正常微生物群受宿主及外环境因素影响后,其细菌群数、菌量、活性发生异常或定位转移时,就易容纳外来细菌,原有平衡被破坏,出现菌群失调。许多研究也证实 IBS 与菌群失调有关。与正常人相比,IBS 患者的肠道菌群种类及多样性有明显差异,但不同研究结果得出的 IBS 患者肠道菌群变化不尽一致,这可能与人群的表型、饮食习惯及菌群检测方法不同有关。作为 IBS 致病的重要因素之一,肠道菌群与其他因素之间相互作用、相互影响,并形成复杂关联。

一、肠道动力与肠道菌群

研究显示不同的肠道菌群可改变肠道动力。如无菌大鼠本身的肠道运输时间长,消化间期的肌电复合运动延长,若植入嗜酸乳杆菌或双歧杆菌可增加肠道动力,若植入大肠埃希菌或微球菌则会降低肠道动力。其作用机制可能与肠道神经胶质细胞有关,肠道菌群的变化可改变神经胶质细胞的数量从而改变肠道动力。另外菌体的脂多糖及细菌代谢产物如短链脂肪酸也可通过肠道神经细胞调节肠道动力及肠道收缩反应。细菌分解胆盐也可影响肠道运输时间。

二、内脏高敏感与肠道菌群

目前已知 IBS 患者的痛阈降低,实验研究显示植入 IBS 患者肠道菌群的大鼠与植入正常人肠道菌群的大鼠相比,对于肠道扩张的敏感性更高,痛阈值降低,上述 IBS 患者菌群中双歧杆菌含量少而肠杆菌较多。同时肠道菌群的代谢产物也可促发内脏高敏感性。此外,在动物及人体研究中均发现感染产生的一系列炎症因子也与内脏高敏感相关,若使用激素治疗可降低内脏高敏感性。

三、脑-肠轴与肠道菌群

在正常生理情况下,脑-肠轴可以从不同的水平通过多个信号通路参与胃肠道运动、分泌、免疫等各方面的调控。研究显示脑-肠轴不同水平调控的异常都可以导致 IBS 的发生,如脑内神经递质的合成异常,引起胃肠运动异常;自主神经活动异常通过刺激肥大细胞,释放异常活性物质,导致内脏感觉过敏。以往认为中枢神经系统"自上而下"影响消化系统,使肠道菌群改变产生症状,而现在发现肠道菌群也可影响中枢神经系统,"自下而上"改变大脑功能,其机制是菌体的脂多糖、代谢产物及炎症因子通过血液循环达到中枢神经系统改变线粒体功能,调节 5-羟色胺合成,最终影响神经细胞的分裂和分化。此外,很多研究发现肠道微生态与心理情绪障碍也相关,包括疲劳、失眠、抑郁及食欲缺乏等,还有一些神经退行性病变如帕金森病、阿尔茨海默病均与肠道菌群有关。

四、肠道感染、免疫与肠道菌群

肠道急性细菌感染后部分患者发展为 IBS,感染后肠易激综合征(post-infectious irritable bowel syndrome,PIIBS)是 IBS 中的一种,即急性肠道感染缓解后出现慢性或持续性胃肠功能紊乱的现象,PIIBS 占 IBS 患者的 6%~17%,这些患者之前都有消化系统感染史,各种细菌、病毒感染因素都可引起肠黏膜肥大细胞或者其他免疫炎性细胞释放炎性细胞因子,从而激活炎性免疫反应,引起肠道功能紊乱而发生 IBS。Thabane 等对由大肠埃希菌 0157∶H7 和弯曲杆菌引起的急性胃肠炎患儿随访了 8 年,结果显示与对照组相比 IBS 的累计发病率明显增加。有研究报道发生于弯曲菌、沙门菌、志贺菌感染后的 PIIBS,这些患者在病程第 3 个月出现肠嗜铬细胞、淋巴细胞、IL-1β mRNA 水平、肠道渗透性增加等表现。由此可推断在部分 IBS 患者中持续低度的肠道黏膜炎症是胃肠道症状及功能紊乱的生物学基础,同样在动物实验中也发现,随着感染后炎症因子的释放,短期的急性胃肠道感染可导致长期的胃肠道功能紊乱并改变消化道神经肌肉组织的生理功能。一项体外研究显示大肠埃希菌的某些可溶性因子可通过直接刺激平滑肌细胞增强结肠的收缩。还有动物实验显示罗伊乳酸杆菌及其培养产物可减少疼痛反应并且明显降低背根神经节的传导活性从而缓解肠道的膨胀,更深入研究发现其作用机制是通过改变肠道感觉神经的细胞离子通道来影响内脏的痛知觉,研究者以 PIIBS 患者肠道组织液刺激小鼠结肠,发现通过

TRPV1 信号通路可使痛觉神经持续敏感。最近还有研究通过评估 Toll 样受体的表达和活化,发现 IBS 患者的先天性免疫应答增强。这些发现表明,免疫炎症反应激活可能在 IBS 的发病中起了至关重要的作用。肠道感染后,在一定环境中,即使肠道黏膜炎症反应消退、感染因素被清除,炎症反应引起的肠道神经与肌肉功能的异常依然会持续相当长的时间。此时,肠道的组织学改变已完全恢复正常,没有炎性细胞的浸润,这提示局部细胞释放的炎性介质可能导致肠道功能紊乱持续存在。造成感染后 IBS 患者肠道炎症反应和免疫功能的改变机制可能包括黏膜免疫炎性细胞持续变化,肠嗜铬细胞和肥大细胞持续反应,肠神经和胃肠微生物群的持续变化,肠道黏膜屏障作用的削弱,致黏膜通透性增加。在一些儿童 IBS 的研究中就发现患儿肠道黏膜中炎性细胞较多且黏膜通透性增加。总之,肠道感染后,IBS 患者肠道黏膜可持续存在低度的炎症反应,导致肠黏膜内细胞结构发生变化,并释放多种生物活性物质,诱发免疫炎性细胞因子风暴反应,这些细胞因子作用于肠道神经及免疫系统,削弱肠道黏膜屏障作用,使黏膜通透性增加,并影响肠道动力和感觉,从而产生 IBS 症状。

五、其他因素与肠道菌群

抗生素的使用、心理和生理应激、食物等多种因素可诱发菌群失调。Maxwell 等前瞻性研究了治疗胃肠疾病时抗生素的应用与功能性肠病症状之间的关系,发现服用抗生素后患者功能性肠病症状持续存在并有加重趋势,然而,部分 IBS 患者经抗生素治疗后症状却得到缓解。由此可以看出,抗生素的使用与 IBS 症状密切相关,但其正性或负性作用及肠道菌群在两者联系中的作用还需进一步研究。应激是机体对不良刺激或应激情景的心理和生理反应,应激性事件可以促使 IBS 症状的发生和加重。与健康人群相比,IBS 患者常伴有严重焦虑、敌对情绪、忧伤抑郁、多疑、睡眠障碍等慢性或长期应激。已有研究证实,应激可以增强免疫细胞活性,改变消化道运动和内脏感受阈值。同时,也可以引起胃肠道菌群显著改变。Bailey 等观察了母婴分离对灵长类动物肠道菌群的影响,发现乳酸杆菌数量在经过短暂增加后明显降低,同时志贺菌和弯曲杆菌增加。这可能是因为应激导致了胃肠生理改变,如抑制胃酸释放,改变胃肠运动,十二指肠碳酸氢盐产生增加等,而这种改变不利于乳酸杆菌的生存、黏附和复制,进而造成乳酸杆菌数量降低。此外,膳食结构对于肠道菌群的组成及代谢活动起着十分重要的作用。大量试验发现部分 IBS 患者存在食物耐受不良,可能与免疫异常、代谢异常、结肠酵解异常等有关,尤其是酵解产物如短链脂肪酸和活性氨共同作用可导致 IBS 症状发生。

近来的研究将可加剧功能性胃肠道紊乱症状的短链可发酵的碳水化合物统称为 FODMAP（fermentable Oligo-，di-and Mono-saccharides，and polyols），包括可发酵的低聚糖（或称寡糖，oligo-saccharides）、双糖（di-saccharides）、单糖（mono-saccharides）和多元醇（polyols）。这类碳水化合物在小肠不易被吸收，在结肠内经细菌发酵，可加剧 IBS 的临床症状，因为菌群失调可使 FODMAP 酵解的重要产物 SCFA 含量改变。有研究发现，便秘型 IBS 患者肠道产丁酸盐的细菌比健康人显著减少，且粪便中丁酸盐含量下降。SCFA 具有重要的作用：一方面，SCFA 的主要成分丁酸盐，是结肠上皮细胞膜脂合成的基质和能量的来源，可促进细胞生长和分化；但是，肠道丁酸盐过多时亦可抑制杯状细胞分泌、刺激结肠对水电解质的吸收、抑制平滑肌收缩。另一方面，SCFA 可促进 5- 羟色胺分泌、增强结肠收缩、加快结肠传输速度；便秘型 IBS 患者经益生菌治疗后，5- 羟色胺分泌增多，肠道动力显著改善。

第三节　粪菌移植在肠易激综合征中的作用

IBS 的治疗包括一般治疗、药物治疗及心理治疗等。由于 IBS 通常与饮食、应激和心理因素等相关，如果无法去除这些干扰因素，也要设法减少这些因素的影响。目前针对 IBS 的治疗被认为仅中度有效，人们不断寻找新的治疗方法。鉴于益生菌对 IBS 可能的作用，人们尝试用益生菌来治疗 IBS。美国及日本胃肠病学会对于 IBS 的治疗指南均指出益生菌治疗是有益的，但疗效不确定，需考虑个体化治疗。目前许多研究提示益生菌联合治疗对于 IBS 有一定疗效。有系统综述研究分析了 29 项试验采用多种益生菌制剂联合治疗，包括乳酸杆菌 F19、La5，鼠李糖杆菌、双歧杆菌 Bb12、VSL#3、嗜热链球菌、酵母菌、大肠埃希菌等的不同组合，其中 1 931 人的 21 项显示疗效优于对照组，但存在显著异质性。另有 3 073 人的 33 项试验采用 IBS 症状评分或腹痛评分的结果显示可改善整体症状，减轻腹痛、腹胀。另有一项对于儿童 IBS（8~17 岁）的随机双盲对照试验来评价益生菌制剂联合治疗的效果，以 3 种双歧杆菌（infantis M-63，breve M-16V，and longum BB536）制成混合制剂，结果显示治疗组能显著改善 IBS 症状，尤其是腹痛症状。

但最终哪种益生菌或哪些益生菌联合治疗效果更优并无定论，因此，人们逐渐把焦点移至粪菌移植，这是指一种将健康人肠道功能菌群分离后移植到患者肠道内,通过重建患者肠道菌群而治疗消化系统疾病的方法。近年来,临床应用报道越来越多,对于难治性艰难梭菌感染疗效确切。而有少量研究 FMT 对 IBS 的治疗,首个 FMT 治疗中、重度 IBS-D 和 IBS-M 的随机对照试验显示有明显的疗效并且无不良反应,也有报道表明对 IBS-D 无效,还有报道 FMT 可改善嗳气和胀气症状。目前的临床研究均为小样本量研究,疗效也并不一致,因此也无标准的治疗方法,包括粪菌的制备方式、移植途径、供菌者的选择等。目前仅有欧洲的临床指南提出至少需 30g 粪便样本来制备粪菌,而参照艰难梭菌感染的粪菌移植治疗,采用新鲜粪菌液或者冷冻储存制剂均可。FMT 途径包括口服粪菌胶囊、经鼻肠管或内镜移植至十二指肠、经结肠镜或保留灌肠至肠道内,或经造瘘口等途径,需根据患者状态酌情选择。FMT 供菌者既可选择存在血缘关系的健康亲属或亲密个体,也可选择其他健康志愿者,包括儿童或青少年。有研究报道无论选择健康亲属或者志愿者对 IBS 的疗效是相似的。FMT 同其他器官移植一样,存在传播疾病的风险,因此我们必须对供菌者进行严格筛选。目前,供菌者筛选并无相关指南性文件,较多采用荷兰阿姆斯特丹医学中心标准,首先应询问是否存在疫区旅行史、冶游史、手术史、输血史,自身免疫性疾病、代谢性疾病、肿瘤家族史,胃肠道疾病史,以及近 6 个月内服用抗菌药物或质子泵抑制剂等;其次是检测血清及粪便病原学,如 HIV、肝炎病毒、巨细胞病毒、EB 病毒、梅毒、类圆线虫属、阿米巴滋养体、幽门螺杆菌、耶尔森菌属、弯曲杆菌属、志贺菌属、沙门菌属、致病大肠埃希菌、霍乱弧菌、轮状病毒、诺如病毒和寄生虫等,以最大限度排除不合格的供菌者。

对于 FMT 治疗 IBS 的研究多数为开放性临床研究,包括 IBS-D、IBS-C 和 IBS-M 这些亚型,短期疗效即移植后 1~3 个月,为 70%~85%,而长期疗效即移植后 6 个月至 1 年以上的差异较大,为 45%~60%。其有效性主要表现为患者的临床症状及生活质量的改善,而疗效随时间推移而下降也提示 FMT 治疗可能需要定期重复治疗。研究显示受者的微生物组群在 FMT 治疗 1 周内已逐渐接近供者,提示供菌者的微生物组群具有关键的治疗作用。

而近两年少数的几个随机对照试验研究显示 FMT 治疗 IBS 的疗效并不一致,根据 meta 分析显示在开放性研究中有 59.5% 的 IBS 患者的临床症状有明显改善,相反在随机对照试验研究中 FMT 治疗组与对照组无显著差异。所有的研究还提示对于 IBS 亚型的疗效也无明显差异。上述结果可能与 FMT 供者的选择,移植途径不同及研究样本量等因素有关。

对于 FMT 治疗 IBS 的安全性而言,目前未报道严重的不良反应,主要是一些轻微的胃肠炎症状包括呕吐、腹泻、低热、腹痛、腹胀、肛门排气多等,并且有一定的自限性。

由于肠道微生态与 IBS 患者肠道屏障功能、脑 - 肠轴及肠道黏膜免疫反应等密切相关,故推测主要的有效机制如下:其一,未消化的短链碳水化合物及膳食纤维经肠道菌群酵解产生了短链脂肪酸如乙酸、丙酸、丁酸,而丁酸可诱导 T 细胞凋亡,抑制 IFN-γ 介导的炎症反应,进而影响肠道神经系统的神经元细胞。其二,研究发现 IBS 患者的肠道内分泌细胞有所减少,可能是由于肠道干细胞数量减少并减少向肠道内分泌细胞转化所致,而 FMT 可使小肠和结肠中的内分泌细胞数量恢复,因此推测肠道菌群酵解产生的短链脂肪酸作用于肠道免疫细胞、内分泌细胞及肠道神经系统从而抑制轻度的慢性炎症,增加内分泌细胞数量,轻度慢性炎症及肠道内分泌细胞在 IBS 的发病机制中起了关键作用。

另有学者推测肠道菌群引起的宿主免疫反应与 Toll 样受体(toll-like receptors,TLRs)表达和促炎细胞因子、巨细胞、淋巴细胞增加及 TNFSF15、TNFα 等基因遗传多态性相关,认为肠道菌群紊乱是肠道黏膜免疫功能改变及持续慢性低度炎症重要因素。由于 IBS 患者肠道黏膜存在低水平的异常免疫反应,且在腹泻型 IBS 患者中更为显著。因此,FMT 重建 IBS 患者肠道微生态系统,增加黏膜 Ig A 与黏蛋白的产生及表达、防止肠上皮细胞凋亡、抑制肠道病原体的入侵、促进生理免疫反应等机制维护肠道正常生理功能,并通过脑 - 肠轴机制改善焦虑抑郁情绪,提高患者生活质量。

目前,多项研究已证实肠道微生态失衡是 IBS 重要的发病机制,而 FMT 作为一种新兴的治疗手段,正是通过重建患者肠道微生态来改善临床症状,其在治疗艰难梭菌感染、克罗恩病、溃疡性结肠炎等疾病方面已显示出了较好疗效。同样,当前个别小样本研究也已表现出 FMT 在治疗 IBS 方面的优势,但是关于 FMT 仍有很多问题,国际上尚无标准 FMT 流程,供菌者选择与筛选、粪菌液制备、粪菌液状态及移植途径、移植频率及次数等尚未达成一致,长期疗效及安全性问题尚不清楚。未来需开展更多、更高质量的随机对照临床试验,以提供更优越的循证医学证据。同时,通过宏基因检测技术进一步明确 FMT 治疗前后,患者肠道菌群组成的变化及与供菌者肠道菌群的差异,探究其可能的肠道微生态重建机制。未来理想的 FMT 可能是通过标准化流程与检测技术建立粪菌库,为特定疾病及不同个体定制口服胶囊,使之更方便、更有效、更易被接受。

(孙桦　黄瑛)

参考文献

［1］陈洁. 调节肠道微生态治疗肠易激综合征. 中国实用儿科杂志, 2017, 32 (2): 95-98.

［2］欧枢, 贾玉杰. 肠道菌群失衡诱发肠易激综合征的机制. 中国微生态学杂志, 2017, 29 (6): 742-745.

［3］吴高珏, 林琳. FODMAP 饮食与肠道菌群失调在肠易激综合征中的作用研究进展. 中国临床研究, 2016, 29 (1): 123-125.

［4］BALEMANS D, MONDELAERS SU, CIBERT-GOTON V, et al. Evidence for long-term sensitization of the bowel in patients with post-infectious-IBS. Sci Rep, 2017, 19; 7 (1): 13606.

［5］CHANG L, LEMBO A, SULTAN S. American Gastroenterological Association Institute Technical Review on the pharmacological management of irritable bowel syndrome. Gastro-enterology, 2014, 147 (5): 1149-1172.

［6］DEVANARAYANA NM, RAJINDRAJITH S. Irritable bowel syndrome in children: Current knowledge, challenges and opportunities. World J Gastroentero, 2018, 24 (21): 2211-2235.

［7］DEVANARAYANA NM, RAJINDRAJITH S, PATHMESWARAN A, et al. Epidemiology of irritable bowel syndrome in children and adolescents in Asia. J Pediatr Gastroenterol Nutr, 2015, 60 (6): 792-798.

［8］EL-SALHY M, MAZZAWI T. Fecal microbiota transplantation for managing irritable bowel syndrome. Expert Rev Gastroenterol Hepatol, 2018, 12 (5): 439-445.

［9］FORD AC, HARRIS LA, LACY BE, et al. Systematic review with meta-analysis: the effi-cacy of prebiotics, probiotics, synbiotics and antibiotics in irritable bowel syndrome. Aliment Pharmacol Ther, 2018, 48 (10): 1044-1060.

［10］FUKUDO S, KANEKO H, AKIHO H, et al. Evidence-based clinical practice guidelines for irritable bowel syndrome. J Gastroenterol, 2015, 50 (1): 11-30.

［11］GIANNETTI E, MAGLIONE M, ALESSANDRELLA A, et al. A Mixture of 3 Bifidobac-teria Decreases Abdominal Pain and Improves the Quality of Life in Children with Irritable Bowel Syndrome: A Multicenter, Randomized, Double-Blind, Placebo-Controlled, Cross-over Trial. J Clin Gastroenterol, 2017, 51 (1): e5-e10.

［12］HALKJÆR SI, BOOLSEN AW, GÜNTHER S, et al. Can fecal microbiota transplantation cure irritable bowel syndrome？ World J Gastroenterol, 2017, 23 (22): 4112-4120.

［13］HALKJÆR SI, CHRISTENSEN AH, LO BZS, et al. Faecal microbiota transplantation alters gut microbiota in patients with irritable bowel syndrome: results from a randomised, double-blind placebo-controlled study. Gut, 2018, 67 (12): 2107-2115.

［14］HOLTMANN GJ, FORD AC, TALLEY NJ. Pathophysiology of irritable bowel syndrome. Lancet Gastroenterol Hepatol, 2016, 1 (2): 133-146.

［15］KIM HJ, VAZQUEZ ROQUE M, CAMILLERI M, et al. A randomized controlled trial of a probiotic combination VSL#3 and placebo in irritable bowel syndrome with bloating. Neurogastroenterol Motil, 2005, 17 (5): 687-696.

[16] LLEWELLYN A, FOEY A. Probiotic Modulation of Innate Cell Pathogen Sensing and Signaling Events. Nutrients, 2017, 9 (10): 1156.

[17] MAXWELL PR, RINK E, KUMAR D, et al. Antibiotics increase functional abdominal symptoms. Am J Gastroenterol, 2002, 97 (1): 104-108.

[18] MYNEEDU K, DEOKER A, SCHMULSON MJ, et al. Fecal microbiota transplantation in irritable bowel syndrome: A systematic review and meta-analysis. United European Gastroenterol J, 2019, 7 (8): 1033-1041.

[19] PRINCIPI N, COZZALI R, FARINELLI E, et al. dysbiosis and irritable bowel syndrome: The potential role of probiotics. J Infect, 2018, 76 (2): 111-120

[20] RODIÑO-JANEIRO BK, VICARIO M, ALONSO-COTONER C, et al. A Review of Microbiota and Irritable Bowel Syndrome: Future in Therapies. Adv Ther, 2018, 35 (3): 289-310.

第十三章　粪菌移植治疗儿童便秘

便秘（constipation）是儿童时期最常见的慢性疾病之一，影响着全世界 1%~30% 的儿童，占儿童初级保健就诊的 3%，占儿童胃肠病就诊的 10%~25%。便秘不仅对患儿生理功能产生很大的影响，而且导致不同程度的心理障碍，并且往往持续到成年。近年来，肠道疾病与肠道微生物群的研究逐渐揭示了慢性便秘与肠道菌群紊乱的关系，为其微生物治疗提供了理论依据。微生物处理主要包括益生菌制剂，如益生菌、益生元、合生元和 FMT。益生菌制剂以其安全、方便、疗效显著等优点得到了广泛的认可，特别是逐渐成熟的疗效更高的 FMT。微生物治疗可以改善临床症状，促进肠道菌群的恢复，治疗过程中无严重并发症。与传统治疗方法相比，微生物治疗慢性便秘具有优势，值得临床研究进一步推广应用。

第一节　儿童便秘的原因

按照罗马Ⅳ诊断标准，儿童便秘的特征主要包括排便次数减少（≤2 次 / 周）、大便失禁（≥1 次 / 周）、粪便潴留姿势、排便疼痛或困难史、直肠内存在大量粪便团块和大块粪便曾堵塞抽水马桶史。以上症状持续 ≥1 个月即可诊断。

儿童便秘的病因是多因素的，主要包括：饮食结构的改变、肠道解剖学异常、心理或行为因素、药物因素、全身性疾病、遗传性因素及肠道菌群失调等。但研究结果显示 90%~95% 的儿童便秘找不到明确病因，称为功能性便秘。

一、饮食结构的改变

膳食结构不合理，如食物中蛋白质过多、碳水化合物不足及食物过于精细、缺乏膳食纤维,不能长期刺激肠道,导致肠道敏感性降低。此外,小儿因喝水太少,特别在夏天,出汗多、肠内水分被吸收,致使大便过于干燥也可产生便秘。

二、肠道解剖学异常

由于肠道结构异常如肛门狭窄或闭锁、肛门前移位、肛门闭锁、肠狭窄、肛门狭窄等疾病引起便秘。

三、心理或行为因素(自我控制排便)

(一)环境与情绪

不良生活习惯,平时排便不规则,虽然有排便的感觉,过于贪玩,有意识地抑制便意,长时间不排便可使肠内排便反射敏感度降低,大便堆积于肠内,更多水分被吸收,大便变干燥,不易排出。

送全托的幼儿园孩子,对全托生活不习惯、对陌生环境和老师不熟悉,有大便不敢说,常常憋而不便,日久的精神紧张和不规律的排便,使肠道动力紊乱,发生便秘。

上学的学生因生活学习都很紧张,休息时间短,易形成便秘。即使平时在校期间,由于厕所有限,课间十分钟休息时间短,多数儿童还是憋着大便,晚上回家才如厕。天长日久,形成慢性便秘。

(二)肛门疾病

肛裂时患儿每次排便疼痛,疼痛使患儿抑制排便,为了避免另一个痛苦的排便过程,孩子会收缩肛门括约肌或臀肌,使他或她的身体变硬,躲在角落里,来回摇摆,或坐立不安。而粪便的滞留会导致结肠内长时间的大便停滞,并再次吸收液体,导致粪便变得更硬、更大、更痛,形成恶性循环,久之出现便秘,随着时间的推移,直肠的伸展以适应残留的大便团,直肠感觉降低,大便失禁可能发生。

(三)缺乏正规排便训练

据报道,便秘患儿42.10%从未经过排便训练,或排便训练极不规范,这也反映了部分便秘的发生与此相关。

四、药物因素

临床上,抗胆碱类药物(如阿托品、山莨菪碱、东莨菪碱)、神经精神类药物(包括安眠药、抗癫痫药、抗帕金森药、阿片类药、麻醉药等)、治疗心血管疾病类药物(如硝苯地平、硫氮䓬酮)、利尿药(如呋塞米、螺内酯)、抗酸剂(如碳酸钙、H_2

受体拮抗剂、质子泵抑制剂),含可待因的镇咳药和铁剂均易引起便秘。

五、全身性疾病

(一)神经源性病变

如先天性巨结肠、肠神经发育不良、脊髓缺损、脊柱裂、脑脊膜膨出症及脑瘫。

(二)代谢和内分泌性因素

如甲状腺功能减退、糖尿病或尿崩症、肾小管酸中毒、低钾血症、高钙血症。

六、遗传性因素

有些患儿出生后不久即有便秘,部分有家族史,可能与遗传有关。

七、肠道菌群失调

肠道传输是由肠道菌群及其代谢产物、免疫系统、肠神经系统(enteric nervous system,ENS)及中枢神经系统(central nervous system,CNS)共同调控,任何因素的失衡或紊乱都会导致传输异常,进而引起便秘。

第二节　肠道菌群在便秘发病中的作用

排便是一个复杂的生理运动过程,食物在空肠和回肠经消化吸收,剩下的食糜随着肠道的蠕动进入结肠,结肠黏膜再进一步吸收食糜中的水分和电解质,粪便一般是在横结肠内形成,运送至乙状结肠,然后进入直肠,直肠黏膜受粪便的充盈刺激产生排便冲动,冲动则经过盆腔神经传入大脑皮质,再经传出神经将冲动传至直肠,使直肠肌收缩,肛门括约肌松弛,腹肌与膈肌同时收缩,粪便则会从肛门排出体外。排便的同时伴随着全身多个系统参加,因此其中的任何一环节发生紊乱都会导致便秘。导致便秘的因素是多样的,各因素间起相互协同作用或连锁反应,甚至形成恶性循环。传统观点认为,便秘多与水分摄取不足或过度吸收、肠道平滑肌肌张力下降、肠道蠕动减慢、排便肌群活动障碍或自主神经功能紊乱等有关。最新研究发现,肠道菌群失调在便秘的发生发展中起着重要作用,"脑-肠-菌"轴(brain-gut-microbiota axis,BGMA)作为胃肠病学的新概念亦可帮助阐释便秘的发病机制。

正常人胃肠道内寄居着种类繁多的微生物,其总数高达 10^{14} 个,种类多达

1 000 种以上,是人体细胞总和的 10 倍。肠道菌群按一定的比例组合,各菌间互相制约,互相依存,维持一定的生态平衡。肠道菌群在维持宿主的健康中发挥着重要的作用,参与宿主体内多种生理活动,同时作为生物屏障,防止致病菌和潜在致病菌的黏附和入侵。

肠道菌群在便秘的发生和发展中发挥着重要的作用。便秘人群常伴随肠道菌群的失衡,而失衡的肠道菌群会对人体产生诸多的不利影响,如产生多种肠内毒素、诱发结肠癌、加速衰老及促发多种肠道疾病。

Khalif 等检测了 57 名成人功能性便秘患者和 25 名正常成人的肠道菌群,结果显示粪便标本双歧杆菌属和乳杆菌属细菌含量均有显著降低,而潜在致病性细菌或真菌升高,其中严重便秘患者粪便微生物改变最为明显,与健康人对照组相比,64.7% 的严重便秘患者发现双歧杆菌含量明显降低,大肠埃希菌和真菌的数量呈明显上升趋势。

张桂兰等对 30 例老年功能性便秘患者和 32 例健康老年人的肠道菌群进行了研究,发现老年功能性便秘患者肠道菌群正常结构的生态平衡受到破坏,主要表现在以双歧杆菌为主的有益菌数量显著降低,腐败梭菌等条件致病菌数量显著增高。

Feng 等对功能性便秘患者粪便标本和结肠黏膜菌群进行了研究,发现粪便标本中双歧杆菌和乳杆菌明显低于正常对照组,结肠黏膜标本中双歧杆菌显著减少。

此外,便秘发病的主要原因是胃肠运动功能障碍,而肠道菌群与胃肠动力紧密相关。DuPont 等的动物实验也发现,与正常菌群小鼠相比,无菌小鼠胃排空和肠道传输时间延长。此外,如果将一种典型的肠道细菌(如乳酸菌或双歧杆菌)引入无菌小鼠体内,肠道传输时间明显改善。

5- 羟色胺(5-HT)是肠嗜铬细胞(enterochromaffin cell,EC)产生的一种重要的神经递质,是一种重要的促动力剂。Yano 等的研究表明,微生物群在调节宿主 5-HT 产生过程中起着关键作用。Sjogren 等发现与正常 SPF 小鼠相比,无菌小鼠血清 5-HT 水平较低。据 Uribe 等报道,来自无菌小鼠肠道的 ECS 细胞形态比正常小鼠大,提示肠道细菌可以影响结肠上皮细胞的生长,进而导致肠道动力改变。

细菌也通过其代谢产物影响肠道运动。Fukumoto 等发现纤维素可以由肠道菌群发酵成短链脂肪酸(short-chain fatty acid,SCFA),从而释放 5-HT 以促进肠道蠕动。Wichmann 等研究证实,肠道菌群的破坏会影响 SCFA 的产生,从而进一步降低胰高血糖素肽（glucagon peptide，GLP-1）的产生，并抑制肠道传递功能。Grasa 等研究对小鼠进行抗生素治疗可以激活其 Toll 样受体并减少其肠道乙酰胆碱的分泌，进一步减少废物量并延长结肠转运时间（prolonging colonic transit time，CTT）。

总之，健康的肠道微生物环境是促进肠道蠕动的重要因素。与正常人的肠道菌群相比，便秘患者肠道菌群的改变主要表现为专性厌氧菌相对减少（如乳杆菌、双歧杆菌、拟杆菌属等）和潜在致病菌相对增多（如铜绿假单胞菌、空肠弯曲菌、腐败梭菌等）。SCFA 和 5-HT 是维持肠道规律性蠕动的重要代谢产物，需要在肠道内进行有益菌的厌氧过程。缺乏任何一种都可能导致肠道功能紊乱和便秘。

第三节　粪菌移植在便秘中的作用

鉴于肠道菌群在便秘的发生发展中发挥着重要的作用，有学者发现通过 FMT 来重塑肠道菌群可以恢复结肠内的"有益菌群"，从而促进便秘患者的结肠动力而缓解便秘的症状。

Ding 等对 52 例慢传输型便秘（slow transit constipation，STC）成人患者进行为期 6 个月的前瞻性研究，发现在第 3~4 周、9~12 周和 21~24 周间达到主要疗效终点（每周至少 3 次自发性排便）的患者分别为 50.0%、38.5% 和 32.7%（和基线相比，$P < 0.01$）；结肠传输时间分别在第 4、12 和 24 周显著降低至 49.4、55.1 和 64.0 小时（与基线平均 78.8 小时相比，$P < 0.01$）；便秘症状患者评分和便秘生活质量评分均得到了改善，并且研究过程中没有观察到严重的并发症，证明 FMT 是一种安全有效的治疗方法。

Ge 等研究显示，21 名 STC 患者接受 FMT 治疗后 3 天，应用可溶性膳食纤维 4 周，第 4 周时临床缓解率达到 71.4%，第 12 周时为 42.9%；第 4 周的临床改善率达 76.2%，第 12 周时达 66.7%。治疗后，患者排便频率增加到每周 3.1 次，排便连续性得到改善，排便结肠传导时间缩短至 28.4 小时。

Tian 等报道，经鼻胃管给予 24 名 STC 患者 FMT 治疗 3 天后，临床改善率从第 1 周的 70.8% 降至第 2 周和第 4 周的 66.7%，第 12 周时稳定在 50%。每周排便次数增加到 1.8 次。Wexner 便秘评分从 14.1（基线治疗）降至 9.8（1 周后）和 7.5（12 周后），排便的连续性也有所改善。

Li 等对 406 例接受过 FMT 的患者的临床资料进行了回顾性分析，其中

276 例为便秘患者,其临床治愈率和改善率分别为 40.2%(111/276) 和 67.4%(186/276)。

刘巧云等采用粪菌移植联合聚乙二醇治疗 35 例顽固性功能性便秘患者,发现治疗 3 个月后症状评分及生存质量评分显著低于治疗前(P<0.05),且焦虑、抑郁评分均低于治疗前(P<0.05)。充分说明该法可显著改善便秘症状,提高患者的生活质量。

Staley 等通过使用益生元果胶饮品治疗顽固性便秘,发现可有效促进益生菌在患者肠道内的定植,提高疗效。与益生菌制剂治疗功能性便秘相比,两者的相同点均为通过调节患者肠道菌群达到治疗目的。而益生菌制剂主要通过在肠黏膜表面形成一道生物屏障,抑制有害菌产生达到治疗目的。肠道益生菌还可刺激机体的免疫功能,从而促进肠道蠕动的恢复,最终有效缓解便秘等一系列症状。

Ge 等对便秘患者的粪便菌群进行提取和分析,并将这些菌群移植到无菌小鼠中,检测其肠道运动情况。发现这些小鼠排便频率和含水量均较低,胃肠道转运时间延长,结肠平滑肌自发性收缩减弱。为了明确肠道转运时间延长的机制,该研究对其菌群代谢产物进行检测,发现接受便秘菌群供体小鼠的 SCFA 和二级胆汁酸含量降低。在补充丁酸盐和脱氧胆酸后,小鼠的一些症状被逆转,这提示 FMT 可能在一定程度上通过影响宿主的代谢而调节肠道的转运能力。

这些研究表明在便秘的发生发展过程中,菌群的改变可能通过改变菌群衍生的代谢物而影响肠道运动,恢复异常的菌群可能改善临床表型。因此通过 FMT 调节肠道菌群可能是一种治疗便秘的新策略。

田宏亮等通过口服粪菌胶囊治疗 STC,结果显示治疗后患者在临床治愈率、临床缓解率、每周自主排便次数、Bristol 评分、Wexner 便秘评分及生活质量评分等方面较治疗前有显著改善,并且与通过粪便菌液的方式治疗相比疗效没有显著差异,没有明显不良反应,将有利于推动 FMT 进一步发展普及,促进 FMT 方式的多样化、便利化,提高患者对于 FMT 的接受程度。

由于便秘的病因比较复杂,患者个体差异比较大,治疗便秘的原则就是个体化治疗和综合治疗相结合,目的主要是缓解便秘的症状,提高肠道转运时间,消除便秘的病因。Huang 等制订了便秘患者的治疗流程(图 3-13-1):便秘的治疗应以饮食和生活方式的干预为基础治疗,积极采用微生物制剂(其中包括 FMT)治疗。如果以上治疗无效,手术则是最后(包括器质性疾病)的选择方法。

综上所述,FMT 能有效改善成人慢性便秘患者的相关症状,提高患者的生活质量,是治疗慢性便秘的一种新方法,但在儿童便秘中的临床应用有待于进一步研究与证实。

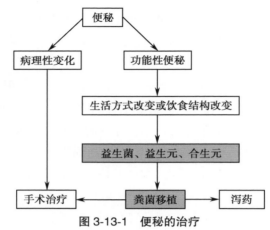

图 3-13-1　便秘的治疗

［引自:Huang L,Zhu Q,Qu X,et al.Microbial treatment in chronic constipation.Sci China life Sci,2018,61(7):744-752.］

（张妮妮　江　逊　王宝西）

参考文献

［1］刘巧云, 张松, 曹海超, 等. 粪菌移植联合聚乙二醇治疗顽固性功能性便秘的疗效观察. 现代生物医学进展, 2016, 16 (11): 2066-2069.

［2］田宏亮, 丁超, 马春联, 等. 粪菌胶囊治疗慢传输型便秘 15 例临床疗效分析. 中国实用外科杂志, 2016, 36 (4): 430-432.

［3］田艳, 周艳, 周景刚, 等. 粪菌移植治疗功能性便秘的研究进展. 现代临床医学, 2018, 2: 158-160.

［4］中华医学会消化病学分会胃肠动力学组. 中国慢性便秘诊治指南 (2013 年, 武汉). 中华消化杂志, 2013, 33 (10): 605-612.

［5］BOCCIA G, PENSABENE L, SARNO M, et al. Functional constipation in children: Rome Ⅱ versus Rome Ⅲ criteria. Dig Liver Dis, 2006, 38 (10): A105-A105.

［6］DING C, FAN W, GU L, et al. Outcomes and prognostic factors of fecal microbiota transplantation in patients with slow transit constipation: results from a prospective study with long-term follow-up. Gastroenterology Report, 2018, 6 (2): 101.

［7］DROSSMAN DA, HASLER WL. Rome Ⅳ-Functional GI Disorders: Disorders of Gut-Brain

Interaction. Gastroenterology, 2016, 150 (6): 1257-1261.

［8］FOROOTAN M, BAGHERI N, DARVISHI M, et al. Chronic constipation: A review of literature. Medicine, 2018, 97 (20): e10631.

［9］GE X, TIAN H, DING C, et al. Fecal Microbiota Transplantation in Combination with Soluble Dietary Fiber for Treatment of Slow Transit Constipation: A Pilot Study. Arch Med Res, 2016, 47 (3): 236-242.

［10］GE X, ZHAO W, DING C, et al. Potential role of fecal microbiota from patients with slow transit constipation in the regulation of gastrointestinal motility. Sci Rep, 2017, 7 (1): 441.

［11］GRASA L, ABECIA L, FORCÉN R, et al. Antibiotic-Induced Depletion of Murine Microbiota Induces Mild Inflammation and Changes in Toll-Like Receptor Patterns and Intestinal Motility. Microbial Ecology, 2015, 70 (3): 835-848.

［12］HUANG L, ZHU Q, QU X, et al. Microbial treatment in chronic constipation. Sci China life Sci, 2018, 61 (7): 744-752.

［13］KHALIF IL, QUIGLEY EM, KONOVITCH EA, et al. Alterations in the colonic flora and intestinal permeability and evidence of immune activation in chronic constipation. Dig Liver Dis, 2005, 37 (11): 838-849.

［14］LI N, TIAN H, MA C, et al. Efficacy analysis of fecal microbiota transplantation in the treatment of 406 cases with gastrointestinal disorders. Zhonghua Wei Chan Wai Ke Za Zhi, 2017, 20 (1): 40-46.

［15］MAGNUS S, GIOVANNI B, FLINT HJ, et al. Intestinal microbiota in functional bowel disorders: a Rome foundation report. Gut, 2013, 62 (1): 159-176.

［16］SAMUEL N, ZIMMERMAN LA. Evaluation and treatment of constipation in children and adolescents. Am Fam Physician, 2014, 90 (2): 82-90.

［17］STALEY C, KELLY CR, BRANDT LJ, et al. Complete Microbiota Engraftment Is Not Essential for Recovery from RecurrentClostridium difficileInfection following Fecal Microbiota Transplantation. Mbio, 2016, 7 (6): e01965-16.

［18］TIAN H, DING C, GONG J, et al. Treatment of Slow Transit Constipation With Fecal Microbiota Transplantation: A Pilot Study. J Clin Gastroenterology, 2016, 50 (10): 865.

［19］XINIAS I, MAVROUDI A. Constipation in Childhood. An update on evaluation and management. Hippokratia, 2015, 19 (1): 11-9.

［20］YANO JM, KRISTIE Y, DONALDSON GP, et al. Indigenous bacteria from the gut microbiota regulate host serotonin biosynthesis. Cell, 2015, 161 (2): 264-276.

第十四章 粪菌移植治疗其他肠道菌群失调性疾病

第一节 粪菌移植与肥胖

随着社会经济发展、生活水平及生活方式的改变,近年来肥胖的发病率有明显的升高趋势,已经成为严重威胁人类健康的公共卫生问题之一。流行病学资料显示全世界超重肥胖人群已超过 5 亿,并呈现低龄化趋势。近 30 年来我国儿童的肥胖呈现快速增长趋势。1986—2016 年,儿童肥胖检出率增长显著,并且 3 岁以后增幅十分明显,从 1975 年约 1% 增长至 2016 年男童接近 8%、女童接近 6%,该增长速度远高于全球 5~19 岁儿童平均增长速度。儿童超重或肥胖不但会给自身的呼吸系统、心血管系统、免疫功能、生长发育及运动系统带来影响,进而产生心理影响,而且还可延续至成人期并产生持续危害,造成心脑血管疾病、2 型糖尿病、脂肪肝、高血压及某些类型的肿瘤等。儿童肥胖同时也给社会和家庭带来巨大的经济负担。如果不采取有效的干预措施,到 2030 年,预期我国 0~7 岁儿童肥胖率将达 6.0%,肥胖儿童数将增至 664 万人;7 岁及以上学龄儿童超重肥胖率将达 28.0%,超重肥胖的儿童数将增至 4 948 万人;由超重及肥胖所致成人肥胖相关慢性病的直接经济花费也将增至 490.5 亿元 / 年。

世界卫生组织推荐以身高标准体重法对儿童肥胖进行判定,同等身高、营养良好的儿童体重为标准体重(100%),± 10% 标准体重的范围为正常。>15% 为超重,>20% 为轻度肥胖,>30% 为中度肥胖,>50% 为重度肥胖。

多数学者认为,肥胖是多因素作用的结果,营养、个人行为、基因等是研究的重点。经济快速增长及人们生活水平提高使人们生活方式发生改变；不合理饮食、睡眠时间过多等饮食生活习惯的改变更容易使儿童和青少年出现超重和肥胖。而新近研究表明，肠道微生物与肥胖的形成也有一定关系，肥胖患者的肠道菌群存在明显的病理性改变。

　　肠道是人体消化和吸收的重要器官，也是人体最庞大而复杂的微生物群落，包含超过千种的微生物细胞，是人体自身细胞数量的 10 倍。胎儿生长的母体环境是相对无菌的。由于出生时和出生后与外界环境的接触，新生儿主要定植的菌群有放线菌门、变形菌门、杆菌门还有少量的厚壁菌门。以后随着喂养方式的不同、环境因素的影响及抗生素的使用，肠道微生物即开始出现变化。母乳喂养的婴幼儿双歧杆菌及真杆菌比例更高，而配方奶喂养的婴幼儿肠道中大肠埃希菌、艰难梭菌、乳酸杆菌比例较前者有所增加。4 岁后肠道微生物的分布逐渐向成人转变，主要表现为硬壁杆菌门和类杆菌门的比例增加，随着年龄的增长其肠道优势种群间的比例会有所改变，特别是双歧杆菌的减少，以及肠球菌的增加。据 Abdallah 等报道，肥胖症患儿肠道菌群与对照组比较，显示厚壁菌门的细菌较多而拟杆菌门的细菌较少，经过控制饮食体重下降后，这两门细菌则出现反向改变，可见肠道拟杆菌门与厚壁菌门细菌的比例变化与儿童肥胖症相关。而 Kalliomaki 等通过对 25 名体重指数增高的 7 岁儿童进行前瞻性研究，发现与体重指数正常的同龄儿童相比，体重指数增高的儿童肠道双歧杆菌含量减少，肠球菌含量增多。

一、肠道菌群与儿童肥胖症相关的可能机制

（一）肠道菌群与能量代谢吸收

　　在动物实验发现，无菌小鼠即使吃高脂饲料也不会发生肥胖，但是将普通小鼠肠道菌群移植到无菌小鼠体内后，尽管减少了无菌小鼠食物摄取量，无菌小鼠也会出现体重增加和胰岛素抵抗，表明肠道菌群是动物肥胖症发生的必要条件，肠道菌群可以调节小鼠的脂肪代谢。同样，给无菌小鼠分别移植来自肥胖、营养不良和正常小鼠的粪便后，无菌小鼠则出现与粪便供体小鼠相同的体重特征。而人体研究显示，肥胖症患儿的短链脂肪酸丁酸和丙酸较对照组高，肠道菌群能将不易消化吸收的多糖或脂肪（占摄取食物总量的 10%~15%），分解成单糖或短链脂肪酸（short chain fatty acids，SCFA），能增加宿主能量的摄入；乙酸、丙酸和丁酸 3 种 SCFA 在体内能够刺激大肠和小肠上皮细胞的生长，增加肠道对营养物质的吸收。肠道菌群还可以诱导脂肪合成的关键酶脂肪酸合成酶（fatty acid synthase)、乙酰 CoA 羧化酶(acetyl-CoA carboxylase),促进三酰甘油在肝脏脂肪细胞中储存。

(二)肠道菌群与胆汁酸稳态

胆汁酸作为重要的代谢调节者和关键信号分子,参与糖类、脂质和能量代谢的过程。Udayappan 等发现,患有代谢综合征的肥胖男性中,植物乳杆菌含量与粪便初级胆汁酸变化相一致,然而,普拉梭杆菌等产丁酸细菌则与粪便次级胆汁酸呈正相关,与粪便初级胆汁酸呈负相关。大量证据表明,肠道菌群在机体胆汁酸代谢过程中发挥关键作用。在临床上,通过对艰难梭菌相关性腹泻患者行 FMT 治疗后发现,患者粪便内初级胆汁酸减少,次级胆汁酸增加,粪便胆汁酸组成成分完全恢复正常。与 SCFA 类似,胆汁酸也可作为信号分子与受体结合发挥作用。其主要是结合到法尼酯 X 受体和膜受体 TGR5,参与调节血糖水平。如次级胆汁酸通过与 TGR5 结合促进血糖稳态,初级胆汁酸与法尼酯 X 受体结合改善胰岛素敏感性。Kootte 等认为,TGR5 主要在棕色脂肪组织和小肠组织表达,给小鼠口服外源性胆汁酸,通过与 TGR5 结合,可导致棕色脂肪组织能量消耗增加,从而防止肥胖和胰岛素抵抗的发生。

(三)肠道菌群与胃肠激素

胃肠道是人体最大的内分泌器官,其分泌的多种胃肠激素对人体的能量摄入和能量代谢发挥重要作用。有研究显示,由肠道菌群产生的 SCFA,与肠道 L 细胞的 G 蛋白偶联受体(G-protein-coupled receptor,GPR)41 和 43 结合,刺激 YY 肽(peptide yy,Pyy)的分泌,抑制肠道蠕动,使肠内容物的通过时间延长,营养物质吸收增加,体重增加。肠道 L 细胞以共分泌模式分泌胰高血糖素样肽(glucagon-like peptide,GLP)1 和 2,肠道菌群通过 GLP-2 来影响肠道屏障的通透性。外源性应用 GLP-2 激动剂也可以产生类似的效应,并且 GLP-2 拮抗剂能消除这一效应。另外,肠道菌群还可以通过刺激胃肠激素的释放,激活内源性大麻素系统,触发慢性炎症反应,从而影响机体能量代谢增加而导致肥胖的发生。

(四)肠道菌群与胰岛素抵抗

肠道菌群失调会增加革兰氏阴性菌细胞壁组分之一的脂多糖(lipopolysaccharide,LPS)的吸收,触发炎症反应,通过核因子 κB 等信号通路促进胰岛素信号通路胰岛素受体底物 1(insulin receptor substrate 1,IRS1)磷酸化,促进胰岛素抵抗和肥胖的产生。肠道 L 细胞分泌的 GLP-1,可以作用于中枢神经系统,具有抑制食欲的作用,使机体产生饱胀感;同时 GLP-1 又以葡萄糖浓度依赖性方式,促进胰岛 B 细胞分泌胰岛素。Caricilli 等证实,肥胖个体的肠道厚壁菌门增加、放线菌和拟杆菌降低,这种改变干扰肠通透性,增加 LPS 的吸收,启动 Toll 样受体(toll-like receptor,TLR)4 和 2,以及 LPS 受体 CD14,激活炎症反应途径,从而产生胰岛素抵抗,导致肥胖的发生。

(五)肠道菌群与炎症反应

饮食诱导肠道菌群改变,增加机会致病菌的数量,降低益生菌的数量,影响肠上皮细胞基因表达,导致肠道通透性增加,使得进入血液的内毒素增加,引起慢性炎症反应——"代谢性内毒素血症",进而产生肥胖、胰岛素抵抗等代谢失调。肠道菌群特别是 LPS 可以与免疫细胞上的 Toll 样受体 4 和 2,以及 CD14 结合,激活肿瘤坏死因子 α、白介素 1 和白介素 6 和单核细胞趋化蛋白 1 等炎性因子的合成与释放,使机体呈现慢性炎症状态。研究发现脂多糖结合蛋白(lipopolysaccharide binding protein,LBP)可作为低内毒素血症的标记,肥胖儿童的 LBP 含量较对照组增高,提示肥胖症患儿体内可能存在低度的、系统性的慢性炎症。

肠道菌群结构的紊乱和相关炎症反应是引发肥胖等代谢性疾病的重要的病因。这其中肠道菌群组成改变发挥核心作用,所以,治疗肥胖可从调节肠道菌群出发。近年来备受关注的 FMT,是一种较为有效的重建肠道菌群的方法,现已用于肥胖的治疗。

二、粪菌移植在肥胖动物模型中的应用

Ridaura 等首次将人类粪便移植到无菌(germ free,GF)(C57BIM6J)小鼠中,并证实与移植了瘦的双胞胎粪便物质的小鼠相比,移植了肥胖双胞胎粪便物质的小鼠体重增加、肠道细菌多样性减少。Di 等对高果糖饮食诱导的肥胖大鼠进行 FMT 治疗,可以降低血浆游离脂肪酸水平、改善胰岛素抵抗。Liou 等研究表明,Rouxell-Y 胃旁路手术治疗代谢综合征的疗效部分是由于肠道微生物群落的组成改变所致。他们将接受 Rouxell-Y 胃旁路手术后患者的粪菌移植到 GF 小鼠中进行了 FMT 治疗。与对照组相比,接受 Rouxell-Y 胃旁路手术后患者粪菌的 GF 小鼠的重量和脂肪量显著降低。

三、粪菌移植在肥胖人群中的应用

迄今为止,唯一已报道的关于 FMT 治疗人代谢综合征(metabolic syndrome,MS)的研究是由 Vrieze 等进行的。该研究采用双盲随机对照试验的方式研究

FMT 对患有 MS 的男性的血糖和脂质代谢的作用,9 例患者接受来自瘦健康供体的粪菌移植(同种异体移植组),另外 9 例患者则接受自己的粪菌作为对照(自体移植组)。结果表明,FMT 治疗 6 周时,同种异体移植组患者其胰岛素敏感性明显提高、粪便微生物多样性显著增加,而自体移植组无明显变化。值得注意的是,受试者对于 FMT 的疗效存在个体差异,Vrieze 等认为差异可能更来自不同捐赠者而非接受者,因为试验中接受同一个捐赠者粪菌的两个受试者出现了相似的获益。

　　综上所述,大量动物实验和个别成人研究试验结果均提示粪菌移植或许可调节肥胖者的能量平衡,对儿童肥胖有治疗意义。但肥胖除了受宿主遗传背景影响外,后天因素如环境、饮食、心理、压力、生活习惯,以及疾病和药物等都是影响肥胖本身和其肠道微生态生境和菌群结构的重要因素。所以要将 FMT 真正应用于儿童肥胖等代谢性疾病,目前仍需大量的随机对照试验来证明其有效性和安全性。

第二节　粪菌移植与糖尿病

　　糖尿病的发病率不断上升,已成为当今世界最为严重的健康问题之一。除了生活方式、遗传和环境等传统因素外,越来越多的研究表明肠道菌群在一些代谢性疾病中扮演了重要的角色。肠道菌群作为一种"内化了的环境因子",可以直接调控机体脂肪合成与存储相关基因的表达,从而参与了肥胖、糖尿病等代谢性疾病的发生和发展。

　　目前糖尿病的治疗方法主要是针对疾病后果而非导致代谢紊乱原因,因此从疾病的分子机制出发,寻找新型的预防和治疗方法已然成为研究的热点。FMT 可重建肠道微生态系统,已被证明在一些疾病中具有良好的临床疗效,针对糖尿病患者,FMT 可通过改变系统性慢性炎症反应、构建正常肠道菌群比例、纠正胆汁酸代谢紊乱等,从而逆转胰岛素抵抗、增加胰岛素敏感性,有望成为纠正糖尿病患者肠道菌群紊乱的有效治疗手段。

一、肠道菌群与 1 型糖尿病

　　1 型糖尿病(type 1 diabetes mellitus,T1DM)是儿童和青少年较常发生的器官特异性的自身免疫性疾病,既往认为其发病机制与自身免疫反应、遗传缺陷或病毒感染有关,近年来也有研究发现肠道菌群与 T1DM 有着密切的关系。

非肥胖型糖尿病（non-obese diabetic,NOD）鼠是 T1DM 研究的常用动物模型。目前有关肠道菌群与 T1MD 的研究相对较少，早在 1987 年就有学者通过动物实验首次提出自身免疫性糖尿病的发生发展可能与肠道菌群有关。1987年 Suzuki 等研究发现在无菌环境中饲养的 NOD 鼠发生糖尿病的风险增加。Alam 等研究发现，将 NOD 鼠从无菌环境转至无特定病原菌（specific pathogen free,SPF）的有菌环境后，虽然没有降低自身免疫性糖尿病的发病率，但是却减轻了胰岛炎的程度。Wen 等研究发现 SPF 级环境饲养的敲除固有免疫相关蛋白（MyD88）基因的 NOD 小鼠不会发生 T1DM，但在长期使用抗生素维持肠道无菌状态下敲除 MyD88 基因的 NOD 小鼠 T1DM 的发生率显著增加，进一步研究发现，如果给这种缺陷小鼠接种类似人类肠道正常菌群组成的微生物混合物，可以改变肠道菌群的构成，同时显著减少糖尿病的发生。

有限的动物研究已表明肠道菌群与 T1MD 的发生发展可能有关，但在人群中尚缺乏肠道菌群与 T1MD 相关性的大样本研究。在芬兰进行的一项研究，对 8 名具有相同人类白细胞抗原（HLA）基因型且尚未发生自身免疫性糖尿病儿童的粪便菌群进行动态观察，研究结果发现，最终发展为 T1DM 儿童的肠道菌群与对照组相比有显著差异，并且患病组肠道菌群多样性低、稳定性差。Murri 等通过对 16 例 T1DM 患儿及 16 名健康儿童的粪便菌群进行研究，结果发现两组肠道菌群的双歧杆菌属、乳杆菌属、梭菌属及厚壁菌门与乳杆菌门比值有显著差异，并且糖尿病患儿肠道中与保持肠道完整性相关的产丁酸盐细菌数量明显下降，同时还发现双歧杆菌属、乳杆菌属的数量及厚壁菌门与乳杆菌门比值与血糖水平呈负相关，而梭菌属的数量与血糖水平呈正相关。Leiva 等比较了 15 例 T1MD 患儿和 13 名健康儿童的肠道菌群，结果发现与健康对照组相比，T1MD 患儿肠道菌群多样性降低，拟杆菌、瘤胃球菌属、韦荣球菌属、布劳特氏菌属等丰度相对较高，而双歧杆菌、罗斯氏菌、粪杆菌等的丰度相对较低。

二、肠道菌群与 2 型糖尿病

2 型糖尿病（type 2 diabetes mellitus,T2DM）是一种以胰岛素抵抗为主要特征的内分泌代谢疾病，而肥胖是发生胰岛素抵抗的重要因素。研究表明，肠道微生物群结构和功能上的变化与高血糖、胰岛素抵抗等糖尿病表型密切相关，肠道菌群及其相关代谢产物在血糖代谢、胰岛素抵抗及慢性炎症等 2 型糖尿病的病理生理机制中发挥着重要作用。

Larsen 等将 18 例成年男性 T2MD 患者与同年龄同体重指数的健康对

照者比较,结果发现其菌群构成不同。Qin 等采用宏基因组关联分析的方法(metagenome-wide association study,MGWAS)对中国 345 例 T2MD 患者及对照者的粪便标本进行研究,结果发现 T2MD 患者以中度肠道微生物菌群失调为特征,一些常见的产丁酸盐细菌丰度下降,而各种条件致病菌增加,并且肠道微生物的还原硫酸盐和抗氧化应激能力增强。Karlsson 等对 145 名欧洲女性(包括血糖正常、糖耐量异常及糖尿病患者)的肠道菌群进行研究发现,糖尿病患者肠道菌群的结构和功能与其他组不同,与非糖尿病者相比,糖尿病患者肠道菌群乳杆菌属增加而梭菌属减少,且乳杆菌属与空腹血糖及糖化血红蛋白呈正相关,而梭菌属则与空腹血糖、糖化血红蛋白、胰岛素、C 肽呈负相关。Amar 等对基线时无糖尿病的 3 280 例健康受试者进行了 9 年的随访,发现随访结束后罹患 T2MD 的患者血液中细菌 16SrDNA 水平明显升高。

三、肠道菌群与糖尿病发生的可能机制

(一)慢性炎症学说

慢性炎症是胰岛素抵抗的一个重要的发病机制。Cani 等连续 4 周在小鼠皮下注射脂多糖,诱导其产生代谢性内毒素血症和慢性炎症,4 周后发现小鼠出现随机血糖升高、糖耐量异常、胰岛素抵抗等代谢紊乱症状。肠道菌群的异常组成可能会引发慢性低度炎症状态,使宿主更易受脂多糖的影响。脂多糖与 TLR4 结合后,通过 MyD88 依赖和非依赖途径促发一系列反应,导致促炎分子的释放,激活胰岛的低度慢性炎症,炎症可通过多种途径导致胰岛 β 细胞,以及内皮细胞的结构和功能受损,引起胰岛素分泌不足和抵抗,最终引起或促进糖尿病的发生、发展。

(二)能量代谢学说

2004 年 Beckhed 等首先提出肠道菌群作为一种环境因素调节脂肪储存的观点。2013 年 Ridaura 等将来自胖瘦不一的双胞胎肠道微生物移植到无菌小鼠的肠道内,结果发现移植双胞胎中肥胖者肠道菌群的无菌小鼠比移植瘦者肠道菌群的无菌小鼠体重增加且脂肪积累更多,这表明机体的代谢特征(脂肪合成及储存)可通过肠道菌群进行传播。肠道菌群影响宿主脂肪合成和存贮的可能机制为:一方面,肠道菌群可发酵分解膳食中的多糖物质,使流向肝脏和脂肪细胞的碳水化合物增加,再通过刺激细胞核调控因子,上调肝脏碳水化合物反应元件结合蛋白和固醇调节元件结合蛋白的表达,诱导肝脏中脂肪的合成;另一方面,肠道菌群可下调肠上皮细胞产生的禁食诱导脂肪因子(Fiaf)的表达,肠道菌

群通过抑制 Fiaf 的生成,使脂蛋白脂肪酶持续表达,从而使机体甘油三酯合成增加,另外,Fiaf 还可通过诱导过氧化物酶体增殖物活化受体协同刺激因子的表达,启动脂肪酸氧化代谢途径,增加脂肪酸氧化酶的转录活性,使脂肪酸 β 氧化增加,从而抵抗饮食诱导的肥胖。

(三) 其他

肠道菌群还可以对肠道屏障功能、胆汁酸代谢、短链脂肪酸的合成、肝肠循环等产生影响,从而参与糖尿病的发生发展。

四、粪菌移植在糖尿病治疗中的应用

鉴于肠道菌群与糖尿病的关系,有研究者推测能否通过改变肠道菌群构成从而减少糖尿病的发生,但目前有关 FMT 对糖尿病治疗作用的研究尚少。早期研究表明无谷蛋白食物具有预防 T1DM 的功效,近期一项研究结果发现,与正常膳食组相比,NOD 小鼠在妊娠及泌乳期食用无谷蛋白膳食其后代 T1DM 及胰岛炎的发生率低。Everard 等给予糖尿病小鼠富含益生菌的饮食 5 周后,小鼠肠道厚壁菌门数量增加,拟杆菌门数量降低,同时胰高血糖素样肽 -1 水平升高,脂多糖水平下降。Shin 等研究发现给高脂饲养的小鼠口服 *Akkermansia* 菌,可获得与二甲双胍相似的改善糖代谢及降低脂肪组织炎症的作用。Wang 等通过给予小鼠高脂饮食联合链脲佐菌素的方法制作 T2DM 动物模型,探索 FMT 对 T2DM 的治疗作用,研究结果表明 FMT 治疗可改善胰岛素抵抗,并可以降低胰腺组织的炎症反应。

通过补充益生菌调节肠道菌群在临床十分常见。大量研究已证实,补充益生菌有利于提高胰岛素的敏感性,降低糖尿病的发生或改善糖尿病症状。Wickens 等开展了一项随机对照试验,将 423 例妊娠 14~16 周的妇女随机分成两组,每天分别给予含鼠李糖乳杆菌 HN001(6×10^9 个菌落形成单位)的胶囊和安慰剂,并在妊娠 24~30 周对每位受试者进行妊娠糖尿病(gestational diabetes mellitus,GDM)检测(妊娠糖尿病的指标为空腹血糖 ≥ 5.5mmol/L 或口服 75g 葡萄糖行糖耐量试验 2 小时后血糖水平 ≥ 9.0mmol/L),结果显示安慰剂组有 6.5% 的孕妇被诊断为 GDM,而试验组孕妇的 GDM 发生率仅为 2.1%,说明鼠李糖乳杆菌对 GDM 有预防作用。Asemi 等给糖尿病患者复合益生菌(4 种乳杆菌、2 种双歧杆菌和嗜热链球菌混合)8 周,治疗后空腹血糖水平明显下降,胰岛素抵抗得到改善。

FMT 作为一种新兴的直接应用肠道菌群治疗代谢性疾病的方法,通过重建肥胖和糖尿病患者的肠道菌群,有望成为治疗这些代谢性疾病的有效方法。2012 年 Vrieze 等发表了一项突破性的研究,在双盲试验中,共 18 例体重指数超过 35kg/m² 且有代谢综合征的男性患者纳入研究,18 例患者被随机分为两组,一组通过鼻 - 十二指肠管灌注自身的粪便,另一组通过鼻 - 十二指肠管灌注"苗条"者的粪便,治疗 6 周后发现,接受同种异体 FMT 者外周血胰岛素敏感性较治疗前提高,肠道菌群丰度增加,且产丁酸相关菌群数量明显增加,这一结果充分提示肠道菌群干预治疗有望改善糖尿病患者胰岛素抵抗及血糖水平。

　　总之,机体正常的糖和脂肪代谢过程离不开肠道微生态的参与,尽管许多研究已经在动物模型上展开相关机制的探索,但是肠道菌群与糖尿病的潜在因果联系在临床方面的研究证据仍较少。尽管相关研究揭示了某些益生菌在糖尿病治疗中的重要潜力,但肠道菌群种类繁多,数量庞大,其对宿主疾病所产生的作用仍未被完全阐明,其临床应用价值尚需进一步的研究。另外,目前粪菌移植用于糖尿病治疗的临床研究较少,其治疗作用及长期疗效仍不确定,需要进一步的研究。

第三节　肠道微生态与儿童孤独症

一、概述

　　人体是大量细菌和其他微生物的自然生态系统,来自这个群体的所有的基因被称为人类微生物组。它与人类已然融合为一个相互依存并相互制约的整体,微生物组的结构及功能变化与人类的健康状况息息相关。消化道无疑是人类最大的微生物库,影响免疫、内分泌功能,与糖尿病、肥胖、类风湿关节炎、炎症性肠病及过敏性疾病等的发病关系密切。而新的观点认为,微生物与消化道的复合系统为人类的第二大脑或肠脑,且发现肠道微生物系统的发育进化与脑发育是同步的,如果微生物群发育过程被打破而导致肠道微生态失衡,很可能伴随出现大脑功能与行为异常,对于儿童来说关系较为密切的就是孤独症。虽然早期的研究认为孤独症主要受遗传的影响,但是因发病率增加的速率不符合遗传规律,后证实肠道微生态紊乱起了非常大的作用。因此,通过改善肠道微生态治疗儿童孤独症也越来越受重视,关于益生菌的相关研究也证实了其有效性,但是效果并不能长久维持。考虑到肠道微生物群的复杂性,单一或几种益生菌可能很难抗衡已经严重失调的微生态。不难想象,如果用另一个相对健康的完整的微生态替换已经紊乱的微生态可能是最好的办法,所以粪菌移植可能是更优选的治疗方案。

二、肠道微生态与儿童孤独症的关系

孤独症谱系障碍(autism spectrum disorders,ASD),也称广泛性发育障碍或孤独症,临床表现为社交沟通障碍、兴趣范围狭窄及重复刻板行为。ASD 的病因复杂,是外部环境因素在遗传因素的基础上相互作用引起的,令人感到惊奇的是目前的研究更倾向于外部环境因素的作用可能远远大于遗传因素的作用。我们也注意到,在外部环境中生活习惯、饮食结构、精神压力、药物的使用直接导致肠道微生态的改变,而这一改变可能与 ASD 的高发有密切关系,肠道微生态可能在 ASD 的发生发展过程中起到核心作用。

(一)ASD 患儿肠道微生态组成的变化

肠道的菌群进化与成熟一般是在生命早期的 3 年内完成的,有趣的是 ASD 的发病时间通常是 3 岁以内,与肠道微生物发育节点具有时间上的重叠。每个人的肠道菌群都有很强的特质性,健康的标记是肠道内以拟杆菌和厚壁菌门为主,其次是放线菌门和变形菌门。与健康人相比,ASD 患儿肠道的菌群构成和比例发生改变,多样性降低,有害菌相对丰度明显增高。其中最显著的就是梭菌属含量明显增高,乳酸菌属和脱硫弧菌含量升高,而拟杆菌与厚壁菌比例下降。降解和代谢碳水化合物的普氏菌属、粪球菌属和韦荣球菌科含量降低。萨特菌属及拟杆菌属等可能对 ASD 有更强的特异性,另外真菌的改变也被发现,其中含量增加最明显的就是念珠菌。但是综合既往的研究,有些研究得出的结论与此并不一致,考虑到粪便样本只是通过胃肠道的内容物,而其中的微生物不一定代表是整个胃肠道中不同区域的主要定植者,所以不同的研究可能得出的结论并不一致。

(二)肠道微生态异常导致 ASD 的机制

肠脑或第二大脑的概念已逐渐被我们所熟知,之所以称为肠脑是因为肠道微生物不仅能够帮助人体消化和吸收营养物质,还通过合成各种生物活性物质影响人体的代谢和塑造免疫系统。血液中 70% 的物质来自肠道,其中 36% 的物质是由肠道微生物产生的。因此不仅影响生理健康,还可以通过改变神经化学物质影响人的心理和行为。除此之外,大脑的功能状态反过来也可以影响消化道的功能,其实是一种双向调节的关系,这种调节路径被称为脑 - 肠 - 微生物轴。途径主要包括免疫系统、神经系统和代谢通路及其他通路。

1. 代谢途径影响的机制 微生物群的变化会引起有害代谢产物的增多和降解障碍,部分代谢产物有直接的神经毒性。研究发现 ASD 患儿的尿液及粪便中 3-(3- 羟苯基)-3 羟基丙酸明显增高,这是一种酪氨酸代谢产物,它能够过度消耗儿茶酚胺,引起刻板行为、极度活跃高度 - 反应性的 ASD 行为。动物实验发现 ASD 小鼠血清中 4- 乙基苯基硫酸酯增高,通过脆弱拟杆菌干预后下降,且 ASD 样症状缓解。肠道微生物的代谢产物中最常见的有短链脂肪酸、酚类化合物及游离氨基酸。研究表明,ASD 患儿短链脂肪酸的含量明显高于正常对照组,而且已经证实丙酸可以经血液循环透过血 - 脑屏障诱发 ASD,这一结论已经被一项给大鼠脑室内注射丙酸可以引起大鼠刻板行为、社交和玩耍行为减少的 ASD 样症状证实。而丙酸增高则与肠道内梭状芽孢杆菌、拟杆菌及脱硫弧菌增多有关。

2. 免疫途径影响的机制 肠道微生物的免疫调节作用研究较为成熟,而且肠道微生物与免疫系统的调节也为双向的,一方面,免疫系统对肠道微生物的免疫原、代谢产物产生免疫应答,释放促炎 / 抑炎因子;另一方面,肠道微生物有调控造血细胞,特别是免疫细胞的增殖分化、成熟的作用。正常的肠道微生物中一部分有促发炎症反应,导致疾病的发生,一部分会通过免疫调节作用对抗炎症、保护宿主。两者处于相对的动态平衡中,有助于免疫系统的稳态和发育成熟。一旦这种平衡被打破,炎症级联反应放大并不能得到有效的抑制,就会导致免疫反应异常。

已知免疫反应在 ASD 的发生中发挥着重要的作用,因为 ASD 动物模型的大脑内存在激活的形胶质细胞和小胶质细胞等免疫活性细胞,提示有长期的慢性炎症反应存在。研究表明,ASD 患儿的外周血及脑脊液中促因子(IL-1β、IL-6、IL-14、P40 等)均有明显升高,而 IL-10 等抑炎因子却明显降低。不仅如此,细胞免疫中的 Tregs 细胞作为免疫调节细胞在抑制炎症反应方面尤为重要,其增殖分化、成熟及其活性的维持均离不开肠道微生物及相关代谢产物的反复刺激。恰恰是这样重要的免疫细胞,在 ASD 患儿体内却是明显下降的。

而这些细胞因子水平和 Tregs 细胞的异常绝大部分又与肠道微生态的组成及代谢改变密切相关。因此,肠道微生物可能通过刺激宿主的免疫系统,通过诸多复杂的免疫因子的变化,直接或间接地影响宿主的中枢神经系统,从而引起认知行为、心理或精神状态的改变。

3. 神经内分泌途径影响的机制 肠道微生物系统产生人体所需的 95% 的5- 羟色胺和 50% 的多巴胺,另外还有神经肽、脑啡肽等影响神经功能及精神的生物活性物质,由此可见肠道微生物群作为一个复杂的有机体显然发挥了重要的作用。首先在中枢神经系统对肠脑的内分泌调节主要是通过下丘脑 - 垂体 - 肾上腺皮质轴来完成的,而作为第 X 对脑神经的迷走神经则是脑控制调节及进行信号联络肠脑的最主要的神经途径。

作为双向调节的途径之一,相关的研究发现肠道内分泌细胞可以通过循环系统及迷走神经以内分泌及旁分泌的形式作用于中枢神经系统。首先血清 5- 羟色氨含量升高是 ASD 中确定的首个重要的生物学指标。而肠道微生物通过 Toll 样受体作用于肠道嗜铬细胞影响 5- 羟色氨的产生,并由迷走神经传递调节大脑的情绪活动。另外,肠道微生物可以通过影响吲哚胺 2,3- 双氧酶的活性干预色氨酸代谢合成 5- 羟色氨的路径,同样最终影响大脑的情绪活动。动物实验发现布劳特菌相对丰度增加可明显增强色氨酸羟化酶的活性,激活 5- 羟色氨的合成,受试的 BTBR 小鼠表现出 ASD 样行为。

催产素(oxytocin,OT)有下丘脑神经细胞合成分泌,与学习、记忆、社会交往、社会认知等行为有关。ASD 患儿血清中 OT 水平下降,动物实验发现 OT 和 OT 受体系统改变使得小鼠表现出社交及亲和行为缺陷的现象。最终发现此改变与罗伊氏乳杆菌的相对丰度有正相关性,纠正小鼠肠道罗伊氏乳杆菌的水平可以逆转社交行为缺陷症状。

肠道微生物在代谢过程中产生一定量的 H_2S 和 NH_3,正常情况下这些气体可以调控微生物之间及微生物与宿主之间的信息交流,甚至可以作为一种气体神经递质影响大脑,导致情绪及行为的变化。H_2S 主要影响神经细胞氧化还原电位、5- 羟色氨能神经元的活性、诱导促肾上腺皮质激素的释放、星形胶质细胞内钙的水平。ASD 患儿因肠道脱硫弧菌等含量增高引起血清中 H_2S 水平明显增高,损伤神经系统的功能。高氨血症能够破坏血 - 脑屏障,引发谷氨酸盐快速释放,直接损伤大脑,导致认知行为异常。NH_3 的来源主要为分解尿素的梭菌属及白念珠菌属,确已证实 ASD 患儿肠道中这两种菌属含量明显增高。

4. 迷走神经途径影响的机制　ASD 患儿的促炎因子不仅可以通过循环系统透过血 - 脑屏障影响脑功能障碍,亦可以通过迷走神经直接影响刺激大脑的特定区域。众所周知,破伤风毒素就是通过迷走神经逆传入中枢神经系统的。相关的动物实验发现,切断迷走神经可以使本具有神经调节功能的肠道微生物作用消失。

5. 肠黏膜通透性增加(肠瘘)机制　肠瘘是指肠黏膜屏障功能损坏,以大分子物质、细菌、病毒或其代谢产物进入固有层的异位为特征,是多种疾病的诱因。

与正常儿童相比,ASD 患儿肠道黏膜通透性增加。通过分析发现促炎菌群,特别是革兰氏阴性菌群及其毒性代谢产物的增加,是肠瘘的重要危险因素。白念珠菌也具有增加肠上皮细胞间隙的作用,导致通透性增加。而上述微生物的变化特点恰恰是 ASD 患儿肠道微生物群的特征,所以肠瘘可被列为 ASD 发病的重要病理机制之一。

综上所述,肠道微生物的异常与 ASD 发病有密切的关系,脑 - 肠 - 微生物轴的 4 条主要的调节途径并不是相互孤立存在,而是相互重叠,错综复杂的庞大的网络。而且,根据儿童大脑与肠脑发育的同步性,我们所看到的仅仅是儿童 ASD 整个疾病发展过程中的终点部分,所有的结论可能仅仅能够代表一个点或面,而不是整体,所以会出现一些差异甚至相悖的结论。因此目前的研究可能还仍处于初级阶段,随着科技技术的进步,覆盖其上的神秘面纱必将被揭开。

三、肠道微生态重建疗法治疗儿童孤独症

直到目前仍没有公认而有效的方法治疗 ASD。既然已知肠道微生态在 ASD 的发病中起关键的作用,通过补充益生菌重建肠道微生态平衡、改善代谢来治疗 ASD 应该可以作为一项优选的治疗方案。研究表明,益生菌治疗后 ASD 患儿肠道拟杆菌门 / 厚壁菌门的比例明显升高,脱硫弧菌和双歧杆菌的比例均得到改善。并且随着肠道微生态的改善,ASD 患儿的情绪、社交能力和认知功能均得到明显的改善。但是随着观察的深入发现益生菌的治疗效果并不能长期维持,原因可能是整个肠道微生态中除了细菌,还有病毒和真菌等微生物,后者在婴幼儿肠道微生态与脑的同步发育成熟中同样起到非常重要的作用。所以肠道微生物群数量之庞大及构成之复杂,仅仅靠一种或几种益生菌去改善可能无异于杯水车薪。

而健康人的粪便中包含有一个完整的肠道微生物群,含有大约 1 000 种原生于肠道的微生物物种,数量和种类远远优于益生菌。所以借鉴粪菌移植在难治性或复发性艰难梭菌肠炎的临床实践及相关研究,FMT 也许会是一项能够打通重建肠道微生态治疗儿童 ASD 的非常有效的方法。虽然关于 ASD 患儿 FMT 资料非常少,但是可以肯定的是,FMT 是一项技术要求并不高、相对安全、成本相对低廉、可实施度较好的方法。但区别于艰难梭菌的治疗是,针对 ASD 的 FMT 治疗应该疗程更长。虽然并没有大量的临床证据支持,但是研究者通过不断地探索和经验总结也形成了一定的操作流程作为参考。

1. 口服万古霉素 2 周,40mg/(kg·d)分 3 次口服,目的是清除或抑制紊乱的

微生态中的致病菌。

2. 第三周最初给予 1~2 天肠道清洁,目的是最大限度地清除原有的肠道微生物群和万古霉素,以降低对 FMT 后微生物的定植及发育的影响。

3. 肠道清洁后即可始进行粪菌移植,每天 1 次,最初两天可给予负荷剂量 10^{12} 细胞数量级,之后每天给予维持剂量 10^9 细胞数量级。可以通过鼻 - 胃管 / 空肠管,也可以通过灌肠的途径给予。此过程一般为 7~8 周。

4. FMT 前 2 天开始口服质子泵抑制剂,直至移植结束。目的是降低胃酸度,提高移植微生物的存活率。

研究发现接受 FMT 的 ASD 患儿在前 3 周临床消化道症状、行为异常、社交能力并未得到明显改善,直到第 4 周及以后才逐渐出现稳定的疗效。这也说明了为什么 ASD 患儿接受 FMT 治疗并不能直接按照艰难梭菌的方案。菌群分析发现治疗后肠道双歧杆菌、普雷沃菌、脱硫弧菌等相对丰度菌明显增加。除此之外,真菌、病毒的含量也非常接近于其供者的水平。说明 FMT 不仅仅是改善肠道微生态,而是通过直接转移完整且正常的微生物群进行了肠道微生态重建。而且直到 FMT 结束后 8 周时仍维持于健康状态,说明移植而来的完整的微生物群中各种微生物之间存在着协调的依存于制约关系,不容易被打破,即是 FMT 较益生菌疗效更加稳固的原因。所以粪菌移植在未来治疗非肠道疾病,特别是儿童孤独症的应用前景非常值得期待。然而,不可否认的是目前的研究中 FMT 的安全性及长期有效性仍然不是十分明确,因此,需要更多的大样本的前瞻性临床研究去阐明。此外,粪微生物群的组成在很大程度上取决于供体条件,如此之间的差异可能会导致治疗结果的不一致,故制作标准化人肠道微生物群应该是一种趋势,因为它可以通过确定哪些微生物物种有助于改善消化道和 ASD 相关症状。

(苗士建　石杰如　郑翠芳　黄　瑛)

参考文献

［1］马冠生, 米杰, 马军. 中国儿童肥胖报告. 北京: 人民卫生出版社, 2017: 8-14.

［2］CARICILLI AM, SAAD MJ. Gut microbiota composition and its effects on obesity and insulin resistance. Curr Opin Clin Nutr Metab Care, 2014, 17 (4): 312-318.

［3］MAROTZ CA, ZARRINPAR A. Treating Obesity and Metabolic Syndrome with Fecal

Microbiota Transplantation. Yale J Biol Med, 2016, 9 (3): 383-388.

［4］RIDANRA VK, FAITH JJ, REY FE, et al. Gut micmbiota from twins discordant for obesity modulate metabolism in mice. Science, 2013, 341 (6150): 1079.

［5］SCHEEPERS LE, PENDERS J, MBAKWA CA, et al. The intestinal microbiota composition and weight development in children: The KOALA Birth Cohort Study. Int J Obes, 2014, 39 (1): 16-25.

［6］UDAYAPPAN SD, HARTSTRA AV, DALLINGAN TGM, et al. Intestinal microbiota and faecal transplantation as treatment modality for insulin resistance and type 2 diabetes mellitus. Clinical and Experimental Immunology, 2014, 177 (1): 24-29.

［7］WANG JH, BOSE S, KIM GC, et al. Flos Lonicera ameliorates obesity and associated endotoxemia in rats through modulation of gut permeability and intestinal microbiota. PLoS One, 2014, 9 (1): e86117.

［8］褚立平, 徐敏, 刘瑞欣, 等. 肠道菌群与 2 型糖尿病研究现状及进展. 中华内分泌代谢杂志, 2016, 32 (12): 1041-1044.

［9］姚旻, 赵爱源, 李红涛. 肠道菌群与 1 型糖尿病. 中华糖尿病杂志, 2015, 2 (7): 120-122.

［10］KARLSSON FH, TREMAROLI V, NOOKAEW I, et al. Gut metagenome in European women with normal, impaired and diabetic glucose control. Nature, 2013, 498 (7452): 99-103.

［11］LEIVA-GEA I, SÁNCHEZ-ALCOHOLADO L, MARTÍN-TEJEDOR B, et al. Gut Microbiota Differs in Composition and Functionality Between Children with Type 1 Diabetes and MODY2 and Healthy Control Subjects: A Case-Control Study. Diabetes Care, 2018, 41 (11): 2385-2395.

［12］MURRI M, LEIVA I, GOMEZ-ZUMAQUERO JM, et al. Gut microbiota in children with type 1 diabetes differs from that in healthy children: a case-control study. BMC Med, 2013, 11: 46.

［13］QIN J, LI Y, CAI Z, LI S, et al. A metagenome-wide association study of gut microbiota in type 2 diabetes. Nature, 2012, 490 (7418): 55-60.

［14］VRIEZE A, VAN NOOD E, HOLLEMAN F, et al. Transfer of intestinal microbiota from lean donors increases insulin sensitivity in individuals with metabolic syndrome. Gastroenterology, 2012, 143 (4): 913-916.

［15］WANG H, LU Y, YAN Y, et al. Promising Treatment for Type 2 Diabetes: Fecal Microbiota Transplantation Reverses Insulin Resistance and Impaired Islets. Front Cell Infect Microbiol, 2020, 9: 455.

［16］吴晓丽, 梁姗, 王涛, 等. 肠道微生物与自闭症研究进展. 科学通报, 2018 (18): 1803-1821.

［17］DING HT, TAUR Y, WALKUP TJ. Gut Microbiota and Autism: Key Concepts and Findings. Journal of Autism and Developmental Disorders, 2017, 47 (2): 480-489.

［18］KANG DW, ADAMS JB, GREGORY AC, et al. Microbiota Transfer Therapy alters gut ecosystem and improves gastrointestinal and autism symptoms: an open-label study. Microbiome, 2017, 5 (1): 1-16.

［19］LARROYA-GARCÍA A, DIANA NC, ESTEBAN OP. Impact of gut microbiota on neuro-logical diseases: Diet composition and novel treatments. Crit Rev in Food Sci Nutr, 2019, 59 (19): 3102-3116.

［20］WANG M, ZHOU J, HE F, et al. Alteration of gut microbiota-associated epitopes in children with autism spectrum disorders. Brain Behav Immun, 2019, 75: 192-199.